普通高等教育案例版系列教材
案例版

供医学影像学、医学影像技术、生物医学工程等专业使用

医学图像处理

主　　编　聂生东　邱建峰
副主编　李祥林　姚旭峰　黄忠浩　巩　萍　高　波
编　　委（以姓氏笔画为序）

王 蕊	烟台大学	周鸿锁	牡丹江医学院
王丽嘉	上海理工大学	胡玲静	首都医科大学
石 盼	同济大学浙江学院	姚旭峰	上海健康医学院
巩 萍	徐州医科大学	聂生东	上海理工大学
刘亚洁	大连医科大学附属第二医院	高 波	贵州医科大学
		黄忠浩	齐鲁医药学院
刘海燕	长沙医学院	曹明娜	蚌埠医学院
刘雅楠	齐齐哈尔医学院	龚 敬	复旦大学附属肿瘤医院
李祥林	滨州医学院	彭利红	湖南工业大学
肖 寒	上海健康医学院	董 默	牡丹江医学院
吴昌强	川北医学院	穆伟斌	齐齐哈尔医学院
邱建峰	山东第一医科大学	魏 玲	上海健康医学院
宋赣军	遵义医科大学	魏昊业	河北医科大学第二医院

科学出版社

北　京

郑 重 声 明

为顺应教学改革潮流和改进现有的教学模式，适应目前高等医学院校的教育现状，提高医学教育质量，培养具有创新精神和创新能力的医学人才，科学出版社在充分调研的基础上，首创案例与教学内容相结合的编写形式，组织编写了案例版系列教材。案例教学在医学教育中，是培养高素质、创新型和实用型医学人才的有效途径。

案例版教材版权所有，其内容和引用案例的编写模式受法律保护，一切抄袭、模仿和盗版等侵权行为及不正当竞争行为，将被追究法律责任。

图书在版编目（CIP）数据

医学图像处理 / 聂生东，邱建峰主编. —北京：科学出版社，2022.1
ISBN 978-7-03-064151-9

Ⅰ. ①医… Ⅱ. ①聂… ②邱… Ⅲ. ①医学摄影–图像处理–高等学校–教材 Ⅳ. ①R445

中国版本图书馆 CIP 数据核字（2020）第 003262 号

责任编辑：王 颖 朱 华 / 责任校对：宁辉彩
责任印制：霍 兵 / 封面设计：陈 敬

科学出版社 出版
北京东黄城根北街 16 号
邮政编码：100717
http://www.sciencep.com

北京中科印刷有限公司印刷
科学出版社发行 各地新华书店经销
*
2022 年 1 月第 一 版 开本：787×1092 1/16
2024 年 11 月第八次印刷 印张：14 1/2
字数：430 000

定价：75.00 元
（如有印装质量问题，我社负责调换）

高等院校医学影像学、医学影像技术案例版系列教材

编审委员会

前　　言

　　《医学图像处理》可供医学影像学、医学影像技术专业本科生使用。本教材还适用于生物医学工程、医学技术、医学信息工程和应用物理学等本科专业，也可作为生物医学工程、医学影像技术等相关专业硕士研究生的参考书。按照教育部坚持以本为本、推进"四个回归"，加快建设高水平本科教育的要求，本教材编写中除了注重学生对基本理论、基本知识、基本方法的学习外，还根据医学图像处理技术及人工智能技术的发展，在教材中引入功能磁共振成像及其图像处理技术、人工智能技术在医学图像处理中的应用等章节，以便于拓展学生学习的视野并让学生了解学科前沿的有关内容。

　　本教材采用案例与教学内容相结合的编写形式，由长期在高等院校从事医学图像处理科学研究、教学工作经验丰富的专家教授严格按照案例版教材的编写要求编写，所有案例均来自编写者的工作实践或科研项目。本教材按教学内容需求选择案例，首先提出问题，然后进行案例分析与解答。这种教材的编写方式，易于使学生理解所学知识点，可以有效启发学生创新思维，激发学生学习的主动性和积极性。

　　本教材共分为九章，第一章医学图像处理概论，主要介绍医学图像处理的概念、医学影像技术发展、医学图像处理技术的发展及应用；第二章医学图像处理基础，主要介绍与医学图像处理相关的基本概念和专业术语；第三章医学图像变换，主要介绍医学图像的傅里叶变换和小波变换；第四章医学图像增强，主要介绍医学图像增强的基本方法；第五章医学图像分割，全面介绍了基于边缘的分割方法、基于阈值的分割方法、基于区域的分割方法、基于形态学的分割方法和基于模式识别的分割方法；第六章医学图像配准与融合，从医学图像配准与融合的应用背景展开，对医学图像配准和融合的概念及常用方法进行了介绍；第七章医学图像重建与可视化，介绍了医学图像重建的理论和常用方法；第八章功能磁共振成像及其图像处理技术，对目前常用的血氧水平依赖功能磁共振成像以及磁共振弥散加权与扩散张量成像的原理及图像处理方法进行了详细介绍；第九章人工智能技术在医学图像处理中的应用，首先对医学图像处理中的人工智能技术进行了简要介绍，然后以目前比较常见的 CT 影像肺结节检测与鉴别诊断、糖尿病视网膜病变诊断、MRI 图像脑部疾病诊断为例，对人工智能技术在医学图像处理中的典型应用进行了详细介绍。

　　本教材在编写过程中注重理论与实践的结合，经典与现代的结合，通过丰富的案例，深入浅出地对医学图像处理所涉及到的基本理论、基本知识和基本方法进行了详尽介绍。教材在编写过程中，学习、参阅和引用了国内外大量与医学图像处理技术相关的研究成果及文献资料，由于篇幅所限，未作一一注明，在此特向有关作者、译者和出版社表示衷心的感谢。另外，衷心感谢参加本教材编写的每位编委，在每位编委的通力合作下，才使得本教材的编写工作得以顺利完成。

　　受编者水平和条件所限，本教材难免存在不足之处，恳请广大师生和同仁阅读后批评、指正。

聂生东　邱建峰

2021 年 7 月

目　　录

第一章　医学图像处理概论

学习要求

记忆：医学图像处理的概念、对象及基本过程。

理解：各种医学影像技术的图像特点、不同层次的医学图像处理。

运用：医学图像处理在医学中的发展与应用。

第一节　概　　述

21 世纪以来，医学成像技术发展迅速，它将人体蕴含的形态、功能等信息不断地以图像的形式呈现出来。医学图像在临床决策过程中的重要性不断提高，尤其随着计算机及网络技术发展，信息学不断融入医学成像技术，现代医学信息呈膨胀式增长。而医院的大型成像设备均配有图像处理和功能分析工作站及图像存储与传输系统，医学图像处理在医学影像、医学工程、科学研究中占有重要地位。

案例 1-1

X 射线成像利用人体组织器官对 X 射线的吸收衰减不同来进行投影成像。不恰当的曝光条件会导致图像质量的下降。通过一定的医学图像处理手段，可以改善图像视觉效果。图 1-1 为处理前和处理后的胸部 X 射线片对比。

问题：

1. 何谓医学图像处理？
2. 这个案例中，图像处理前后，图像有什么样的变化？
3. 医学图像处理的主要对象有哪些？

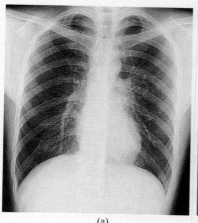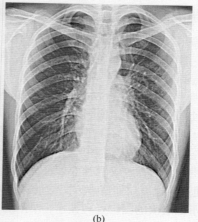

(a)　　　　　　　　　　　　　　(b)

图 1-1　处理前（a）和处理后（b）的胸部 X 射线片对比

一、医学图像处理概念

医学图像处理是数字图像处理的一个重要分支，数字图像处理起源于 20 世纪 20 年代，是将图像信号转换为数字信号并使用计算机进行处理的技术，主要应用于生物医学工程、科学研究、工农业生产、军事、文化艺术等领域。20 世纪 60 年代初，美国喷气推进实验室对航天探测器发回的月球照片进行处理，获得月球地形图、彩色图及全景镶嵌图，由此，数字图像处理逐渐成为一门系统的学科。随着放射学的建立、X 射线计算机断层成像（computed tomography，CT）的发明、计算机科学的发展，数字图像处理在医学中的应用也愈加广泛，在生命科学研究和疾病的发展与治疗中体现了重要的应用价值，医学图像处理应运而生。医学图像处理是一门综合了数学、计算机科学、医学影像学、医学信息学等多个学科的交叉学科，是利用数学方法和计算机技术对不同医学图像进行具有临床目的与意义的处理技术。通过对获得的医学影像进行增强、分析、识别、分类、压缩等处理，对感兴趣部分进行增强或特征提取、重建，使得医学图像可以更好地应用于临床。

二、医学图像处理过程及主要对象

广义上讲，医学图像处理是对医学图像进行一系列的操作以达到临床预期目的的过程。医学图像处理的基本过程可以概括为三个部分：医学图像的采集、医学图像的处理、医学图像的显示与存储。

■（一）医学图像的采集

医学图像来源于各种医学成像系统，借助各种影像接收器收集人体信息，利用模数转换器（analog-to-digital converter，ADC）转换为数字信号，以便于计算机处理与显示。医学成像系统由于成像原理和设备不同，成像方式也有所差别，随着技术的进步，医学成像逐渐由解剖形态成像向功能分子成像发展。例如，以解剖形态成像为主的 X 射线成像系统，包括计算机 X 射线摄影（computed radiography，CR）、数字 X 射线摄影（digital radiography，DR）、X-CT、数字减影血管造影成像（digital subtraction angiography，DSA）、超声成像（ultrasonography，US）；常见的功能成像系统有磁共振成像（magnetic resonance imaging，MRI）的功能成像、脑电图、脑磁图、单光子发射型计算机断层成像（single-photon emission computerized tomography，SPECT）、正电子发射型计算机断层成像（positron emission computed tomography，PET）等核医学成像系统。除此之外还有可见光、红外线、激光、微波成像，如光纤内镜成像、显微镜成像等。

■（二）医学图像的处理

根据临床需求及图像处理的对象和目的不同，医学图像处理可以分为三个层次——图像预处理、图像分析、图像理解，三者是相互关联的，图像预处理是更高层次处理的基础，图像分析及理解又对预处理起到指导作用。

图像预处理（image preprocessing）是对输入图像进行某种映射变换后输出图像的处理，主要以图像像素为处理对象，是图像到图像的变换过程，目的是对输入图像进行处理以改善视觉效果、提高信噪比，为更高一级的图像处理奠定基础，或者对图像进行压缩以减少存储空间和缩短传输时间。例如，医学图像在形成过程中会受到各种干扰而产生噪声，对图像进行平滑处理，降低噪声，提高图像的信噪比，可以改善视觉效果；在 X 射线摄影中，摄影条件不足或过高会引起图像亮度偏暗或偏亮，通过对比度拉伸或直方图均衡化等处理，以改善图像的对比度及亮度，丰富图像层次。图像预处理属于低层次的图像处理技术，操作技术具体，抽象程度低，一般只涉及图像像素及空间位置等性质的处理，运算数据量大。

图像分析（image analysis）是对输入图像中感兴趣的区域，即某一特定目标的像素子集进行处理，以获得描述该目标特征的数据，目的是提取感兴趣区域的特征数据，建立对图像的描述。经过图像分割处理，得到具有不同特征的子图像，提取出反映目标的特征参数或指标，例如，用灰度直方图作为特征描述图像的灰度分布的统计特性；在肺部结节的计算机辅助诊断中，在图像预处理后，进行图像分割将目标从背景中分割出来，根据需求可以提取目标的形态特征或灰度统计特性，以鉴别结节的良恶性。图像分析属于中间层次的图像处理技术，通过对输入图像的分割、特征提取等处理，将图像转变为特征描述，可有效减少运算数据量。

图像理解（image understanding）是研究用计算机系统解释图像，实现类似人类视觉系统理解外部世界的过程，在图像分析的基础上，对提取出来的特征数据进行运算处理，研究各目标的性质和它们之间的关联。目的是利用计算机视觉、人工智能、人工神经网络等类似人视觉系统和神经网络、机器学习等高级认知理论和三维可视化等技术，对图像内容的含义进行理解，以得到更直观、更有用的信息，便于辅助检测和临床诊断。图像理解的数据运算量虽小，但是涉及类似于人类思维推理的高级认知理论，操作的抽象度高，属于高层次的图像处理技术。

（三）医学图像的显示与存储

随着医学影像的数字化及计算机技术、网络技术的发展，医学影像存储与传输系统（picture archiving and communication system，PACS）实现了医学影像的数字化存储、检索、传输、显示、处理和打印。医学图像的显示以医用专业显示器为主，医学专用显示器多为液晶灰度显示器，性能要求较高。空间分辨率是反映显示图像细节能力的参数，以显示像素的总数量或能区分两点间的最小距离来衡量，像素总数用百万像素（mega pixel，MP）表述，例如，乳腺图像要求 5MP（2048×2056）显示器，普通 X 射线图像要求 3MP（2048×1536）显示器。诊断工作站通常配备 10～12bit 的专业高分辨率显示器，并配置相应专用显卡，以提供更高的密度分辨率，显示工作站除用于显示浏览图像外，也可进行窗口技术分段显示医学图像。长久保存医学图像，可采用光盘与光盘库、磁带与磁带库、硬盘或磁盘阵列。专用相纸、胶片在医学图像存储、传递中也占一定比重，如医院打印的供病人携带或保存的 DR/CT/MRI 等影像胶片。

医学图像处理的对象来源于各种医学成像系统生成的图像，本书的阐述主要以医学影像为主，处理的主要对象为 X 射线图像、CT 图像、MRI 图像、超声图像以及 PET 图像和 SPECT 图像等。要正确掌握医学图像处理技术，除了具备算法设计和计算机程序设计能力外，对所要处理的对象及其特点的了解也是非常必要的。

> **案例 1-1 分析讨论**
> 　　医学图像处理是利用计算机和一定的数学算法，对生物医学图像进行的具有临床目的与意义的处理和操作。这个案例是 X 射线成像形成的一张胸部 X 射线片，处理前图像肺野亮度偏暗，图像层次不够丰富，部分肺纹理显示不清；通过对图像进行处理，改善了图像的视觉效果，肺纹理清楚，心影后肺组织可见，为医生展示更多的信息。医学图像处理的对象为生物医学图像，这里主要指医学影像，如 X 射线图像、CT 图像、MRI 图像、超声图像、核医学图像等。

第二节　医学影像技术发展

1895 年德国物理学家伦琴发现了 X 射线，使人类首次无须手术就能观察到人体内部的结构，并很快被用于人体的临床检查，X 射线图像为疾病诊断提供了重要依据。发现 X 射线以前，医生基本是依靠"望、闻、问、切"等传统手段对患者进行诊断，主要凭借医生的经验和主观判断来确定诊断结果，诊断结果的准确率与临床医生的经验相关度大。X 射线的发现为现代医学影像技术发展奠定了基础，这是医学影像技术发展史上的里程碑。

1972 年，X-CT 问世，是医学影像技术发展史的一次重大变革，把医学影像技术推向多样化、数字化，随之 MRI、超声、核医学设备以及放射科的数字化（CR、DR）发展迅速，医学影像技术逐渐成为医疗工作中的重要手段；介入治疗学（含超声、核素治疗）的兴起与发展、放射治疗学的发展，扩大医学影像技术临床应用范围的同时，也可以对某些疾病进行治疗，这共同促成诊治兼备的现代医学影像学，形成了较完整的学科体系。

近 30 年来，现代计算机技术、医学影像技术迅速发展，医学影像技术进入全面数字化时代，成像板（IP）、平板探测器（FPD）等 X 射线探测器的发展和应用，使 X 射线成像由传统的胶片转向无胶片数字化，DR 的双能量减影、组织均衡、体层融合等图像处理技术不断应用于临床；CT 由早期单纯的头颅 CT 发展为多层螺旋 CT，实现容积数据的采集，扫描速度和图像质量已经不可同日而语，除了常规的断层扫描外，现代 CT 可以进行图像三维重建、仿真内镜、计算机断层血管成像（computed tomography angiography，CTA）、能谱成像、灌注成像，在一定程度上可反映组织的功能代谢；MRI 梯度磁场线圈的改进大大提高了其检查速度，从早期的永磁体、低场强逐渐发展为超导、超高场强，磁共振血管成像、水成像、弥散成像等在临床中应用愈加广泛，同时功能磁共振成像、磁共振波谱成像发展迅速。PET-CT、PET-MRI 等多成像技术的融合、分子探针技术的发展，将医学影像推向细胞分子水平的分子影像发展。

一、X 射线成像技术

作为一种传统的医学影像技术，X 射线成像最早应用于临床，其主要内容包括普通 X 射线成像（透视、摄影）和造影检查技术。

X 射线成像技术经历一百多年的发展，由最初单一的模拟 X 射线摄影发展到 X 射线透视、数字 X 射线摄影、全数字化乳腺 X 射线摄影、DSA 等多种诊断和治疗模式，由模拟成像进入数字化成像，临床应用范围逐渐扩大，工作效率、图像质量不断提升。

X 射线成像是利用 X 射线的特性，根据临床要求，对患者实施操作，以显示人体内的结构和病变的技术。其成像方式是投影，X 射线束穿过人体，会被人体不同密度和厚度的组织吸收衰减，形成具有一定对比度的图像。X 射线图像空间分辨率高，能够显示人体组织和疾病的解剖形态，但它的成像是将三维空间的物体投影到一个二维平面，造成了厚度方向上组织信息的重叠，某些细节会因此丢失。X 射线图像是被检部位所有组织的重叠影像，这也是 X 射线成像技术发展的一个限度瓶颈。但 X 射线成像是一种简便、易行的常用检查方法，在临床中仍有大量应用，占据了医学影像科中近 50% 的工作任务。

二、CT 成像技术

20 世纪 70 年代英国工程师 Hounsfield 成功研制第一台 CT 机，于 1979 年与创立 CT 重建理论的美国科学家 Cormack 共同获得了诺贝尔生理学或医学奖，这是历史上第一次诺贝尔奖由工程技术人员获得，CT 对整个世界的影响可见一斑。现代 CT 技术正向高速、多层、多功能方向急速发展。CT 可用于全身各部位组织器官的检查。

CT 的成像方式是扫描，球管和探测器围绕人体做同步运动，以高穿透性、高能量的 X 射线穿过人体受检部位后，经过不同的吸收和衰减，得到人体组织结构某一断面中所有体素的 X 射线衰减系数，经过计算机重建为灰度图像。这解决了 X 射线成像技术重叠影像的局限性，可以观察某一断面组织结构或病变的毗邻情况。CT 图像另一个重要特点是密度分辨率高，比 X 射线图像高 10～20 倍，能准确检测出某一断面不同组织间的放射衰减特性的微小差异，并以数字形式显示，精确地分辨出不同软组织的密度差异。如图 1-2 所示，头颅平片对颅内组织区分度差，而 CT 借助窗口技术能清晰显示脑实质、脑室系统及骨组织。CT 增强技术的发展，对比剂的进步，提升了 CT 在血管显像、疾病定性诊断、术前评估等方面的应用，拓宽了疾病的诊断范畴。CT 的临床应用，很好地解决了 X 射线成像重叠、组织分辨率差的缺点，提高了软组织的显示能力，极大提高了临床诊断和治疗的准确性。

四十余年来，CT 技术的发展日新月异，扫描方式从第一代的旋转平移扫描到现在的多层螺旋 CT 扫描，其空间分辨率、密度分辨率、时间分辨率等图像质量评价参数不断改善，图像质量和诊断效果越来越好，临床应用也日益普遍。CT 实现了组织器官的断层解剖结构的成像，具有很好的软组织密度差异分辨能力，但它也是利用 X 射线在人体的吸收而获得图像的，成像参数单一，存在电离辐射的损伤，对软组织分辨力优于 X 射线成像，但不及 MRI。

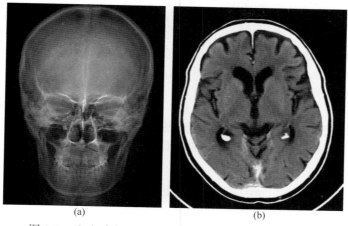

（a）　　　　　　　　　　　（b）

图 1-2　（a）头颅平片；（b）头颅某一断面的脑实质窗

三、MR 成像技术

磁共振成像是利用人体组织中某种自旋质子的核磁共振（nuclear magnetic resonance，NMR）现象对人体组织进行断面成像的技术。NMR 现象是 1946 年斯坦福大学的 Felix Bloch 和哈佛大学的 Edward Purcell 几乎同时发现的，为此他们获得了 1952 年的诺贝尔物理学奖，NMR 作为一种分析测定方法广泛应用于物理、化学、医学等领域，NMR 在医学上的应用是医学影像发展史上的一次重要变革。NMR 的本质是一种能级间跃迁的量子效应，是人体中的原子核吸收来自外部的电磁波后产生共振现象，原子核再将其吸收的能量以电磁波形式释放出来产生图像的过程。2003 年，由于在核磁共振领域的突出贡献，美国的 Paul C. Lauterbur 和 Peter Mansfield 获得了诺贝尔生理学或医学奖，国际上将其称为磁共振成像。

磁共振成像的过程是将人体置于一个均匀的静磁场中，施加一定频率的射频脉冲，人体内自旋质子受到激励而发生共振现象，终止射频脉冲后，产生弛豫现象，利用梯度磁场进行空间定位，人体外部设置的接收线圈将信号接收并处理，经计算机重建后形成断面图像。MRI 具有无电离辐射、多参数、多方位成像，对软组织分辨力极佳等特点，利用血管流空效应可以不借助对比剂就能进行血管成像，MRI 不仅能显示组织和疾病的解剖形态，还能提供其相关功能和生理生化信息。与其他医学影像技术相比，MRI 可以获得 T1 加权像（T1 weighted image，T1WI）、T2 加权像（T2WI）、质子密度加权像（proton density weighted image，PDWI）以及其他多种信号的加权像，对解剖结构和病变显示敏感，对软组织分辨力优，可以清楚显示脑灰质、脑白质、肌肉、肌腱、脂肪等软组织及软骨结构，且可以进行横断面、矢状面、冠状面及其他任意断面的成像，有利于显示人体组织结构和病变的空间位置关系等。如今，MRI 已经成为临床常规影像检查方法，其无创、简便、不需对比剂，不仅可以提供血管的形态学信息，还可进行血流方向、流速、流量等定量检测。近十余年来，功能磁共振成像（functional magnetic resonance imaging，fMRI）迅速发展起来，相对于 MRI 形态学显像，fMRI 广义上包括弥散加权成像、磁敏感加权成像、灌注加权成像、波谱成像、脑功能成像等，狭义上，是指基于血氧水平依赖（blood oxygenation level dependent，BOLD）效应的脑功能磁共振成像。fMRI 可以显示大脑初级感觉运动皮层、辅助运动层、语言中枢等功能区，可观察疾病与功能区的联系，在评价脑卒中、认知障碍等患者的中枢神经损伤及功能连接中起到重要作用。

fMRI 主要是利用脑活动生理过程中脑血流、脑血流容积、血氧含量等微弱的能量代谢过程来成像的，通过检测由脑神经活动引发的脑血流动力学变化获得脑功能信息。相对于 MRI 的形态结构成像的精确、清晰结构显示不同，fMRI 检测的信号极其微弱，大脑的各功能区集中于大脑皮质，而大脑皮质又处于大脑灰质中，血液仅占大脑灰质的 6%，在 1.5T MRI 中，大脑受刺激产生的功能信号占 1%～5%，由于噪声和伪影的存在，在断面图像上人眼分辨不出这些大脑功能区的位置，因此，数据的处理和分析是 fMRI 研究的关键，借助相关图像处理与分析技术，将这些微弱的大脑活动区域从功能映射图上提取出来，并在 MRI 形态解剖上融合显示，获得大脑功能定位图，以便观察研究。

近年来，MRI 硬件平台和软件技术不断更新，高场及超高场 MRI 应用于临床和科研，射频脉冲序列及成像技术发展迅速，使得 MRI 成为功能强大、软组织分辨能力高、技术含量高、应用广的一种医学影像成像技术，也使得 MRI 的功能成像快速发展，临床应用范围扩大，在医学诊断中的作用愈加重要。

四、核医学成像技术

核医学成像又称为放射性核素显像，与其他医学影像成像方式不同，它是将具有放射性核素标记的示踪剂引入体内，体外检测放射性核素发射的射线信号来成像，提供人体组织器官的新陈代谢变化等功能信息。它反映放射性核素的浓度分布，受组织和疾病的血流、细胞功能、细胞数量、代谢情况和排泄情况影响，所以是一种功能性成像，这有利于更早地发现疾病，评价疾病的性质及发展程度，以便在早期进行临床干预。目前应用广泛的核医学成像技术是 SPECT 和 PET。

核医学成像基本过程是，针对不同的靶器官、不同的部位或者同一部位不同的检查目的，应用不同的放射性核素示踪剂，通过注射、口服等方式将其引入人体内，根据示踪剂的化学、生物学的行为特性，定位于特定组织脏器和病变组织，与邻近组织形成放射性浓度差，放射性核素在人体内发射 γ 射线，核医学成像仪在人体外探测到分布的位置并测定其大小，转换为电信号送入计算机，进行一系列的处理和重建形成核医学图像。放射性标记的受体配体只与该受体结合，抗体只与相应抗原结合，因此，核医学图像特异性高，这是其立足的最主要原因。核医学成像建立在脏器或组织的血流、功能及代谢变化的基础上，是集解剖形态、功能、代谢等信息为一体的一种功能代谢性影像，其特点显著：①功能显像，在组织器官功能代谢异常阶段就能反映出来，具有早期诊断价值；②特异性高，核医学成像时根据显像目的不同，选择不同的放射性核素药物，可显示单靠形态学图像难确诊的病变组织类型，影像具有高度的特异性；③核医学成像具有多种成像方法，可对靶组织进行定位、定性、定量分析，对恶性肿瘤的分期临床价值大，动态显像方式可动态显示脏器和病变组织的血流及功能状态，提供多种功能参数的定量分析，有利于疾病的随诊和疗效评价；④安全无创，放射性核素示踪剂一般是口服或静脉注射引入人体内，属于非侵袭性无创检查，且用量、化学量极微，辐射剂量低、药物毒性反应小；⑤核医学成像是分子影像学（molecular imaging）的基础，随着核医学设备及放射性药物、分子探针技术的发展，核医学影像已进入细胞分子水平。分子影像学是对活体内特定分子或生物大分子的生物过程进行描述和测量的分子成像技术，它是利用医学影像技术对生命体内部生理和病理过程在分子水平上进行的无损伤实时显示，着眼于探测构成疾病基础的分子异常，而不是这些分子改变所构成的结构成像，它代表医学影像学发展的一个方向，在临床医学、生物学领域有着巨大的应用和开发前景。

与 CT、MRI 图像相比较，核医学图像的空间分辨率低、解剖定位差。因此，需要使用图像融合技术（imaging fusion technique），把解剖结构显示清晰的 CT 或 MRI 图像与核医学功能图像融合在一起，在一幅图像上既可以观察组织结构信息又可以显示功能信息，为临床诊断、神经外科术前计划和脑科学研究提供了重要的依据。随着计算机技术的迅速发展，将不同影像技术产生的图像进行融合的多模态融合技术（如 SPECT-CT、PET-CT、PET-MRI 等新型设备）既具有 CT 或 MRI 的功能，也具备 PET 或 SPECT 的所有功能，他们的完美结合使得融合图像在病灶的定位、指导活检、制定放疗计划等临床工作中有着不可替代的优势。但核医学成像技术复杂（如 PET），投资成本高，发射正电子的放射性核素半衰期短（几分钟到几十分钟），几乎均为加速器生产，推广有一定限制，另外，检查费用高。

五、超声成像技术

超声成像技术是利用超声波在人体声阻抗界面发生反射和散射形成回波，对回波的不同物理特性参数或者探测声波频移成像的技术。20 世纪 40 年代人们开始进行超声医学研究，从早期 A 超、M 超到 B 超、三维四维超声成像，从黑白灰阶超声发展到彩色多普勒成像，从单探头发展到探测器阵列。超声成像对软组织的分辨力高，可以探查细微的病变组织，与 X 射线成像是临床上应用最广泛的两种医学影像技术。

超声波是一种高频机械波，医学诊断用超声波频率在 1～100MHz，与 X 射线不同，超声波的传播需要借助介质，它在人体内传播时无电离辐射损伤，安全可靠。超声成像是实时、多方位断层成像，可对组织器官进行动态观察，在组织形态学显示、功能检测、血流动力学检测、定量分析有独到之处，三维超声也进入临床实用阶段。借助超声波引导还可开展穿刺技术，称之为介入性超声，既可为临床提供细胞学、病理学等重要诊断依据，也可进行疾病的治疗。除此之外，超声成像操作方便、性价比高。这些优势使超声成像技术广泛应用于临床，如腹部脏器（肝胆胰脾肾等）、泌尿生殖系统、乳腺、甲状腺、心脏、血管等的检查。气体对超声成像影响大，对于肠道等极容易受气体干扰的空腔脏器的检查，需要借助胃镜、肠镜或改变患者体位来提高检查效果。与 CT/MRI 比较，超声成像的清晰度和分辨率低一些。

随着电子信息技术、压电陶瓷等技术的发展，超声成像诊断和治疗范围逐渐扩大，从定性到定量诊断、从单参数到多参数、从二维到三维和四维显示，彩色多普勒成像、超声计算机体层摄影术、全息显像等尖端技术，使其具有更细微的分辨能力。声学造影、弹性成像、声学定量与动态分析等成为研究热点。

综上所述，医学影像是借助某种能量（如 X 射线、电磁波、超声波、放射性核素等）与人体相互作用，利用某些技术将人体内部组织结构的信息以影像的方式呈现出来的，这些图像包含了大量的人体信息，以直观的方式把人体内部组织结构的形态、功能展示出来，为临床诊断和治疗提供有价值的依据。医学成像技术发展迅速，在临床中占据重要地位，医学成像技术的主要发展轨迹：一是逐渐从模拟成像向数字成像发展；二是从组织形态学成像向组织功能成像、细胞分子水平成像发展；三是从平面二维成像向立体三维成像和动态成像技术发展。根据各种成像技术的能量源不同，医学图像分为 X 射线图像、磁共振图像、放射性核素图像、超声图像等。X 射线图像广义上包括 X 射线平片、CR 图像、DR 图像、DSA 图像、CT 图像等，狭义上不包括 CT 图像；磁共振图像主要是常规 MRI 图像和 fMRI 图像；放射性核素图像主要有 PET 图像、SPECT 图像；超声图像有我们熟知的 B 超图像，还有彩色多普勒图像、四维彩超图像等。

第三节　医学图像处理技术的发展及应用

案例 1-2

患者，女性，68 岁，高血压病史十余年，近一年劳累后心悸、气短，来医院就诊，进行胸部 X 射线检查和 CTA（CT 血管成像）检查以明确心血管情况。影像检查结果如图 1-3 所示。

问题：

1. 医学影像在临床医学中的作用是什么？
2. CTA 检查中，常用的图像后处理技术有哪些？
3. 随着医学成像技术、计算机技术、信息学的发展，医学图像处理在医学中还有哪些应用？

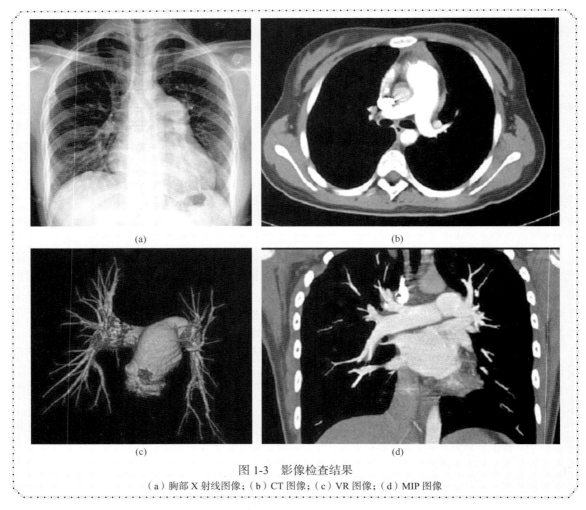

图 1-3　影像检查结果
（a）胸部 X 射线图像；（b）CT 图像；（c）VR 图像；（d）MIP 图像

一、医学图像处理技术发展

随着现代医学成像技术的发展，医学图像已经成为临床医学中不可或缺的重要依据，在疾病的确诊、分期及治疗方法决策上起到决定作用。显微镜的发明使得人类开始以图像的形式观察肉眼无法分辨的微观世界，X 射线的发现则让人类可在活体上观察人体内部结构，20 世纪六七十年代，伴随着第一台能够进行数字图像处理任务的计算机问世和离散数学的创立与完善，数字图像处理开始应用于医学。

1959 年，美国学者 Ledley 首次将数学模型引入临床医学诊断中，1966 年，他提出了"计算机辅助诊断"的概念，揭开了计算机与医学相结合的序幕。1972 年，CT 问世，它根据人体头部某个断面的投影，通过计算机处理，将某一层面的组织重建出来并以灰度形式显示，我们称之为图像重建，这是图像处理技术在医学上的重要作用之一。早期的医学图像处理主要以低层次的处理为主，例如，图像的线性变换、直方图均衡化、图像平滑与锐化等滤波技术，主要以改善图像视觉效果为目的，为临床医生提供对比度好、信噪比高的图像，其他处理技术还有图像复原、压缩编码等，以便于图像恢复与图像传输存储。此后随着计算机技术、人工智能等的发展，图像处理技术开始向更高、更深的层次发展。

20 世纪 70 年代末，Marr 教授提出了视觉计算理论，计算机视觉（computer vision）是以赋予计算机类似人类视觉系统的能力为最终目标的研究领域，是指用计算机实现人的视觉功能对客观世界的感知、识别和理解，人们开始研究用计算机系统解释图像。与计算机视觉相关的图像处理技术有图像预处理、机器视觉、模式识别等，图像理解是人工智能领域最具有挑战性的问题之一，需要融合人工智能中的其他研究分支——知识表达、关系结构、语义网络、通用匹配、统计推断、产生式系统、问题求解、规划、控制、反馈和经验学习等。深度学习是机器学习一个重要组成部分，当计算机图像图形显卡性能及大数据处理技术提高到足以处理诸如图像这样的大规模数据时，图像理解才得到了正式的关注和发展。医学图像处理中使用的深度学习模型框架主要有无监督学习方案和有监督学习方案两种。它无须人工设计图像特征描述，计算机可以自主提取图像中的高层特征，通过网络训练可以直接完成图像分类、病灶检测等任务，如前馈神经网络、卷积神经网络等。

CT、MRI、超声、放射性核素成像技术也在不断进步，计算机和医学图像处理技术作为这些成像技术的发展基础，使医学影像发生着翻天覆地的变化。1989 年，滑环技术的问世，使 CT 数据的采集由不连续断层扫描发展为连续容积扫描，CT 开始向容积数据扫描发展，医学图像处理也开始从二维平面的处理技术向三维处理技术发展，医学影像开始由定性向定量发展。20 世纪 90 年代初，Vining 等首次提出虚拟内镜技术，1998 年推出 4 层螺旋 CT。2000 年，3T 的高场强 MRI 应用于临床。2003 年，推出 64 层螺旋 CT。双源 CT、能谱 CT、320 排 CT 也相继应用于临床，医学成像技术的发展使得医学的数据量越来越大，基于 CT/MRI 等的容积数据是三维可视化、虚拟现实技术的前提，通过图像分割、配准、融合及三维可视化、虚拟现实技术等，对病灶及感兴趣区进行精确测量和定位，从而制定出精确的治疗方案，为精准治疗打下基础。三维重建与可视化技术以面绘制和体绘制算法为主，面绘制是早期三维可视化使用的技术，1987 年提出的移动立方体法是有一定影响力的方法。体绘制是三维可视化技术的一个重要发展方向，例如，1988 年由 Levoy 提出的光线投射方法就是广泛应用的体绘制算法。VTK 全称 Visualization Toolkit，是一款开放源码的软件，能够进行图像处理、计算机图形及三维可视化，特别在三维重建上表现出色。多层面重组、表面遮盖、最大密度投影、容积再现、虚拟仿真内镜等三维可视化技术，提供了人体组织器官和病变的任意断面及三维结构信息，也可以利用这些技术进行手术规划和手术模拟等，有利于精准诊断与治疗。

随着计算机硬件和机器学习中关键技术的突破，人工智能在医学中的应用愈加广泛，尤其是深度学习。深度学习模型能很好地模拟人的大脑神经网络，在肺部结节检测、视网膜病变及脑的形态学测量等方面也有应用。随着医学图像分析技术的发展，人们开始从医学图像中挖掘肉眼不能判读的深层定量信息，提取特征信息，用于指导临床决策。荷兰学者 Lambin 等在 2012 年提出了"影像组学"的概念，采取大量的自动化数据特征化算法将感兴趣区内的影像数据转化为具有高分辨率的、可发掘的空间数据。利用图像分割、数据挖掘、特征数据提取、量化、数据库构建等技术，为精准医疗奠定基础，近年来，在肿瘤的定性、疗效评估、预后预测、危险因素分层等方面的应用愈加广泛。

二、医学图像处理技术的应用

随着 DR/CT/MRI/PET 等成像技术的不断发展与完善，计算机硬件性能的提升、软件和以深度学习为代表的人工智能等技术的进步，医学图像处理已经成为医学影像的重要组成部分，医学图像处理与分析技术借助计算机技术，对医学图像进行具有临床需要的各种加工和处理，使医学图像的质量和显示得到了改善。医学图像处理技术方法多、效果好，既可以辅助临床医生的诊断，又为医学培训、术前规划、手术培训及导航、远程医疗、精准医疗、辅助诊断等提供实现手段，对医学研究与发展具有重要价值。

广义上的医学图像处理是指对各种医学影像成像系统采集的数据进行图像重建处理和对图像的再加工处理的过程。医学图像重建处理是对 CT/MRI/超声/PET 等采集的原始数据进行的处理，习惯称为图像重建。一般情况下指的图像处理是对医学图像进行的后处理、再加工，习惯称之为图像后处理，没有特殊说明，医学图像处理就是指医学图像后处理。医学图像处理一般有直接处理与脱机处理两种：直接处理是利用医学影像设备的配备软件对获取的医学图像进行的增强、滤波、定量测量以及三维重建等处理；脱机处理是利用专用的应用工作站进行更专业的医学图像处理技术，基于临床的更高要求，对各种医学图像或成像技术进行图像的配准与融合、仿真虚拟内镜、放疗计划制定、手术术前计划制定等。医学图像处理综合了数学、计算机科学、医学影像学等多学科的交叉。近年来，尤其是人工智能、模式识别、数据挖掘等领域的理论和方法的实现，使得医学图像处理领域不断涌现出新的方法，并且在医学科学与功能研究方面的应用也不断有新的发展和突破，如手术导航、基于 MRI/US 的射频消融术、基于 MRI/PET 的脑功能分析、计算机辅助诊断、影像组学等。具体应用举例如下。

（1）改善图像质量。利用灰度变换、滤波、伪彩色增强等医学图像增强技术改善视觉效果，提高信噪比，便于进一步图像处理与分析。医生通过对医学图像进行对比度调整、缩放、旋转等处理，可以多角度、多层次观察与分析病变，减少误诊和漏诊。因为现代医学成像技术产生大量的医学影像数据，给医生带来了很大的工作量，借助三维重建技术，可以对感兴趣区进行重组或重建，并可以在任意角度进行展示，为医生提供直观的诊断依据，不仅降低了医生的工作强度，还可以提高疾病的诊断率和正确率。

（2）虚拟仿真内镜（virtual endoscopy，VE）。VE 是一种基于 CT/MRI 容积数据的医学图像后处理技术，它融合了计算机图形学、科学计算可视化和虚拟现实，以其非侵入性、可重复性等优势，展现出一定的研究意义和临床价值。VE 首先采用三维可视化软件对空腔器官内表面部分进行立体重建，用假想光源投照三维模拟表面，以灰度或伪彩色方式显示其内腔的结构图像，再利用计算机模拟导航技术进行腔内观察，以电影形式连续回放，获得类似纤维内镜在空腔脏器内可视效果。基于 CT 的仿真内镜已成功用于气道、胃肠道、血管、输尿管、椎管及耳道的检查，基于 MRI 的仿真内镜在胆胰管、尿路、血管、椎管、脑室系统也有应用研究。此外，仿真内镜还可应用于手术规划、实现手术的精确定位、医务人员培训与教学等。

（3）术前规划与手术导航。根据医学图像，借助相关的操作手段，医生可以根据患者的实际情况制定治疗计划和术前规划，使用手术辅助系统还可以进行手术模拟和导航。在放射治疗中，"精确定位、精确设计、精确治疗"与医学图像、医学图像处理技术是分不开的，借助放射治疗计划系统对医学图像确定的特定治疗部位进行精确定位，制定有效可行的治疗计划，最大程度杀死病变组织并有效保护正常组织。借助计算机辅助手术计划系统，结合患者影像数据在手术前对手术方案予以规划，了解患者的敏感组织和重要组织位置，构建科学化的治疗方案，甚至可以进行手术模拟，提高手术的成功率。借助计算机辅助手术导航系统，可以对患者术前医学影像数据进行三维重建，构建手术部位的解剖空间，并将其与由定位技术控制的实时手术空间相重叠，按术前规划的详细手术计划指导手术进程。计算机技术的应用与引导，可以辅助医生对重要组织和结构进行规避，实时监测手术进度和程度，使传统的外科手术可以更加精确，对患者造成的损伤更加微小。

（4）手术训练与教学。根据对人体进行的断层成像扫描获得人体某个部位的断面图像，进行三维重建，获得人体某部位的三维模型，借助虚拟仿真技术，医生可以对三维模型进行仿真手术。这不仅降低了外科手术教学的成本，同时，通过在虚拟环境下进行手术，可以在避免发生严重意外的情况下，提高医生的手术水平和协作能力。

（5）人工智能与计算机辅助诊断。通过使用统计学分析方法和机器学习模型，使计算机自动获取图像信息，对疾病做出判断，为临床提供辅助诊断和决策。基于影像组学的人工智能，是深度挖掘医学图像潜在信息的新兴热门领域，它可以定量评估病变特征，发现和翻译未知的、潜在的信息，是大数据时代精准影像医学的重要组成部分。与视觉分析相比较，它从 CT/MRI/PET 图像中提取大量影像学特征，进行高通量定量分析，将图像转化为具有高分辨率、可重复以及低冗余的可挖掘数据，选用有价值的目标数据综合评价肿瘤（包括基因、蛋白质、细胞、微环境、组织和器官等）表现出的时间和空间上的异质性，在精准医疗临床决策中有重要作用。影像组学工作流程主要包括：医学图像的获取，图像分割，形态学、统计学及纹理等影像学特征的提取，结合大数据，根据筛选的特征，建立相应诊断、鉴别诊断、疗效评估、生存分析等模型，以便指导临床决策。肿瘤的发生常与相关的遗传物质发生改变有关，这些微观的改变会引起影像的纹理特征发生变化。例如，对肾细胞癌、乳腺癌的回顾性研究发现，某些基因突变与医学影像纹理特征具有相关性。

在现代医学诊疗和科学研究中，医学图像处理有着更广、更深的应用。在临床工作中，医生借助医学图像处理软件对图像进行灰度或者二维、三维的重建等加工和处理，为了更好地利用好这些软件，医生需具备一定的医学图像处理知识，如基本的理论和方法。对于科研人员或者工程人员来说，充分理解医学图像处理的基本理论和方法，了解技术发展动态和趋势，才能更好地结合临床，开发出更有价值的图像处理软件并提出研究理论。尤其是随着医学影像学和计算机技术的发展，医学图像处理在医学的应用发展迅速，掌握医学图像处理的基本知识是非常必要的。

案例 1-2 分析讨论

现代医学成像技术将人体内部组织器官的结构以图像的形式显示出来，相关疾病的医学影像征象，可以辅助医生对疾病进行定性诊断。

CTA 检查已经成为临床化的一种技术，通过多层面重组（MPR）、体积比（VR）、最大密度投影（MIP）、表面遮盖技术（SSD）等后处理技术，可以动态观察病变形态、与周围组织毗邻关系等，为疾病的治疗及临床决策提供依据。

医学图像处理在医学中还有虚拟现实、科学三维可视化等技术的应用，医学图像处理在疾病诊断、虚拟仿真内镜、放射治疗计划制定、手术导航、人工智能、疾病定量功能分析中的应用愈加广泛。

（曹明娜　高　波）

思 考 题

1. 现代医学成像技术发展迅速，查阅相关资料，了解医学成像技术的发展动态及临床应用。
2. 常用的医学图像处理技术有哪些？现代医学应用了哪些医学图像处理技术？

参 考 文 献

曹厚德. 2016. 现代医学影像技术学[M]. 上海：上海科学技术出版社.

郭翌，周世崇，余锦华，等. 2017. 影像组学的前沿研究与未来挑战[J]. 肿瘤影像学，26（2）：81-90.

黄冠，蒲红，尹芳艳，等. 2019. 影像组学的临床应用与进展[J]. 实用医院临床杂志，16（1）：193-197.

李齐英，张广凤，王欣如，等. 2019. 影像组学在胃癌中的研究进展[J]. 中国医学影像技术，35（2）：286-289.

刘再毅，梁长虹. 2017. 促进影像组学的转化研究[J]. 中国医学影像技术，33（12）：1765-1767.

任彦军，李坤成，梁志刚. 2013. 远程医学影像会诊系统的发展状况与质量控制[J]. 中国医疗设备，28（6）：7-10.

史张，刘崎. 2018. 影像组学技术方法的研究及挑战[J]. 放射学实践，33（6）：633-636.

孙正. 2014. 数字图像处理与识别[M]. 北京：机械工业出版社.

王敏，宋彬，黄子星，等. 2016. 大数据时代的精准影像医学：放射组学[J]. 中国普外基础与临床杂志，23（6）：752-755.

郑李强. 2018. 数字图像处理技术的发展及应用[J]. 电脑知识与技术，14（2）：169-171.

de Leon A D, Kapur P, Pedrosa I. 2019. Radiomics in Kidney Cancer[J]. Magnetic Resonance Imaging Clinics of North Americ, 27(1): 1-13.

第二章　医学图像处理基础

学习要求

记忆：矩阵、像素、体素、数据、灰度、灰阶、灰度级、影像、采样、量化、邻域。

理解：色彩空间、图形、图像、邻接、连接、连通、算术运算、逻辑运算。

运用：灰度直方图、图像类型、颜色模式、图像格式。

案例 2-1

图的历史得从远古说起。那时的人不知道什么是图，只是把看到的东西用树枝在沙子上划几根线条表示。这些线条既不是字也不是图，而是人类视觉和大脑的一种自发意识形态表示出来的东西。所以，那时候的字很像图，图也像字，我们称之为象形文字。

后来的人就把字和图分开，把字刻在某种东西上，如骨头或龟甲，甲骨文一词便由此而来。再后来，字越来越抽象，而图越来越形象称为画。

画虽然不很逼真，但视觉效果很好，因此具有很高的艺术价值，例如，宋朝张择端的《清明上河图》。有的画家追求艺术的极致效果，可以把画画到以假乱真的程度，就像唐朝诗人王维的诗《画》"远看山有色，近听水无声。春去花还在，人来鸟不惊。"所描述的情境。当今依然有许多画家可以用画笔画出以假乱真的画。

其实，不管是象形文字还是画作呈现给人们的都是图像。这种图像我们后来称之为模拟图像，有计算机以后，把计算机内形成的图称为数字图像。

问题：

1. 什么是图像？
2. 模拟图像与数字图像的区别是什么？

现代医学的发展很大程度上以医学影像（medical imaging）为基础，而医学影像的发展又是以医学图像为基础。随着科学的发展和计算机技术的飞速进步，医学图像处理技术迅速融入医学领域为医学诊断、治疗方案提供真实、可靠的资料。

本章重点讲解医学图像的基础知识，主要介绍图像处理的基础理论、图像数字化、图像像素间的关系、医学图像运算、灰度直方图以及医学图像的文件类型与格式等知识点。

第一节　概　　述

医学图像属于图像，要研究医学图像就需要掌握图像的基础知识。本节将详细讲解图像的基础知识，包括颜色原理、图像参数、图形、图像、影像以及医学图像。

一、描述图像的方式

（一）色彩空间

物理研究可知，电磁波普遍存在于自然界且频率范围很大，按照波长或频率的不同，电磁波可以分为无线电波、微波、红外线、可见光、紫外线、X 射线、α 射线、β 射线、γ 射线和宇宙射线，电磁波谱如表 2-1 所示。

表 2-1　电磁波谱

波段	英文名	波长/m	频率/Hz	对应尺寸物体
无线电波	radiowave	10^3	10^4	建筑物
微波	microwave	10^{-2}	10^8	蜜蜂
红外线	infrared	10^{-5}	10^{12}	大头针
可见光	visible light	5×10^{-7}	10^{15}	原生动物
紫外线	ultraviolet ray	10^{-8}	10^{16}	分子
X 射线	X-ray	10^{-10}	10^{18}	原子
γ 射线	gamma ray	10^{-12}	10^{20}	原子核

　　波长范围为 380～780nm 的电磁波可以被人的视觉系统感知并识别为紫、蓝、青、绿、黄、橙、红等颜色，这个波长范围的电磁波称为可见光；波长范围为 0.01～10nm 的电磁波是由原子中内层电子发射形成的，具有放射性并且可以穿透人体，这个波长范围的电磁波称为 X 射线（伦琴射线）。X 射线在医学影像成像中的作用是至关重要的。

　　后来研究表明，可见光并不仅仅只有 7 种颜色组成，实际上是由无数种颜色构成的。如果将可见光形成的所有颜色组成最大色域空间，而人的视觉系统并不能感知识别出所有颜色，只是这个最大色域空间的一部分，所以人的视觉系统的色域感知范围是这个最大色域空间的子集。

案例 2-2

　　19 世纪法国印象主义画派出现以前，人们大都习惯地认为物体的颜色是固定不变的，这就是所谓物体的"固有色"。

　　后来印象派画家大胆地提出不存在固有色的论断，物体的颜色是随着光线的变化而变化的，即条件色，从而否定了固有色。有人提出不应当否定固有色，认为许多绘画就是根据固有色来着色的，固有色在绘画中有存在的价值。

问题：

　　1. 如何理解"固有色"和"条件色"？

　　2. 颜色是如何产生的？

　　3. 如何理解可见光与颜色之间的关系？

　　为了能够表达颜色，国际照明协会（CIE）制定一个用平面坐标系描述色域的方法，即 CIE-xy 色度图。在平面坐标中，矩形代表最大色域空间，任何可以感知颜色的系统（包括人的视觉系统）或采集颜色设备的色域范围用红色、绿色、蓝色三点连线的三角形区域来表示，区域面积越多，色域越大。CIE-xy 色度图如图 2-1 所示，x 轴表示红基色的比例，y 轴表示绿基色的比例。

　　通过色度图可知，任何一种颜色都可以理解为是由红、绿、蓝 3 个基色按照不同灰度比例混合而成的，称为三基色原理（RGB 原理）。任意颜色 C 的配色方程为

$$C = r[R] + g[G] + b[B] \tag{2-1}$$

式中，$r[R]$、$g[G]$、$b[B]$ 为颜色 C 的三基色分量或百分比。

　　例如，图 2-1 中 D65 表示的白色就是红色、绿色和蓝色混合而成的，黄色是由红色和绿色混合而成的。改

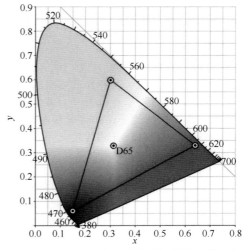

图 2-1　CIE-xy 色度图（彩图扫封底二维码）

变三基色的灰度比例就可以获得不同色调的颜色。

由于计算机是一个容量有限的离散结构设备，所以也不能模拟所有的颜色，模拟出来的颜色也是有限的。RGB 颜色模型就是用计算机的显示技术来实现红绿蓝三原色混合颜色的显示方法，后面会详细讲解。

从颜色数量的角度，可以得到如下结论：人眼识别的颜色小于计算机显示出来的颜色，而计算机显示出来的颜色又小于世界上所有的颜色，即最大色域空间。

（二）矩阵、像素、体素

数字图像是以二进制的形式存储在计算机存储设备上的，但输入和输出的时候是以矩阵的形式表示的，因此，在学习数字图像时需要理解矩阵、像素、体素的概念。

线性代数中矩阵（matrix）是一个按照行和列排列的实数或复数的集合。其数学描述为：由 $M \times N$ 个数 a_{ij}（$i=0$, 1, 2, 3, $\cdots$, $M-1$；$j=0$, 1, 2, 3, $\cdots$, $N-1$）排列而成的 M 行 N 列的数表称为 M 行 N 列的矩阵，简称 $M \times N$ 矩阵，表示为

$$A = \begin{bmatrix} a_{11} & a_{12} & \cdots & a_{1N} \\ a_{21} & a_{22} & \cdots & a_{2N} \\ \vdots & \vdots & & \vdots \\ a_{M1} & a_{M2} & \cdots & a_{MN} \end{bmatrix} \qquad (2-2)$$

式中，$M \times N$ 个数称为矩阵 A 的元素，元素为实数的矩阵称为实矩阵，元素为复数的矩阵为复矩阵。

在计算机中，数字图像（位图和矢量图）均以二进制的形式存储。位图中除了存储基本的图像信息外，其余的是图像数据，图像数据就是采用矩阵的形式表示，可以理解为是一种数字矩阵，矩阵上的每一个点（dot）称为像素（pixel）。一幅 $M \times N$ 大小的矩阵图像由 $M \times N$ 个像素组成，例如，一幅 CT 图像的矩阵大小可以是 256×256，由 $256 \times 256 = 65536$ 个像素组成。

像素是描述数字图像矩阵的基本单位，是图像矩阵的最小单元，只有长和宽，是一个二维概念，进行图像处理时可以用平面坐标系上的点表示。像素的大小往往决定图像的分辨率，在单位面积内，矩阵越大，像素越小，图像的分辨率越高。

体素是描述三维成像的基本单位，是三维成像的最小单元，比像素多一个维度，包括长、宽、高，是一个三维概念。进行图像处理时，可以用立体坐标系上的点表示体素。一幅 $M \times N \times H$ 大小的三维矩阵图像由 $M \times N \times H$ 个体素组成。体素的大小往往决定三维成像的分辨率。在单位体积内，矩阵越大，体素越小，三维成像分辨率越高，三维显示结果就越细腻。

（三）数据大小

案例 2-3

一幅数字 X 射线片或一本《医学图像处理》教材有多少数据？我们常说数据量很大或者数据量很少，但从未计算过到底有多少数据量。

这个问题几千年来都没有被很好地回答，直到 1948 年美国数学家香农（Claude Elwood Shannon）在他的著名论文《通信的数学原理》中提出"信息熵"的概念，才解决数据量计算的问题，并量化数据的作用。

问题：

1. 如何计算数据量？
2. 信息与数据有什么关系？

计算机是数字化数据处理的重要工具，计算机中的数据只有大小，没有质量，但必须有存储它们的介质，如硬盘、光盘。数据并不是指数字，而是指能够以二进制形式存储在计算机硬盘上的数字、文字、符号、图像、声音、视频等所有信息都称为数据。数字图像是一种数据，因此需要计算

数字图像数据量的大小。

数据存储的最小单位是 bit，即比特。再以比特为基本单位规定，1 字节为 8 比特，即 1byte=8bit。

比字节再大的数据存储单位大家比较熟悉，就是经常用到的 KB、MB、GB、TB，而 PB、EB、ZB、YB 和 BB 是比 TB 还要大的数据存储单位，实际中不经常用到。这些数据存储单位的数量级关系如下：

1B（byte，字节）=8bit

1KB（kilobyte，千字节）=1024B，其中 1024=2^{10}

1MB（mega byte，兆字节）=1024KB

1GB（giga byte，吉字节）=1024MB

1TB（tera byte，万亿字节，太字节）=1024GB

1PB（peta byte，千万亿字节，拍字节）=1024TB

1EB（exa byte，百亿亿字节，艾字节）=1024PB

1ZB（zetta byte，十万亿亿字节，泽字节）= 1024EB

1YB（yotta byte，一亿亿亿字节，尧字节）= 1024ZB

1BB（bronto byte，一千亿亿亿字节）=1024YB

⋮

据数据权威机构的不完全统计，现在全球数据总量停留在 ZB 这个数量级上，而且正在以每年 40% 的速度增长。

（四）灰度、灰阶、灰度级

根据颜色和色彩空间原理，自然界的颜色可以分为彩色和非彩色，而非彩色指的就是医学影像上经常使用的灰度色，这就产生灰度、灰阶和灰度级的概念。

灰度是实现从纯黑色过渡到纯白色的一种颜色描述方法。以纯黑色作为基础，通过调整非彩色的不同饱和度来表示颜色的方法称为灰度。在图像成像过程中，灰度图像往往是由单种电磁波频谱（如 X 射线）测量每个像素的亮度得到的。为了描述灰度，提出灰阶和灰度级的概念。

灰阶指的是将灰度色从纯黑色到纯白色之间分成若干层次的方法。灰阶分层越多，灰度分级越多，表现图像灰度层次越多，图像显示的内容越丰富，图像质量越好。

灰度级在大多数情况下等同于灰阶个数，主要是在对模拟图像转化为数字图像过程中对颜色值（或灰度）进行数字化的方式。计算机中常用的是 256 个灰度级，而医学影像诊断专用显示器的灰度级可以采用 512、1024 或者 2048 个灰度级，甚至更高。

数字图像中彩色数字图像的每一个像素点上都是用 3 个字节表示颜色值，每个字节都是 8bit，所以 1 个字节可以表示为 2^8=256 个灰阶，3 个字节分别表示红（red）、绿（green）、蓝（blue）三基色的 256 个灰阶，如此一幅彩色数字图像可以理解为由 3 幅基色图像合成的。当三基色的值按照 256 个灰阶的不同表示颜色分量时就可以形成不同的颜色，如此计算机可以形成 256×256×256= 16 777 216 种颜色。

人的视觉系统能感知的颜色远远比 1670 万种颜色要少得多，而且彻底能区分开的颜色就更少，在计算机显示技术中 RGB 颜色模型的颜色在形成数字图像时已经够用。用 RGB 颜色模型形成的数字图像称为真彩色图像。

医学影像主要是灰度图像，不显示任何彩色只显示灰度色，每一个像素点上的灰度值可以采用两种方法实现。一种方法是只用一个值表示灰度值，另一种方式是颜色值取红、绿、蓝三基色的分量值相等时（即 $R=G=B$）形成的从纯黑到纯白的灰度值。如果灰度值用 1 个字节表示，有 2^8=256 个灰度级，如图 2-2 所示。但有的医学图像的灰度

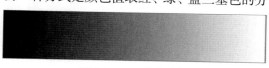

图 2-2 256 个灰度级

级要求比 256 个多，例如，CT 图像的灰度级可以高达数千，需要医学影像专用显示器显示。

案例 2-4

在计算机图像处理软件中，通常用两种灰度量化分级方式，一种方式是把从黑到白的灰度量化成 0～1 之间的小数，如 Matlab，如表 2-2 所示。

表 2-2　灰度量化分级方式一

红（red）	绿（green）	蓝（blue）	颜色（color）
0	0	0	黑
1	0	0	红
0	1	0	绿
0	0	1	蓝
1	1	0	黄
1	0	1	品红
0	1	1	青
1	1	1	白
0.5	0.5	0.5	中灰
1	0.5	1	橘黄
0.5	0	0	中红

另一种方式是把灰度量化成 0～255 的整数，如 Visual Studio，如表 2-3 所示。

表 2-3　灰度量化分级方式二

红（red）	绿（green）	蓝（blue）	颜色（color）
0	0	0	黑
255	0	0	红
0	255	0	绿
0	0	255	蓝
255	255	0	黄
255	0	255	品红
0	255	255	青
255	255	255	白
128	128	128	中灰
255	128	255	橘黄
128	0	0	中红

问题：

1. 计算机中灰度表示的两种方式的联系与区别是什么？
2. 请简单叙述一下颜色的编码规律是什么。

二、图形、图像与影像

在医学图像处理中，图形、图像、影像三个概念都会被用到，三者虽然有很多共性，但是三者之间还是有区别的。本小节将介绍图形、图像、位图、矢量图和影像的概念以及三者的联系与区别。

（一）图形

图形是用数学方法在维度空间中用不具有空间延展性的轮廓划分出的若干局限可识别的区域形状的一种描述，通常都是由点、线、面、体等几何元素和颜色、灰度、线型、线宽等非几何属性构成的，如图 2-3 所示。

构成图形的要素包括几何要素（点、线、面、体等）和非几何要素（颜色、材质、线型等）两方面。因此，图形主要分为两类：一类是由几何形状构成的图，如曲面、等高线图等；另一类是采用几何形状、颜色或灰度通过明暗色彩构成的真实感图形。

计算机图形一般采用指令集合来描述对象，利用计算机生成符号、字符、元素来构成图形，可以进行任意几何变换而不失真，并将描述结果转换为计算机屏幕上的形状和颜色，适用于对几何形状不太复杂，颜色不太丰富的对象进行表示。

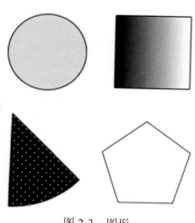

图 2-3　图形

计算机产生图形的方法有矢量法和描点法两种。矢量法是指任何曲线用许多首尾连接的矢量（短直线）逼近来构成图形的方法；描点法是指曲线由带有灰度值的像素点连接起来构成图形的方法。因此在计算机中，只记录生成图形的算法和图形上的某些属性的图形文件称为矢量图。

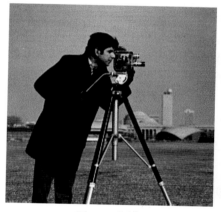

图 2-4　图像

（二）图像

在高度信息化的今天，图像的作用越来越大，用图像记录信息可以直接到达人的视觉系统，从而让人通过大脑理解图像中的情景状态，这就足以证明图像对人的重要性。那什么是图像呢？

凡是能记录在某种媒介（纸张、胶片、显示器、投影仪等）上的所有具有视觉效果的画面统称为图像。图像是由能量传递到物体上反射或投射形成的能量分布结果，能被接收器接收后进而转化为可见光形式的几何空间分布信息的一种描述，是三维场景在二维平面上的投影，并且具有降维性、抽象性等特点，如图 2-4 所示。

案例 2-5

生活中的图像很多，但是无论是哪种图像，都具有以下共同特点：图像必须有载体，载体可以是纸张、布匹、岩石，也可以是荧光屏或显示器；图像会占据一定空间，占据的主要是二维空间；图像必须要由颜色构成，可以理解为二维空间上的颜色分布。

问题：

1. 如何理解图像的载体？
2. 如何理解图像空间？
3. 如何理解颜色与图像的关系？

图像包含着所表达场景和事物的视觉描述信息，其作用是记录某一时间在某一空间上的某一事件，为分析这一时间、空间和事件的信息存下重要的依据。例如，X 射线片可以让医生知道患者在拍摄 X 射线片那一时刻身体内部的解剖状况和生理病理信息，对医学诊断具有重要意义。

根据图像记录方式的不同，图像分为模拟图像（analog image）和数字图像（digital image）

两类。

模拟图像是通过某种能量（可见光、X 射线）反射或投射后的强弱变化以连续形式记录实际场景画面的图像，是在二维坐标系下颜色和灰度通过连续变化形成的。模拟图像不仅在空间位置上是连续的，而且整幅图像上的所有颜色值也是连续存在的，如画作、模拟 X 射线片等。

可以利用数字化采集装置将模拟图像转换为数字图像，如扫描仪、图像采集卡、数码相机，医学上的 CR、DR、CT、MRI 等设备。

数字图像是指由数字采集装置或输入设备采集 M 行 N 列得到的描述实际场景画面的离散化图像，在形式上是以矩阵形式描述的，在计算机中是以二进制形式存储的。

数字图像的分辨率指的是每英寸*图像上所含有的像素点的个数，单位是 dpi（dot per inch）。数字图像分辨率越高，像素越小，图像越清晰，也就越能真实还原原始场景和事物，数字图像的失真度也越小。

由于数字图像需要在显示器上显示，因此还定义了显示器（屏幕）分辨率的概念，指的是显示器每单位长度上包含的像素点的个数，单位也是 dpi。

另外，数字图像量化得到的颜色数越多，用以表示颜色的二进制越长，数字图像的色彩也就越逼真，相应地图像所占用的数据空间也越大。

数字图像可以总结为以下特点：

（1）数字图像的本质是二进制文件，在计算机中以二进制形式存储；

（2）数字图像的基本单位是像素或点，像素和颜色值都是离散的；

（3）数字图像可以进行处理。

数字图像常用矩阵来描述，习惯上把数字图像矩阵左上角的像素定为第 1 个像素，坐标定为（0，0），并用 M 表示行，用 N 表示列，最右下角的像素为第 $M \times N$ 个像素，坐标为（M-1，N-1）。一幅模拟图像 $f(x,y)$ 数字化后转化为一幅 $M \times N$ 矩阵的数字图像 $g(x,y)$（x=0，1，2，…，M-1；y=0，1，2，…，N-1），即一个离散数字矩阵，可以表示为

$$g(x,y) = \begin{bmatrix} f(0,0) & f(0,1) & ... & f(0,n-1) \\ f(1,0) & f(1,1) & ... & f(1,n-1) \\ \vdots & \vdots & & \vdots \\ f(m-1,0) & f(m-1,1) & ... & f(m-1,n-1) \end{bmatrix} \tag{2-3}$$

矩阵 $g(x,y)$ 中的每一个元素称为数字图像的像素，即整幅数字图像有 $M \times N$ 个像素，而 $g(x,y)$ 的值表示的是 (x,y) 点的颜色值。

计算机用一个 $M \times N$ 的二维数组 $T[\ ,\ ]$ 对数字图像进行存储，图像的每个像素颜色值按照一定顺序存储于数组 $T[\ ,\ ]$ 中。如此从（0，0）开始，第 (x,y) 个像素对应存储在数组 $T[x,y]$ 中。

了解数字图像的存储方式就可以用计算机输入、处理和输出数字图像。数字图像处理（digital image processing）是用数字和信息技术原理对数字图像（包括医学图像）进行输入、运算和处理，从而达到改变或改善数字图像输出效果的技术。

（三）位图、矢量图

图形图像的形成方式不同，在计算机中生成的特性、存储结构、处理方式也不相同。计算机中所保存的图像按其数据存储类型基本可以分为两类：位图和矢量图。从文件结构角度讲，图形是以矢量图的形式存储的，而图像是以位图的形式存储的。位图是由 M 行 N 列的像素矩阵构成的，因此也被称为点阵图像或者矩阵图像，每一个像素具有位置属性和颜色属性，可以通过采集装置来获得。

在医学图像处理中，我们最为常见的是位图，又称为点阵式图像。是一种由像素组成的矩阵图

---

*1 英寸=2.54 厘米。

像，一幅图像可以定义成一个 $M \times N$ 的矩阵，矩阵中的数值表示为该点图像的色彩信息，能够制作出色彩和色调变化丰富的图像，可以逼真地表现自然界的景象。单位面积上像素点越多，分辨率越高，图像越清晰，同时存储的信息量也越大，占用空间也越多。

位图可以分为 4 种：二值图像（binary image）、灰度图像（grayscale image）、索引图像（index image）和真彩色图像（true color image）。二值图像只由黑、白两种颜色构成，在计算机中往往用 0 表示黑色，1 表示白色或者用 0 表示白色，1 表示黑色。由于二值图像只有两种颜色，所以对细节描述就比较粗糙，不适合人的视觉系统观察，但却比较适合计算机进行读取。灰度图像一般采用 256 个灰度表示，只有灰度色，没有彩色，可以用于表示医学影像。索引图像中的索引颜色是预先定义的调色板，也只有 256 种颜色，显示图像时通过索引值在调色板中查找像素对应的颜色值来表示图像。真彩色图像是非映射的，将每个像素都赋予 3 个字节的 RGB 颜色值，可以产生 1670 万余种不同的颜色来模拟真实世界的颜色，所以称为真彩色图像。

点阵图的缺点是放大后会产生失真导致图像锯齿状边缘（图 2-5）。

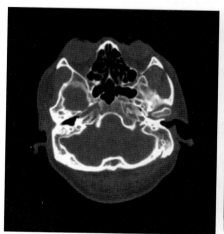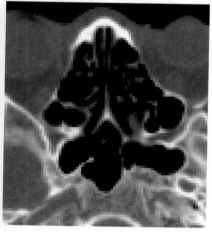

图 2-5　图像放大 600% 后局部效果图

矢量图又称向量图像，也称为绘图图像，是以数学公式来描述并用一系列绘图指令来表示的，由图形和颜色记录图像内容，内容以线条和色块为主。矢量图中每一个形状都是一个完整的公式，称为一个对象。例如，一条线段的数据只需要记录两个端点的坐标、线段的粗细和色彩等，因此它的文件所占的容量较小，也可以很容易地进行放大、缩小或旋转等操作，并且不会失真，但这种图像有一个缺陷，不易制作色调丰富或色彩变化太多的图像，无法像位图一样精确地描写自然界的景象。矢量图仅存在于计算机中，一旦被打印输出，输出图像则转换为位图。

虽然位图和矢量图在形成图像的方式上有所不同，但在实际中均有很多用处，而且两者之间可以相互转化。在医学图像处理中，两者均有应用，位图往往用来表示二维图像，矢量图往往用来表示三维成像。

位图与矢量图的优缺点如表 2-4 所示。

表 2-4　位图与矢量图的优缺点

类型	组成	优点	缺点
位图	像素	色彩丰富，效果逼真	几何处理失真，文件大
矢量图	矢量	文件小，几何处理不失真	色彩不丰富，效果难以逼真

（四）影像

形成图像的能量可以是可见光，也可以是其他类型的电磁波，如 X 射线、红外线等，还可以是声波，如超声波。

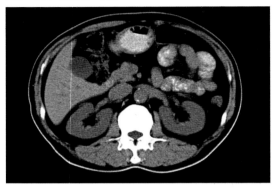

在医学影像领域，以上所说的各种能量在成像原理上略有不同。可见光成像利用的是可见光能量在人体表面反射的原理来成像的，这种方法形成的称之为图像。而 X 射线、超声波则是利用电磁波、声波能量在人体内投射的原理来成像的，这种方法形成的称之为影像，影像如图 2-6 所示。

虽然在成像原理上图像与影像是有区别的，但在实际应用中，图像与影像并没有本质的区别，医学影像这个说法也是在行业内自然而然形成的。

虽然在学习时我们严格区分图形、图像、影像，但在实际应用中，随着技术的发展，它们的区别已

图 2-6　影像

经不再那么明显，甚至可以相互转化。可以如此理解：图形和图像是图的一种，影像则是图像的一种，或者说图形和图像是图的子集，影像是图像的子集，图形、图像与影像之间可以通过计算机后处理软件相互转换。

第二节　医学图像数字化

要想获得数字医学图像就需要对医学图像进行数字化处理，经过采样、量化两个步骤后，模拟医学图像便可转化为数字医学图像，并可以在计算机中处理。本节将详细讲解医学数字图像的数学模型以及在数学模型的基础上将医学图像数字化的过程。

一、医学图像的数学模型

案例 2-6

随着科学技术的发展，数学模型越来越多地应用到生产、工作和社会活动中。医学专家通过建立药物浓度在人体内随时间和空间变化的数学模型可以分析药物的疗效，有效地指导临床治疗。医学图像处理专家通过建立医学图像的频域分析数学模型可以分析医学图像，提高图像质量。

现实世界中所研究的实际对象称为原型，为了某个研究目的将原型的某一特征进行构造而形成的原型代表称为模型。而运用适当的数学理论和方法研究模型的内在规律和结构称为数学模型。建立数学模型的过程称为数学建模，现在主要是根据模型的特征和数学规律利用计算机模拟的方式用程序语言运算并依据结果进行定量分析。

问题：

1. 原型和模型的概念是什么？
2. 数学模型的概念是什么？
3. 数学建模与医学图像处理有什么关系？

得到医学图像需要经过多个步骤的处理，每个步骤都有相应的数学模型，本节将常用的医学图像模型进行介绍。

（一）医学图像的能量理论

无论是可见光还是其他能量（X 射线、超声波等）都可以用来形成图像，但有的能量不能直接成像，如 X 射线，这就需要将 X 射线经过各种转化形成可见光分布的二维图像。任何图像都是采

用某种能量与物质相互作用，经过衰减后再采集、转换、处理而形成的几何空间分布的记录结果，并且采用可见光范围的电磁波显示出来。

图像的内容是视觉系统或设备对外界物体反射或投射的能量转化为可见光几何空间分布的一种记录。图像能量信号的接收器主要是指人的视觉系统或者可以把能量转化成电能的设备，如摄像头、平板探测器等。图像的几何空间分布可以是二维形式，如 X 射线片、CT 片、超声声像图或者画作，也可以是三维形式，如 CT 三维图像、MRI 三维图像等。

图像所记录的内容与电磁波的波长、频率、反射或投射能力有关。不同的电磁波对物体的反射或投射能力是不同的。

对于反射效应，物体表面的性质、纹理都决定反射的能量分布，进而决定图像的效果。而对于投射效应，物体的性质、结构、衰减能力都决定投射的能量分布，进而决定影像的效果。物体反射或投射的能量在空间维度上的分布决定图像的形成方式，同时记录下被反射或投射物体的部分信息。

能量在反射或投射过程中都会在物体表面或内部经过衰减，衰减后的能量在空间和时间上形成几何空间分布，这种分布可以理解为一个以空间、时间、能量为参数的能量模型，可以表示为

$$E(x, y, z, \lambda, t) \tag{2-4}$$

式中，x, y, z 表示空间上能量所经过某个点的坐标；λ 表示能量经过某个点的波长；t 表示时间。

式（2-4）是能量在转换为图像之前的时空分布，实际应用中，式（2-4）中的变量会根据实际情况不同发生变化形成不同的图像，某几个变量是定值就可以形成相同类型的图像。

因此，当有可以转化为图像的能量场 $E(x, y, z, \lambda, t)$ 时，可以采用一系列方法将 $E(x, y, z, \lambda, t)$ 中的波长转化为可见光 $f(x, y, z, \lambda, t)$ 的波长，从而形成可以供人的视觉系统观察的图像。可见光的波长不同可以形成不同色彩的图像（包括灰度图像）。可见光的颜色原理在前面章节已经重点叙述。

假设转换函数为 $g[\ ]$，则形成图像过程的数学表达式可以表示为

$$f(x, y, z, \lambda, t) = g[E(x, y, z, \lambda, t)] \tag{2-5}$$

从式中可以看出，$f(x, y, z, \lambda, t)$ 是图像最基本的数学表达式，在这个数学表达式的基础上，对参数进行修正就可以生成不同用途的图像。以 X 射线片为例，由于 X 射线基本是单一波长的电磁波能量辐射，形成图像是以还原 X 射线胶片上的银离子多少为基本成像原理的，只形成灰度色，所以与 X 射线片类似的医学图像的数学模型可以表示为一个二元函数 $f(x, y)$，x, y 为 X 射线图像上每一个点的坐标值。在以后章节中均以 $f(x, y)$ 表示医学图像的数学表达式。

医学图像上，图像 $f(x, y)$ 在 (x, y) 处的值就是该点的灰度值（或颜色值），表示为

$$y = f(x, y) \tag{2-6}$$

而且图像上所有点的颜色值集合就是该图像上能量分布的记录结果，这些记录结果是非负有界的实数，其范围表示为

$$V_{min} \leq f(x, y) \leq V_{max} \tag{2-7}$$

式中，V_{max} 表示图像上的灰度值（或颜色值）的最大值；V_{min} 表示图像上的灰度值（或颜色值）的最小值，通常取 0。

综上所述，真实医学图像无论是模拟的还是数字的均可以用能量理论模型来描述，而医学图像则可以运用数学方法设计算法来进行医学图像处理，这是数字医学图像处理的基础原理。

（二）医学图像的数学模型

1. 反射原理形成图像的数学模型　假设图像 $f(x, y)$ 是某种能量（主要是可见光）照射在物体表面经过反射、折射、散射形成的，那么 $f(x, y)$ 的值将由这种能量的照度 $i(x, y)$ 和能量在物体表面的反射能力 $r(x, y)$ 决定，而且还存在一个一般性散射比例因子 α，则 $f(x, y)$ 可以表示为

$$f(x, y) = \alpha \times i(x, y) \times r(x, y) \tag{2-8}$$

其中，$0 \leq \alpha \leq 1$；$0 \leq i(x, y) < +\infty$；$0 \leq r(x, y) \leq 1$。

这就是反射原理形成图像的数学模型。式（2-8）中，$i(x, y)$ 由能量的性质决定，主要指光的频率大小；$r(x, y)$ 由物体的表面性质和形状决定。$r(x, y)=0$，说明能量被物体全部吸收；$r(x, y)=1$，说明能量被物体全部反射。

假设 $H_{min}=i_{min}\times r_{min}$，$H_{max}=i_{max}\times r_{max}$，则

$$H_{min} \leqslant f(x, y) \leqslant H_{max} \tag{2-9}$$

在实际应用中，H_{min} 往往取值为零，定义为纯黑色，而 H_{max} 取值为 1（有的取 255），定义为纯白色，而中间值为从纯黑到纯白的灰度色，就是前文所说的灰度。此时，$[H_{min}, H_{max}]$ 称为图像的灰度范围。

案例 2-7

当某种射线能穿透物质并进入物质时，由于射线能量与物质原子发生光电效应、康普顿效应和电子对效应等相互作用，导致出射后的射线强度的衰减，这一衰减称为物质所致的射线衰减。射线的衰减规律为 $I=I_0\times e^{-\mu d}$，其中，I_0 是原发射线量；I 是穿透物质衰减后的射线量；μ 是物质的线性衰减系数；d 是物质的厚度。

问题：

1. 物质与射线相互作用会发生哪些效应？
2. 射线与物质作用的衰减规律是什么？
3. 哪些因素影像射线在物质中衰减？

---

2. 投射原理形成图像的数学模型　假设图像 $f(x, y)$ 是某种能量（如 X 射线）穿透物体并与物体内部相互作用后剩余的能量形成的，那么 $f(x, y)$ 的值将由这种能量的性质 $I(x, y)$ 和能量在物体内部的衰减能力 $\mu(x, y)$ 和物体厚度 $d(x, y)$ 决定，则 $f(x, y)$ 可以表示为

$$f(x, y) = I(x, y)\times e^{-\mu(x, y)d(x, y)} \tag{2-10}$$

这就是投射原理形成图像的数学模型。式（2-10）中，e 是自然常数，取值约等于 2.718；x, y 是二维图像上某一点的坐标值；μ 是线性衰减系数；d 是物体的厚度。而这个公式在医学影像文献中常见的形式为

$$I=I_0\times e^{-\mu d} \tag{2-11}$$

3. 数字图像的矩阵模型　在模拟图像转化为数字图像的过程中，采集模拟图像上 M 行 N 列，即 $M\times N$ 个样点的数据，将这些数据按照采样的对应位置关系组成一个矩阵，矩阵的一个元素对应图像的一个像素，矩阵的行对应图像的高，矩阵的列对应图像的宽，矩阵元素的值对应图像的颜色值，颜色值也量化为整数，得到的就是数字图像矩阵。

数字图像的矩阵数学模型可以表示为

$$\underset{x, y\in D}{f(x, y)} = \begin{Bmatrix} f(x_0, y_0) & f(x_1, y_0) & \dots & f(x_{M-1}, y_0) \\ f(x_0, y_1) & f(x_1, y_1) & \dots & f(x_{M-1}, y_1) \\ \vdots & \vdots & & \vdots \\ f(x_0, y_{N-1}) & f(x_1, y_{N-1}) & \dots & f(x_{M-1}, y_{N-1}) \end{Bmatrix} \tag{2-12}$$

数字图像是用矩阵形式表示而成的，因此就可以用矩阵的数学理论对数字图像进行处理或分析。

假设数字图像采样后的矩阵大小为 $M\times N$，每个像素量化二进制位数为 Q，$Q=2^k$，则存储一幅数字图像的二进制位数为

$$b = M\times N\times Q\ (\text{bit}) \tag{2-13}$$

字节数为

$$B = \frac{M\times N\times Q}{8}\ (\text{byte}) \tag{2-14}$$

需要强调的是，在一幅真实的数字图像文件中，由于还存储其他的必要信息而使得总数据大小要比计算出来的 B 值大，而且数字图像还要经过数据压缩，实际查阅到数字图像的大小与 B 值并不一致。

4. 医学数字图像的统计模型　数字医学图像的数据可以进行运算和分析，因而可以采用统计学的方式来建立数学模型。

在统计学中，二维及以上的随机过程称为随机场，而数字医学图像就可以用随机场来建立模型。数字医学图像中的任意一个像素上的颜色值可以理解为是一个关于颜色的随机变量，图像上所有点的集合便构成一个二维随机过程。数字医学图像的统计特性是对图像信号的颜色值进行二维随机过程处理后得到相关输出值的统计结果。常用的自相关函数、差值信号、图像的熵等参量可以从不同角度得到统计特性。

自相关函数可以直接分析数字图像上任意两点之间的相关性，通过统计平均值计算两个点之间的相似程度。

差值信号可以分析数字图像上相邻两点的差值，可以是水平方向也可以是垂直方向上的两个点，同一行的差值和同一列的差值对数字图像处理都有统计学分析的重要意义。数字图像处理研究表明，差值信号的绝对值约90%集中在16～18个灰阶层内，边缘检测和图像压缩都会用到这一研究结果。

图像的熵可以分析数字图像中所有像素各个灰阶比特数的统计平均值。图像的熵值越大，说明不同灰阶出现等概率的可能性越大，而图像含有的信息量越丰富。

二、采样与量化

案例 2-8

在研究某一个变量在空间或时间中的分布情况时，需要将这一变量抽象为一个理想的在空间或时间上集中在某一点或某一瞬时上的数学模型，如质点、点电荷等，医学图像如何处理类似情况呢？

为了研究这种理想空间或时间分布，引入狄拉克函数的概念，数学表示为

$$\delta(x) = 0, \quad (x \neq 0)$$

$$\int_{-\infty}^{\infty} \delta(x)\mathrm{d}x = 1$$

狄拉克函数是一种理想状态的函数，是现实案例问题中的抽象，在实际中是不会存在的，只有在研究积分的情况下有意义，因而在偏微分方程、积分变换和概率中有很重要的作用。

问题：

1. 什么是狄拉克函数？
2. 狄拉克函数的意义是什么？
3. 举例说明狄拉克函数在医学图像中的应用。

（一）采样

数字图像处理的先决条件是将模拟图像离散化为数字图像。将一幅模拟图像 $f(x, y)$ 的坐标和颜色值进行离散化的过程就是将模拟图像转化为数字图像的过程，这个过程包括两个步骤：采样（sampling）和量化（quantification）。

对模拟图像进行采样和量化等处理转换为数字图像的过程称为图像数字化。由于模拟图像是由无数个点组成的，计算机不可能采集模拟图像的所有点，因而只能采集有限个点。将模拟图像的坐标值离散成有限个像素的过程称为图像采样。采样的步骤如下。

在模拟图像 $f(x, y)$ 的水平方向上和垂直方向上以一定的间隔将图像分割成若干小区域，每个小区域只采集一组数据，作为一个采样点，如图 2-7 所示。

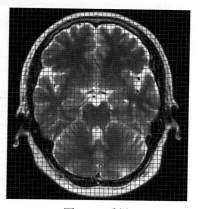

图 2-7　采样

每一个采样点对应数字图像里的一个像素，整个采样过程就

是在模拟图像上采集的数据转换为一个每行 M 个像素，每列 N 个像素，共 $M×N$ 个像素的矩阵。

由于图像是二维分布的，存储是一维队列形式，采样需要将二维矩阵转化为一维矩阵，再对一维矩阵进行采样，具体做法是沿着上下方向进行左右方向扫描，而后再对一维矩阵按一定间隔采集数据得到离散结果。对于运动图像则先在时间轴上按一定时间间隔采集，再按二维图像采样方式进行。

在采样过程中，把模拟图像 $f(x,y)$ 采样导出为数字图像矩阵 $[f(x,y)]$，而 $[f(x,y)]$ 是否能够较为精确地还原出模拟图像就成为采样的重点内容，指导解决这一问题的重要理论是采样定理。

设对模拟图像 $f(x,y)$ 按照网格形式进行均匀采样，x 轴、y 轴方向上的采样间隔分别为 Δx、Δy，则采样点的坐标为

$$x=m\Delta x, \quad y=n\Delta y, \quad m=0,\pm 1,\pm 2,\cdots,M; \quad n=\pm 1,\pm 2,\cdots,N \tag{2-15}$$

则定义采样函数为

$$s(x,y)=\sum_{m=-\infty}^{+\infty}\sum_{n=-\infty}^{+\infty}\delta(x-m\Delta x,y-n\Delta y) \tag{2-16}$$

式中，$\delta(\ )$ 为狄拉克函数。

采样后的图像 $g(x,y)$ 等于模拟图像 $f(x,y)$ 与采样函数 $s(x,y)$ 的乘积，表示为

$$g(x,y)=f(x,y)\times s(x,y) \tag{2-17}$$

此时对式（2-17）进行傅里叶变换得

$$G(u,v)=F(u,v)\times S(u,v) \tag{2-18}$$

其具体表达式为

$$G(u,v)=\frac{1}{\Delta x\Delta y}\sum_{m=-\infty}^{+\infty}\sum_{n=-\infty}^{+\infty}F\left(u-\frac{m}{\Delta x},v-\frac{n}{\Delta y}\right) \tag{2-19}$$

从式（2-18）中可以看出，$G(u,v)$ 是周期函数，其重复周期在 u 轴和 v 轴方向上分别为 $\frac{1}{\Delta x}$ 和 $\frac{1}{\Delta y}$。此时，假设 Δu 和 Δv 是频谱宽度只要采样间隔满足 $\frac{1}{\Delta x}>2\Delta u$ 和 $\frac{1}{\Delta y}>2\Delta v$，频谱就不会出现重叠。

通过上述分析，采样定理可以表述为：如果图像函数 $f(x,y)$ 的傅里叶变换 $F(u,v)$ 在频谱中的一个有限区域外处处为 0，设 Δu 和 Δv 为频谱的宽度，只要采样频率间隔满足条件 $\frac{1}{\Delta x}>2\Delta u$ 和 $\frac{1}{\Delta y}>2\Delta v$ 就可以精确地、无失真地重建出 $f(x,y)$。通常把条件 $\frac{1}{\Delta x}>2\Delta u$ 和 $\frac{1}{\Delta y}>2\Delta v$ 称为奈奎斯特（Nyquist）采样条件或奈奎斯特采样频率。采样示意图如图 2-8 所示。

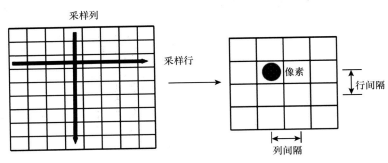

图 2-8　采样示意图

采样定理反映出图像与采样之间的频率关系。一般地，采样间隔的大小要依据原始图像的内容细

节来决定，图像细节越多，采样间隔要越小。采样决定采样后图像的质量，即还原原始图像的程度。

采样效果可以用如下参数评价：

（1）采样密度，指在图像单位长度上所包含的采样点数，其倒数就是像素间距；

（2）采样频率，指一秒钟内采样的次数。采样频率越高，丢失的信息越少，图像质量越好，数据也越大。

（二）量化

模拟图像经过采样后，图像只是在空间上被离散化为像素点，形成图像的数字矩阵，但是此时像素上的颜色值依然是连续的，需要进行离散处理，模拟图像的颜色值也是有无数个，这就需要将颜色值按照等级多少的方式转换为有限个离散值。将采样后的像素点上的颜色值按照有限等级离散成有限个灰阶的过程称为图像量化。

假设模拟图像的颜色值为 z，将 z 转化为整数 $q_i=[z]=z^i-1$（$i=0$，1，2，$\cdots$，N），q_i 称为像素的颜色值。计算机中，颜色值用一个字节（8bit）表示，此时 $q_i=2^8-1$，由此可以量化为 $0\sim255$ 个级别，如图 2-9 所示。

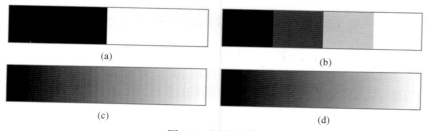

图 2-9　颜色量化
（a）2 个灰阶；（b）4 个灰阶；（c）32 个灰阶；（d）256 个灰阶

量化步骤如下：采样后的数字矩阵上每一个像素点的颜色值、灰度等数据用一定的数字进行表示。换句话说，就是将图像 $f(x,y)$ 的值按照灰阶分成有限个子区间，在同一个子区间内的颜色值用此子区间内的某个颜色值代替（如平均值、最大值或最小值等），如此便可以将颜色值转换为离散值输入计算机。此时，模拟图像数字化后的离散图像称为数字图像，可以存储于计算机内。

> **案例 2-9**
>
> 量化方式有均匀量化和非均匀量化两种。
>
> 将颜色值划分成若干个等长的子区域，各个子区域的某个颜色值代表该子区域的颜色值的量化方法称为均匀量化。在实际应用中，一般多采用均匀量化，取值采用 2^n（$n=1$，2，3，$\cdots$，N）个，但比较常用的是 2 级、64 级、128 级、256 级、512 级和 1024 级。在医学图像中，经常采用的是 256 级、1024 级。
>
> 如果将颜色值划分成若干个不等子区域层次时称为非均匀量化，实际应用中不太常用。
>
> **问题：**
>
> 1. 什么是均匀量化与非均匀量化？
> 2. 在什么情况下会用到非均匀量化？
> 3. 医学图像常用的量化方式和级数是多少？

需要注意的是，在量化过程中，量化的灰度级越多，还原原始图像的色彩效果就越好，图像质量越高。如果量化的灰度级不足就会出现"虚假轮廓"现象，会降低数字图像的质量。但量化的灰度级过多又会造成数字图像的数据量过大，计算机处理速度降低的问题。因此在量化时需要根据实际情况选择量化级别。

医学图像处理中，医学图像量化为 256 个灰度级便可基本满足临床应用，但有时需要量化为更多灰度级，例如，CT 图像量化为 2000 个灰度级才能较好地进行临床诊断。

（三）总结

经过采样、量化后，一幅空间上连续分布的模拟图像就可以转换为一幅空间上离散分布的可以存储在计算机中的数字图像。一幅数字图像的采样数量和量化级数与图像数据量大小有直接关系。采样像素越多，量化级数越多，图像数据量越大，图像质量越好。

经过采样量化后的数字图像，只有有限个像素，有限个颜色值，可以采用三个参量描述数字图像：x 坐标、y 坐标和颜色值（灰度值）。x 坐标、y 坐标是矩阵的索引，前文已经讲过。颜色值指的是矩阵（x，y）点上的颜色值，这个值可以是彩色值，也可以是灰度值。

需要注意的是，由于数字图像的像素和颜色值都是离散的、有限的，所以原始模拟图像的很多信息在图像数字化过程中是会丢失的，因此，把模拟图像转化为数字图像过程中必然会出现与真实情况不符的误差，即数字图像没有模拟图像完整、精确，这些误差可能会使数字图像上漏掉某些有用的信息，从而导致数字医学图像在诊断时出现漏诊的情况。

第三节　图像像素间的关系

如果把一幅数字图像 $f(x,y)$ 理解为所有像素的集合 P，那么像素间的基本关系是基于像素的图像处理算法的基础，也是研究和描述数字图像的基础。像素间的关系有：邻域、邻接、连接、连通、区域和边界。这些关系在图像处理中起着重要的作用。

一、图像的坐标系

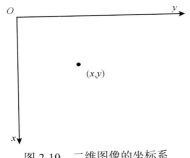

图 2-10　二维图像的坐标系

对二维图像进行研究时需要建立坐标系。图像的坐标系与屏幕坐标系略有不同，在进行图像处理时要注意区别。

根据二维图像的情况，在研究二维图像时采用的是平面直角坐标系，但这个坐标系与平面几何坐标系有所不同。二维图像的坐标系定义方法如下：以二维图像的最左上角作为坐标系的原点（0，0）来建立坐标系，水平向右为+y 轴，垂直向下为+x 轴，如此二维图像无论是模拟的还是数字的每一个点在此坐标系中都有一个明确的坐标值（x，y），二维图像的坐标系如图 2-10 所示。

二、邻域、邻接、连接、连通

（一）邻域

假设（x，y）是数字图像 $f(x,y)$ 上某一像素 p 的坐标，则 p 的周围有 8 个像素，这 8 个像素称为 p 的邻域。

4 邻域：p 的上下左右的 4 个相邻像素其坐标为（x，$y-1$）、（x，$y+1$）、（$x-1$，y）、（$x+1$，y），这 4 个像素称为 p 的 4 邻域，用 $N4(p)$ 表示，4 邻域的示意图如图 2-11 所示。

对角 4 邻域：除了 4 邻域以外，还剩下左上角、左下角、右上角、右下角 4 个像素，其坐标为（$x-1$，$y-1$）、（$x+1$，$y-1$）、（$x-1$，$y+1$）、（$x+1$，$y+1$），这 4 个像素称为 p 的对角 4 邻域，也称为 D 邻域，用 $ND(p)$ 表示，对角 4 邻域的示意图如图 2-12 所示。

8 邻域：像素 p 周围有（$x-1$，$y-1$）、（$x-1$，y）、（$x-1$，$y+1$）、（x，$y-1$）、（x，$y+1$）、（$x+1$，$y-1$）、（$x+1$，y）、（$x+1$，$y+1$）8 个像素，即 4 邻域与对角 4 邻域的总和，这 8 个像素称为 8 邻域，用 $N8(p)$ 表示，而且 $N8(p) = N4(p) + ND(p)$，8 邻域的示意图如图 2-13 所示。

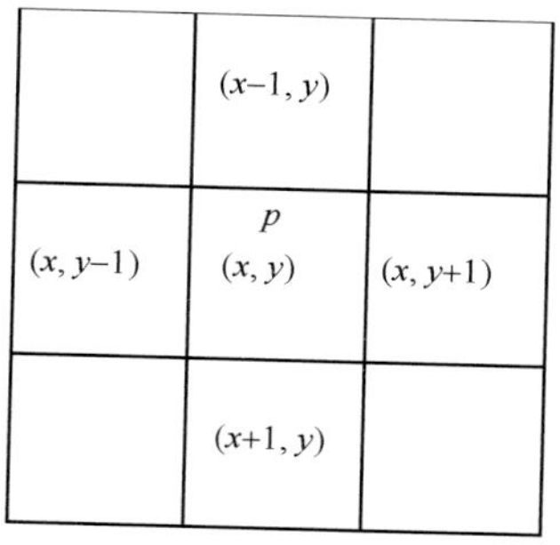

	$(x-1, y)$	
$(x, y-1)$	p (x, y)	$(x, y+1)$
	$(x+1, y)$	

图 2-11 4 邻域

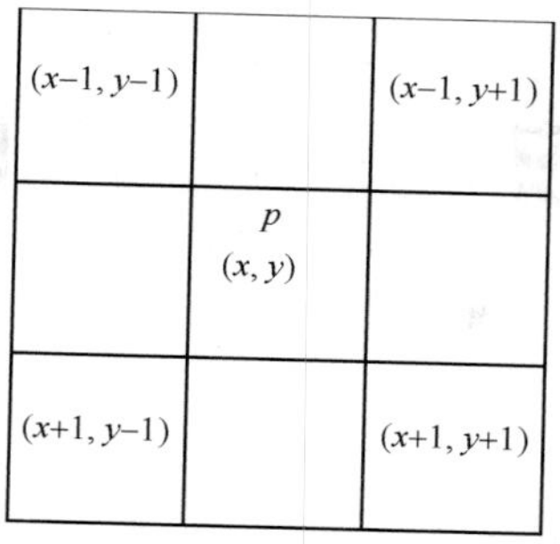

$(x-1, y-1)$		$(x-1, y+1)$
	p (x, y)	
$(x+1, y-1)$		$(x+1, y+1)$

图 2-12 对角 4 邻域

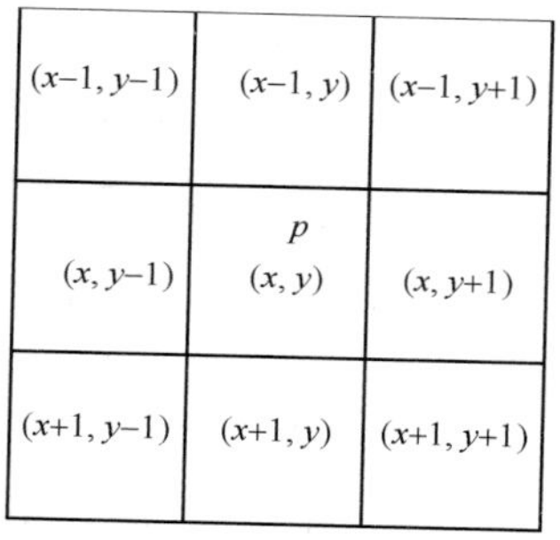

$(x-1, y-1)$	$(x-1, y)$	$(x-1, y+1)$
$(x, y-1)$	p (x, y)	$(x, y+1)$
$(x+1, y-1)$	$(x+1, y)$	$(x+1, y+1)$

图 2-13 8 邻域

（二）邻接

两个像素接触，则称像素是邻接的。像素 p 与其邻域的像素都是邻接的，因此邻接仅仅表示的是像素的空间关系。

（三）连接

连接需要两个条件：①像素是邻接的；②颜色值（或其他属性）满足某个特定的相似准则，例如，颜色值相同或某个属性是同等条件。

在以上条件规定下，出现图像处理中经常用 4-连接、8-连接和 m-连接的概念。

4-连接：2 个像素 p 和 r 在灰度集合 V 中取值且 r 在 p 的 4 邻域 $N4（p）$ 中，称为 4-连接，如图 2-14 所示。

8-连接：2 个像素 p 和 r 在灰度集合 V 中取值且 r 在 p 的 8 邻域 $N8（p）$ 中，称为 8-连接，如图 2-15 所示。

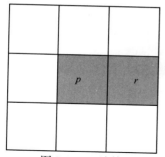

图 2-14 4-连接

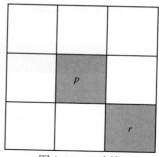

图 2-15 8-连接

m-连接：也称为混合连接，2 个像素 p 和 r 在灰度集合 V 中取值且满足：①r 在 $N4（p）$ 中；②r 在 $ND（p）$ 中且 $N4（p）$ 与 $N4（r）$ 的交集元素不在 V 中。

m-连接实质上是在像素间同时存在 4-连接和 8-连接的多路问题。8-连接会在像素举例的选择时出现多种路径而引发歧义，m-连接则不会出现这种情况，如图 2-16 所示。

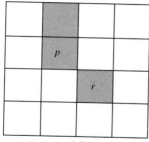

m-连接

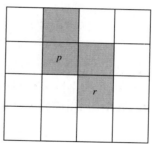

非m-连接

图 2-16 m-连接

（四）连通

如果两个像素之间有一条通路可以连接起来，则称为像素之间是连通的。可以看出连接是连通的一种特例，就是在两个邻近的像素间的连通。连通分为 4-连通和 8-连通。

三、区域和边界

（一）区域

一幅图像中往往由多种类型的事物组成，不同的事物在图像上占据某一部分面积或体积，同一部分具有相同或相似的属性，不同部分具有不同或不相似的属性，这些独立的部分称为区域。

用连通性原理表述：图像 $f(x, y)$ 中的某一个像素为 p，所有和 p 有相似属性且相连通的像素称为图像的一个连通组元。如果连通组元都有自己独立的属性，则称之为一个连通集。如果一幅图像的所有像素分别属于几个不同的连通集，此时每个连通集就构成图像的一个区域，如图 2-17 所示。

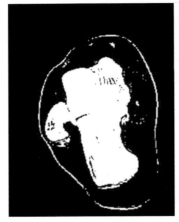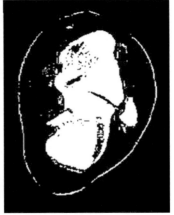

图 2-17　区域

案例 2-10
　　人类的视觉系统识别目标的过程可以理解为两步：首先，把视觉系统看到的图像的前景目标与背景分离开来，辨认出前景轮廓大小；然后，分析前景目标上能看到的所有细节。
　　机器视觉识别图像的方法就是在模拟人类视觉识别目标的这个过程。利用采集装置先采集一幅图像，通过算法找到前景与背景的轮廓，将前景连接成区域，再提取前景的特征信息。
问题：
　　1. 人类是如何识别目标的？
　　2. 前景与背景的区别有哪些？
　　3. 机器视觉是如何找到前景边界的？

（二）边界

边界指的是图像中一个区域的终结，另外一个区域的开始，位于两个区域之间的交界处，区域与区域之间是靠边界分开的，是包围着连通区域的一条封闭的曲线。每个区域内部具有各自类似的属性，而区域和区域之间在属性上存在一定差异，如图 2-18 所示。

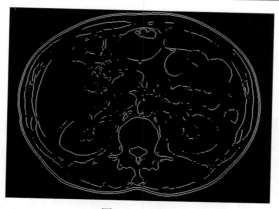

图 2-18　边界

　　边界在医学图像处理中具有重要意义，例如，CT 图像上往往需要确定肿瘤的明确边界，在超声声像图中只有精准地确定出心房、心室的舒张、收缩边界才能计算出心输出量等参数。因此精准提取医学图像中解剖结构的边界是医学图像处理研究的重点。

第四节　医学图像运算

　　医学图像运算是指对医学图像中所有像素进行运算的操作，运算的结果一般是将其灰度分布转化为与原始图像灰度分布不同的新图像。医学图像运算主要包括算术运算和逻辑运算。

　　医学图像的算术运算和逻辑运算都是对两幅以上图像上对应像素做运算，就是将两幅以上图像 (x, y) 位置上的像素灰度进行算术运算和逻辑运算，将计算结果输出为新图像。

一、算　术　运　算

　　算术运算是指对两幅或两幅以上的原始图像按照像素对应关系对颜色值（灰度值）进行加、减、乘、除四则运算的图像处理方法，将算术运算的结果作为新图像的颜色值进行输出或显示。算术运算并不改变图像坐标空间，只是对像素颜色值（灰度值）进行算数运算。算术运算在医学图像处理中很有实用价值。

　　假设原始图像为 $f_1(x, y)$ 和 $f_2(x, y)$，输出图像为 $g(x, y)$，则其加法运算为

$$g(x, y) = f_1(x, y) + f_2(x, y)$$

　　加法运算可以通过多幅图像相加来消除或减弱噪声，或者起到两次曝光的效果，例如，PET 图像与 CT 图像融合采用的就是加法运算。加法运算如图 2-19 所示。

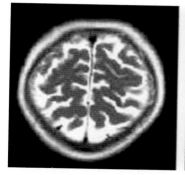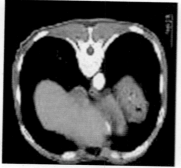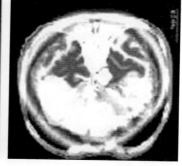

图 2-19　加法运算

其减法运算为

$$g(x, y) = f_1(x, y) - f_2(x, y)$$

减法运算通过相减检测研究对象的运动状态，还可以消除图像的背景或降低随机噪声对图像的影响，例如，数字减影血管造影（digital subtraction angiography，DSA）采用的就是减法运算。减法运算如图 2-20 所示。

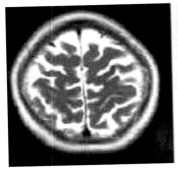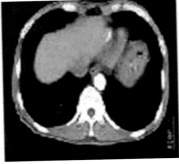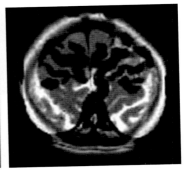

图 2-20　减法运算

其乘法运算为

$$g(x, y) = f_1(x, y) \times f_2(x, y)$$

乘法运算如图 2-21 所示。

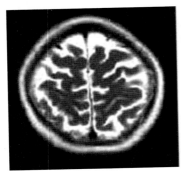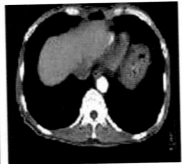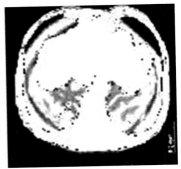

图 2-21　乘法运算

其除法运算为

$$g(x, y) = f_1(x, y) \div f_2(x, y)$$

除法运算如图 2-22 所示。

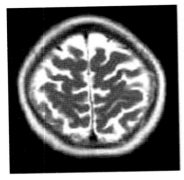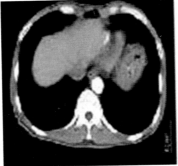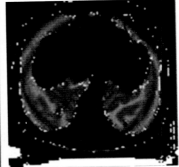

图 2-22　除法运算

　　算术运算的计算结果可能会超过颜色值（灰度值）的上下限度范围，此时采用的方法是如果超过上限和下限范围，则通过调整比例等方法将其颜色值限定在[0，255]区间，如此就不会出现超出颜色值范围的问题。

二、逻 辑 运 算

　　虽然彩色图像和灰度图像都能进行逻辑运算，但若让图像符合逻辑运算法则，往往需要把原始图像转化为非黑即白的二值图像再进行逻辑运算，如此黑色代表二进制数 0，白色代表二进制数 1，即可对图像进行逻辑运算。逻辑运算有很多种，但限于图像特征的问题，图像逻辑运算主要包括与运算、或运算、非运算和异或运算。

（一）与运算

　　图像的与运算是将两幅二值图像（x, y）上对应的像素进行逻辑与（AND）运算，将运算结果输出为新图像。与运算用来求两幅尺寸相同图像的交集区域。与运算如图 2-23 所示。

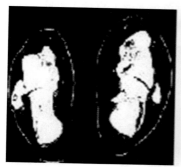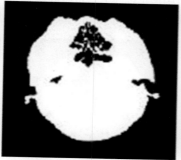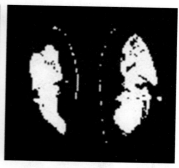

图 2-23　与运算

（二）或运算

　　图像的或运算是将两幅二值图像（x, y）上对应的像素进行逻辑或（OR）运算，将运算结果输出为新图像。或运算用来求两幅尺寸相同图像的并集区域。或运算如图 2-24 所示。

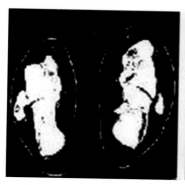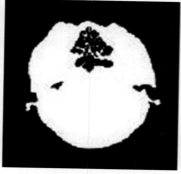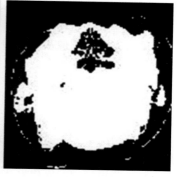

图 2-24　或运算

（三）非运算

　　图像的非运算是将一幅二值图像（x, y）上对应的像素进行逻辑非（NOT）运算，将运算结果输出为新图像。非运算用来求自身反色的结果。非运算如图 2-25 所示。

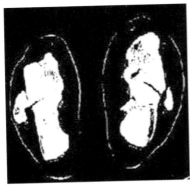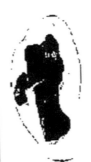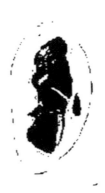

图 2-25　非运算

（四）异或运算

图像的异或运算是将两幅二值图像（x,y）上对应的像素进行逻辑异或（XOR）运算，将运算结果输出为新图像。异或运算用来求两幅尺寸相同图像的不同区域。异或运算如图 2-26 所示。

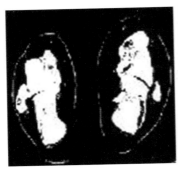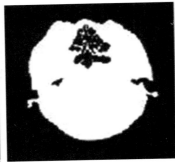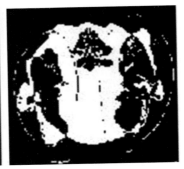

图 2-26　异或运算

第五节　医学图像的灰度直方图

一、灰度直方图

灰度直方图是图像灰度级的函数，是对一幅图像中所有的像素进行灰度级统计的结果。坐标系中横坐标代表灰度级个数，纵坐标代表该图像中含有当前灰度级的像素数量或比例，由此绘制出的图形称为图像灰度分布直方图，简称为灰度直方图。通过灰度直方图可以很直观地分析图像中某一灰度级出现的频次。如图 2-27 所示，（a）表示的是原始图像，（b）表示的是其对应的灰度直方图。

在离散情况下，灰度级为[0,L–1]范围的数字图像的直方图是离散函数 $h(r_k)=n_k$，其中 r_k 所表示的是第 k 级灰度，n_k 表示图像中灰度级为 r_k 的所有像素点的数量。在实践中，通常用每个灰度级上的像素总数除以整幅图像像素总数 N 来实现直方图的归一化，有必要强调的是，一个归一化的直方图中所有部分之和为 1。公式如下：

$$p(r_k) = \frac{n_k}{N} \quad (k = 0,1,2,\cdots,L-1)$$

$$\sum_{k=0}^{L-1} p(r_k) = 1$$

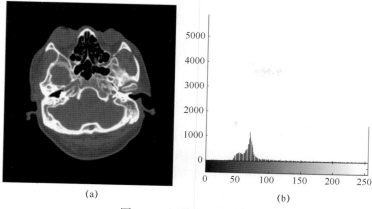

(a)   (b)

图 2-27 图像灰度直方图
（a）原始图像；（b）灰度直方图

二、图像灰度直方图的性质

图像灰度直方图反映的是一幅图像中灰度级与各灰度级像素出现的频率的关系，所以图像灰度直方图具有以下三方面的性质：

（1）图像的灰度直方图仅反映图像灰度级分布情况，并不能反映图像像素的位置信息，即直方图舍弃了像素的位置信息，所以灰度直方图运算是从图像到直方图的单向运算，不存在逆运算；

（2）一幅图像对应唯一的灰度直方图，但是一个灰度直方图可以对应不同的图像，即不同图像可能对应同一灰度直方图，如图 2-28 所示，图中所有图像均对应同一灰度直方图；

（3）一幅图像分成多个区域，多个区域的直方图之和就是原图像的直方图。

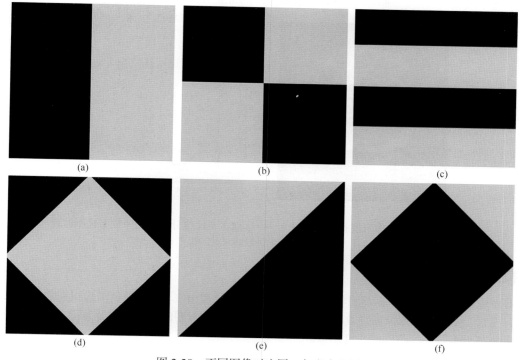

图 2-28 不同图像对应同一灰度直方图

三、图像灰度直方图的用途

图像直方图由于其计算代价较小，且具有图像平移、旋转、缩放不变性等多个优点，广泛应用于图像处理的各个领域，特别是灰度图像的阈值分割、图像增强、图像检索及医学影像图像窗宽窗位的选择等方面。

（一）数字化参数

一幅合理的数字图像应利用全部或者绝大部分的灰度级，如果灰度级集中分布于部分区域则需判定图像数字化是否合适；如若直方图两端灰度值集中则应判定图像的灰度级是否超出数字化所能处理的范围。因此，数字化前一般对图像灰度直方图进行检查，如图 2-29 和图 2-30 所示。

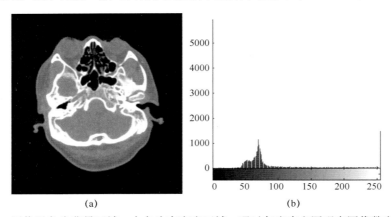

(a)　　　　　　　　　　　　(b)

图 2-29　图像黑色为背景区域，白色为高密度区域，通过灰度直方图观察图像数字化合理
（a）原始图像；（b）灰度直方图

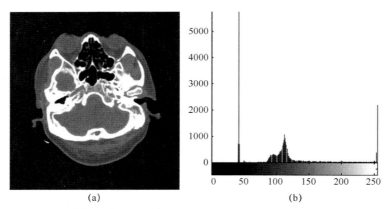

(a)　　　　　　　　　　　　(b)

图 2-30　通过图像灰度直方图观察 0～40 区域无灰度值分布，图像数字化不合理
（a）原始图像；（b）灰度直方图

（二）图像分割

对图像进行区域分割，即将目标区域从背景区域中分离出来，可以避免图像识别时在图像上进行盲目搜索，大大提高图像识别效率和准确率。基于灰度直方图的阈值分割计算简单，适用于目标与背景分布于不同灰度范围的灰度图像。

在图像分割阈值的选取上，可以根据图像直方图灰度分布来区分目标区域与背景区域之间的阈值。医学图像中的大部分区域是目标区域和背景区域，因此直方图中会出现 2 个灰度分布相对集中的峰值区域，这就是目标区域与背景区域灰度，而两个波峰区域之间的波谷则为边界区域，所以通过观察灰度直方图可以更好地确定图像分割阈值，如图 2-31 所示。

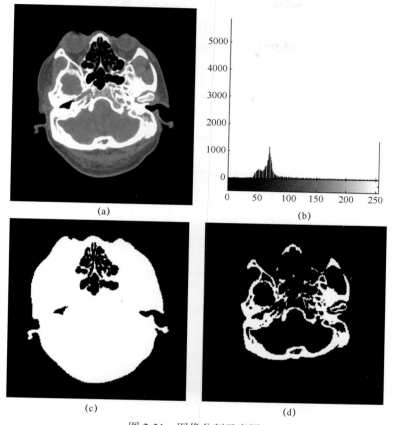

图 2-31　图像分割示意图

（a）原始图像；（b）灰度直方图；（c）选取阈值为 30 的二值化图像；（d）选取阈值为 150 的二值化图像

（三）图像检索

图像的灰度特征具有直观、计算代价小等优点，因此在进行图像检索时，可以利用图像灰度直方图快速有效地从大规模图像数据库中检索出所需的图像。

第六节　医学图像的文件类型与格式

一、图像颜色模式

图像颜色是图像的重要属性之一，在医学图像处理中具有重要作用和意义。如果按照颜色的不同对图像进行分类，基本上可以将图像分为彩色图像和灰度图像。而彩色图像又可以分为 "RGB 颜色" 模式、"CMYK 颜色" 模式、"HSV 颜色" 模式、"索引颜色" 模式等。如果去掉彩色图像所包含的颜色信息，那么彩色图像就转换成为灰度图像。在这里，我们重点介绍以下两种颜色模式及彩色图像到灰度图像的转换。

（一）"RGB 颜色" 模式

"RGB 颜色" 模式是一种最基本、最常用、最广泛的色彩模式，利用的是 RGB 三原色原理来实现，其中 R 代表红色，G 代表绿色，B 代表蓝色，构成笛卡儿坐标系的 3 个正交轴，原点坐标为（0，0，0）代表黑色，距离原点最远的体对角线顶点坐标为（1，1，1）代表白色，坐标系立体空间中的每一个点都代表一个色彩，可以用从原点到该点的矢量表示（图 2-32）。受计算机数据表达离散性及硬件设备的限制，每种颜色一般量化为 256 种不同的灰度级，因此"RGB 颜色"模型在理论上可以表达 256×256×256=16 777 216 种颜色。虽然自然界中的颜色会远远多于 16 兆种，计算机能输出的颜色已经基本满足人眼识别自然界色彩的需求，所以用 RGB 颜色模式形成的图像称为真彩色图像，而医学上用的灰度色则位于 RGB 颜色模式的体对角线上。

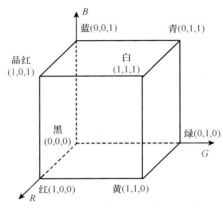

图 2-32　RGB 颜色立方体示意图

（二）"CMYK 颜色"模式

"CMYK 颜色"模式与"RGB 颜色"模式基本一致，区别仅仅在于"CMYK 颜色"的原点为白色，是定义在白色中减去某种颜色来定义一种颜色。其中 C 代表青色（cyan），M 代表洋红色（magenta），Y 代表黄色（yellow），K 代表黑色（black）。坐标系中 3 个正交轴分别为 C、M、Y，黑色主要是考虑打印输出的需要，在印刷过程中作为添加色。

"CMYK 颜色"模式与"RGB 颜色"模式之间可以简单地转换：

$$\begin{bmatrix} C \\ M \\ Y \end{bmatrix} = \begin{bmatrix} 1 \\ 1 \\ 1 \end{bmatrix} - \begin{bmatrix} R \\ G \\ B \end{bmatrix}$$

（三）灰度图像

所谓灰度图像是指图像中的所有像素只有一个采样灰度的图像。灰度图像与黑白图像不同，在计算机图像领域中黑白图像又称为二值化图像，只有黑白两种颜色，而灰度图像在黑色与白色之间还有许多颜色灰度级，灰度图像中像素为由黑到白的不同等级的灰度过渡。灰度图像是医学影像图像中最为常见的图像模式，根据 X 射线物理效应的特性，可以用不同等级的灰度来反映人体内各器官或组织的结构。

可以通过消除图像的色调和饱和度保留亮度的方式实现将彩色图转换为灰度图像，图像灰度化处理有分量法、最大法、平均法、加权平均法等多种方式。通过上述任一种方法求得灰度值 Gray 后，将彩色图像中的颜色值（R，G，B）中的 R、G、B 统一用 Gray 替换，形成新的颜色值（Gray，Gray，Gray），用新颜色值替换原有颜色值（R，G，B）就得到灰度图像。

例如，可以采用对 R、G、B 分量进行加权平均的方法实现彩色图像灰度化，其灰度化计算公式为

$$Gray = 0.2989R + 0.5870G + 0.1140B$$

二、通用图像格式

计算机中存储的图像格式较多，这里简单介绍几种较为常见的通用图像格式。

（一）BMP 格式

BMP 格式又称位图格式，包含丰富的图像信息，采用无损压缩，是微软公司所开发的 Windows 操作系统中自带的标准图像文件格式，能够被多种 Windows 应用程序所支持，缺点是占用磁盘空间过大。BMP 文件扩展名为.bmp，文件结构可以分为三个部分：文件头、位图信息数据块以及图像数据。伴随 Windows 操作系统的流行与 Windows 应用程序的开发，BMP 获得广泛应用。

（二）JPEG 格式

JPEG 也是常见的一种图像格式，由联合照片专家组（joint photographic experts group）开发并命名为"ISO 10918-1"，JPEG 仅仅是一种俗称。JPEG 文件的扩展名为.jpg 或.jpeg，其压缩技术十分先进，采用有损压缩方式去除冗余的图像和彩色数据，获取极高压缩率的同时能展现十分丰富生动的视觉效果，换句话说，就是可以用最少的磁盘空间得到较好的图像质量。

（三）PCX 格式

PCX 格式是最早支持彩色图像的一种文件格式，是 PC 画笔的图像文件格式，当前最高可支持 256 种彩色。PCX 格式图像文件结构分为文件头和实际图像数据。其中文件头为 128 字节，用于存储版本信息、分辨率及调色板等基本信息，实际图像数据中包含图像数据类型和彩色类型。

（四）TIFF 格式

TIFF 格式灵活易变，定义四类不同的格式：TIFF-B 适用于二值图像；TIFF-G 适用于黑白灰度图像；TIFF-P 适用于带调色板的彩色图像；TIFF-R 适用于 RGB 真彩色图像。TIFF 支持多种编码方法，其中包括 RGB 无压缩、RLE 压缩及 JPEG 压缩等。TIFF 图像文件由三个数据结构组成，分别为文件头、一个或多个称为 IFD 的包含标记指针的目录以及图像数据本身。

三、医 学 图 像

（一）医学图像概念

无论是图形、图像还是影像，无论是二维成像还是三维成像，只要是用于医学或医学研究，均统称为医学图像。从本质上讲，医学图像与图像并没有本质区别，可以将医学图像理解为图形图像的一个分支，也可以理解为图形图像在医学领域的应用。

医学图像到目前为止没有统一的定义，这里主要是指各种医学影像或图像设备通过物理原理从人体内部采集到相关信息，采用一定可视化手段显示形成的图像。由于医学图像的获取方法很多，就派生出很多医学影像或图像设备，所产生的医学图像也是多种模态的，例如，X 射线、CT 图像、MRI 图像，还有超声图像、核医学图像、显微镜图像都属于医学图像范畴。

因此，医学图像是利用某种能量（X 射线、超声波、放射性核素等）投射到人体内部解剖结构后生成的，并采用可视化手段显示出来的供医师查阅的特殊种类的图像，而医学图像处理是在医学图像形成和显示阶段对医学图像进行处理以提高医学图像质量的技术。

医学图像能够反映出人体组织的客观信息，能够比较直观地表达人体组织采集时的状态信息，因此医学图像能够反映出患者的生理、病理等情况，可以提高诊断的准确率，从而在疾病的诊断、治疗等方面起着决定性作用，并且在现代医学技术中的地位越来越重要。

计算机技术在医学图像处理过程中起到重要作用，采集数据生成图像、利用算法处理图像、显示图像、分析图像、提高图像质量和存储检索图像等方面都与计算机技术有关。

（二）医学图像分类

根据记录方式的不同，医学图像分为模拟医学图像和数字医学图像。根据采集方式的不同，医学图像可以分为 X 射线图像、CT 图像、MRI 图像、声像图等。

模拟医学图像最常见的是 X 射线片，通过模拟 X 射线机产生。数字医学图像是通过 CR、DR、CT、MRI 等设备产生，这些医学影像设备采集到的医学图像通过网络传输到服务器上存储，在临床诊断、治疗方案、医疗大数据等方面有广泛应用。

两者之间可以相互转化，模拟医学图像经过采样、量化后转化为数字医学图像，可以在医用显示器上显示；数字医学图像经过胶片打印机可以输出为模拟医学图像，就是 X 射线片、CT 片等。

但本教材重点研究的是数字医学图像，数字医学图像与普通数字图像类似，都是以二进制的形式存储在计算机硬盘上，只是存储内容和文件格式不同，并没有本质上的区别。后面章节中提到的医学图像都是指数字医学图像，以后不再重复强调。

数字医学图像技术在很大程度上依靠数字图像技术和计算机技术的发展和融合。数字医学图像文件里不全是图像数据，还存储许多其他与医学有关的数据，如病人的信息、设备的信息、生产商的信息等。另外，为了保证数字医学图像的高质量和数据的准确性，医学图像文件数据量较普通数字图像大。

（三）DICOM 3.0 标准

随着医学影像设备的应用越来越广泛，医学图像的要求也越来越高，数据量越来越大。如果没有统一的医学影像标准将不利于医学影像的发展，因此，为了推动与厂家无关的开放式数字医学影像的传输与交换，DICOM 标准应运而生。

20 世纪 70 年代，美国放射学院（American college of radiology，ACR）和国家电气制造商协会（national electrical manufacturers association，NEMA），在 1983 年成立一个联合委员会 ACR-NEMA 来制定与医学图像有关的规范和标准。

ACR-NEMA 联合委员会于 1985 年发布 1.0 版本 ACR-NEMA 1.0（ACR-NEMA standards publications No.300-1985），1988 年发布 2.0 版本 ACR-NEMA 2.0（ACR-NEMA standards publications No.300-1988），1993 年发布 3.0 版本，正式更名为 DICOM 3.0（digital imaging and communications in medicine，医学数字成像和通信）。DICOM 3.0 标准一直沿用至今，它定义了质量满足临床需要的可以用数据交换的医学图像格式，已经成为医学图像和医学信息的国际标准（ISO 12052）。

DICOM 被广泛应用于放射医疗、心血管成像以及放射诊疗诊断设备（X 射线、CT、核磁共振、超声等），并且在眼科和牙科等其他医学领域得到越来越深入的应用。在数以万计的医学成像设备中，DICOM 是部署最为广泛的医疗信息标准之一。当前大约有百亿级符合 DICOM 标准的医学图像应用于临床。

（四）医学图像格式

医学图像根据其图像采集设备、软件的不同，图像保存格式也多种多样，其中比较常见的医学图像格式有 DICOM、NIFTI、Analyse、MINC、AFNI brick 等（文件后缀名来源见表 2-5）。

表 2-5　常见医学图像格式一览表

图像格式	后缀名	应用软件或来源
DICOM	.dcm	国际标准（ISO 12052）、美国放射学院（ACR）和国家电气制造商协会（NEMA）
NIFTI	.nii/.img/.hdr	神经影像学信息技术计划
Analyse	.img/.hdr	Analyse 软件、梅奥临床医学中心
MINC	.mnc	蒙特利尔神经学研究所
AFNI brick	.BRIK	AFNI 软件、威斯康星医学中心（NIHM）

　　这里重点介绍 DICOM 格式的医学图像。DICOM 定义了质量能满足临床需要的，可用于数据交换的医学图像格式。DICOM 类型图像是由文件头和数据集合共同组成。其文件头是由包含标识数据集合相关信息的 128 个字节和 DICOM 前缀构成，该前缀是一个长度为 4 个字节的字符串，作用是判断文件是否为 DICOM 格式。数据集合是由若干个数据元素组成的，其数据元素内又包含文件的标签、数据描述、数据长度、数值等信息。标签是图像信息的唯一性编码，每一个数据元素都是由其标签唯一标识的，由一个 16 位的组号和一个 16 位的元素号组成。数据描述表示了该数据元素的数据类型，该类型可以分为两种：显式和隐式。当数据类型为显式时，数据描述必须存在；当数据类型为隐式时，数据描述隐藏。数值又名数据域，用来存放数据元素的数值，该字段的数据类型是由该数据元素的数据描述决定的。DICOM 格式图像的组成结构如图 2-34 所示。

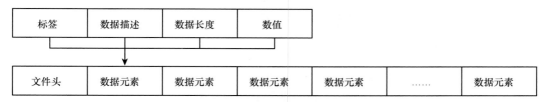

图 2-34　DICOM 格式图像的组成结构图

（黄忠浩　穆伟斌）

参 考 文 献

罗述谦. 2010. 医学图像处理与分析[M]. 北京: 科学出版社: 1-8.

聂生东. 2012. 医学图像处理[M]. 上海: 复旦大学出版社: 37-40.

邱建峰. 2013. 医学影像图像处理实践教程[M]. 北京: 清华大学出版社: 1-16.

章新友. 2015. 医学图形图像处理[M]. 北京: 中国中医药出版社: 52-62.

第三章　医学图像变换

学习要求

记忆：图像变换的基本概念，傅里叶变换、离散余弦变换和小波变换的基本内容。

理解：卷积和卷积定理，正交变换，基函数和基图像的含义。

运用：傅里叶变换进行频域滤波，离散余弦变换进行图像压缩，小波变换进行图像处理。

第一节　概　　述

图像变换（image transform）是指通过特殊的数学运算，将原图像数据映射到另一种空间来表示，通常用正交函数或正交矩阵对原图像做二维可逆变换，称原图为空域图像，变换后的图像为变换域图像。图像变换是一种为了达到某种目的而对图像使用的数学操作，经过图像变换后的图像能够更方便、更容易地被处理和操作，因此图像变换在图像增强、图像复原、图像编码、特征提取等诸多方面有着广泛的应用。例如，傅里叶变换可使处理分析在频域中进行，运算更简便；有些图像经变换后能反映出图像的灰度结构特征，更便于分析；有些图像变换可使图像能量集中在少数数据上，便于实现数据压缩、图像传输和存储等。

案例 3-1

在成像过程中，有时因为成像系统的缺陷，图像会出现严重的噪声干扰，例如，图 3-1(a)所示的图像就受到条纹噪声影响，造成图像细节不清，信息难以辨认。由于噪声和原图信息在空域完全混叠在一起，因此很难在去除噪声的同时保护好图像其他信息。而图像变换可以将图像变换到其他域来描述，也就是常用的频域。在频域中，受条纹噪声干扰的图像如图 3-1（b）所示，其中在中心区两侧的两个亮斑就是规律变化的条纹噪声在频域上的对应位置。在频域图像中，中心部分是低频处，四周是高频处。由此可以看出图像的主要信息集中在低频区域，并且在频域中要去除固定变化频率的条纹噪声，只需要简单的削弱亮斑所在位置再还原到空域就可以完成去噪。图 3-1（c）表示削弱条纹噪声所在亮斑后的频域图像。图 3-1（d）表示将图 3-1（c）进行逆变换后复原的图像。

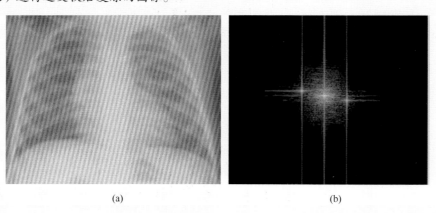

(a)　　　　　　　　　　　　　　　　(b)

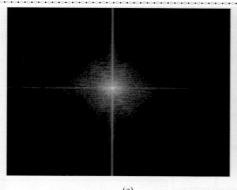
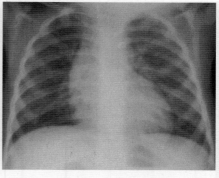

(c)   (d)

图 3-1　利用图像变换去除条纹噪声

（a）含条纹噪声原图像；（b）原图像频谱图；（c）降噪后频谱图；（d）降噪后图像

问题：

　　1. 为什么需要对图像进行变换？

　　2. 医学图像处理中有哪些图像变换？

　　在实际图像处理中，图像变换可以看作是一个数学问题，即对原图像函数找一个合适的变换核，但在本质上，图像变换有深刻的物理背景。常用的图像变换方法主要有：傅里叶变换、离散余弦变换、小波变换、哈达玛变换、*K-L* 变换、哈尔变换等。由于傅里叶变换、离散余弦变换和小波变换目前应用较为普遍，并且在理论上也比较重要，所以本章将重点讨论这三种图像变换形式。

第二节　傅里叶变换

　　傅里叶变换（Fourier transform，FT）是一种十分常见的数学工具，它是一种正交变换，在物理学、信号处理、医学图像处理等众多领域都有着广泛的应用。它能够将空域信号转换到频域，实现在频域中对信号进行分析。而图像是最常见的信号之一，使用傅里叶变换，可以将空域中复杂的卷积运算转化为频域中的乘积运算，还可以在频域中简单有效地对图像特征进行抽取。本节将分别介绍卷积变换和傅里叶变换以及其对应关系。

一、卷　　积

　　卷积（convolution）是指输入信号经过一个线性系统以后的输出。由于前一刻的输出影响下一刻的输入，因此无法使用简单的线性相乘来实现。简单定义：卷积是数学中一种重要的运算，是由两个函数延迟叠加得到第三个信号。

（一）卷积的概念和作用

　　对于一维信号，连续信号 $f(t)$ 和 $g(t)$ 的卷积和离散信号 $f(n)$ 和 $g(n)$ 的卷积计算方法分别为

$$f(t)*g(t)=\int_{-\infty}^{\infty}f(\tau)g(t-\tau)\mathrm{d}\tau \tag{3-1}$$

$$f(n)*g(n)=\sum_{\tau=-\infty}^{\infty}f(\tau)g(n-\tau) \tag{3-2}$$

其中，*表示卷积，可以将函数 f 视为信号的发生，函数 g 视为信号的响应，两者的卷积可看成在时间 t 所产生的信号经过处理后的叠加。

数字图像为二维离散信号，对其进行卷积操作通常使用卷积模板（也叫作卷积核）。一般来说，对于尺寸为 $m \times n$ 的卷积模板，如图 3-2 所示，以卷积模板中心点对应图像中的各点依次计算，所以模板的长和宽通常都为奇数，假设 $m=2a+1$，$n=2b+1$，a、b 为非负整数。在大小为 $M \times N$ 的图像 f 上，进行卷积运算，如图 3-2 所示，模板中心位置与当前计算像素（x，y）位置重叠，像素（x，y）处的运算结果可由下式给出

$$g(x,y) = \sum_{s=-a}^{a} \sum_{t=-b}^{b} \omega(s,t) f(x+s, y+t) \tag{3-3}$$

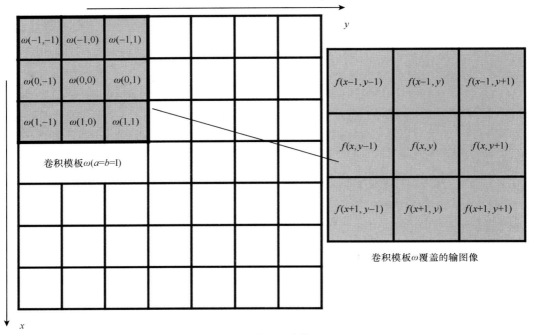

图 3-2　图像卷积计算方法

卷积的作用十分广泛，可以对图像进行锐化、模糊、边缘提取等，在本书的图像增强一章将会讲到卷积模板的应用。

（二）卷积定理

卷积定理是将频域和时域联系起来的重要公式，它揭示了时域与频域的对应关系，也是傅里叶变换的性质之一。若 $f(t)$ 的傅里叶变换为 $\mathscr{F}[f(t)]$，$g(t)$ 的傅里叶变换为 $\mathscr{F}[g(t)]$，$\mathscr{F}$ 代表对函数进行傅里叶变换，则时域的卷积定理为

$$\mathscr{F}[f(t)*g(t)] = \mathscr{F}[f(t)] \cdot \mathscr{F}[g(t)] \tag{3-4}$$

频域的卷积定理为

$$\mathscr{F}[f(t) \cdot g(t)] = \frac{1}{2\pi} \mathscr{F}[f(t)] * \mathscr{F}[g(t)] \tag{3-5}$$

时域卷积定理表明两信号在时域的卷积的傅里叶变换对应于在频域中这两信号的傅里叶变换的乘积；频域卷积定理表明两信号在时域的乘积的傅里叶变换对应于这两个信号傅里叶变换的卷积除以 2π。卷积定理可以将时域中复杂的卷积操作变为频域中简单的乘积操作。

二、傅里叶变换的定义

傅里叶变换能将满足一定条件的某个函数表示成三角函数（正弦和/或余弦函数）或者它们积

分的线性组合。在不同的研究领域，傅里叶变换具有多种不同的变体形式，如连续傅里叶变换和离散傅里叶变换。最初傅里叶分析是作为热过程的解析分析工具被提出的。

我们平常所接触的信号通常是以时间或空间为坐标的，以声音信号为例，为一维连续时间信号。对时域信号的分析称为时域分析。当然，我们也会从概率的角度对信息进行分析，这是从另外一种角度对信号进行分析，这种分析方法认为信号与发生时间无关，而是与频域有关，例如，声音信号有高低音域，这就是对信号的频域分析。如图 3-3 所示，一段信号在时域，是周期性变化的波形，而在频域，便是由不同频率的正弦波构成，当采用的正弦波级数越高，叠加的波形越接近原始波形。

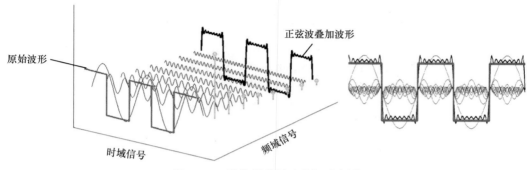

图 3-3 一维信号傅里叶分解示意图

（一）一维傅里叶变换

傅里叶变换是以正弦和余弦函数为正交基的变换，因为正余弦函数有变换波形稳定的特点，因此应用广泛。一维连续信号的傅里叶变换和逆变换的数学表达式如下

$$F(\omega) = \mathscr{F}[f(t)] = \int_{-\infty}^{\infty} f(t)e^{-2\pi j\omega t}dt \tag{3-6}$$

$$f(t) = \mathscr{F}^{-1}[F(\omega)] = \int_{-\infty}^{\infty} F(\omega)e^{2\pi j\omega t}d\omega \tag{3-7}$$

从上式可以看出 $F(\omega)$ 通常是自变量 ω 的复函数（ω 表示频率），R 表示实部，I 表示虚部，可以将其表达为如下形式：

$$F(\omega) = R(\omega) + jI(\omega) \tag{3-8}$$

则有

$$|F(\omega)| = \sqrt{R^2(\omega) + I^2(\omega)} \tag{3-9}$$

$$\theta(\omega) = \arctan\left[\frac{I(\omega)}{R(\omega)}\right] \tag{3-10}$$

其中，$|F(\omega)|$ 称为 $f(t)$ 的幅度或傅里叶谱；$\theta(\omega)$ 称为傅里叶变换的相位角，频谱的平方称为能量谱，总能量在频域和时域是相同的。

同理，对于离散信号，一维连续傅里叶变换中的积分运算可以简化为求和，一维离散傅里叶变换和逆变换可以表达为如下形式：

$$F(u) = \mathscr{F}[f(x)] = \sum_{x=0}^{N-1} f(x)e^{-2\pi j\frac{ux}{N}} \tag{3-11}$$

$$f(x) = \mathscr{F}^{-1}[F(u)] = \frac{1}{N}\sum_{u=0}^{N-1} F(u)e^{2\pi j\frac{ux}{N}} \tag{3-12}$$

（二）二维傅里叶变换

对于二维信号或者图像信号同样存在对应的傅里叶变换，其变换方式是先对横坐标信号进行一维傅里叶变换，再对纵坐标进行傅里叶变换。

二维连续傅里叶变换：

$$F(u,v) = \mathscr{F}[f(x,y)] = \int_{-\infty}^{\infty}\int_{-\infty}^{\infty} f(x,y)\,\mathrm{e}^{-2\pi\mathrm{j}(ux+vy)}\mathrm{d}x\mathrm{d}y \tag{3-13}$$

$$f(x,y) = \mathscr{F}^{-1}[F(u,v)] = \int_{-\infty}^{\infty}\int_{-\infty}^{\infty} F(u,v)\,\mathrm{e}^{2\pi\mathrm{j}(ux+vy)}\mathrm{d}u\mathrm{d}v \tag{3-14}$$

二维离散傅里叶变换：

$$F(u,v) = \mathscr{F}[f(x,y)] = \sum_{x=0}^{M-1}\sum_{y=0}^{N-1} f(x,y)\mathrm{e}^{-2\pi\mathrm{j}\left(\frac{ux}{M}+\frac{vy}{N}\right)} \tag{3-15}$$

$$f(x,y) = \mathscr{F}^{-1}[F(u,v)] = \frac{1}{MN}\sum_{x=0}^{M-1}\sum_{y=0}^{N-1} F(u,v)\mathrm{e}^{2\pi\mathrm{j}\left(\frac{ux}{M}+\frac{vy}{N}\right)} \tag{3-16}$$

三、傅里叶变换的性质

二维傅里叶变换有以下性质。

（一）平均值

傅里叶变换域原点的频谱分量 $F(0,0)$ 是空域平均值，将 $u=v=0$ 代入二维离散傅里叶变换公式，即

$$F(0,0) = \overline{f}(x,y) = \frac{1}{MN}\sum_{x=0}^{M-1}\sum_{y=0}^{N-1} f(x,y) \tag{3-17}$$

（二）线性特征

傅里叶变换是一种线性算子，假设 $f(x,y) = af_1(x,y)+bf_2(x,y)$，$F_1(u,v)$ 和 $F_2(u,v)$ 分别是 $f_1(x,y)$ 和 $f_2(x,y)$ 的傅里叶变换，则有

$$F(u,v) = \mathscr{F}\big[af_1(x,y)+bf_2(x,y)\big] = aF_1(u,v)+bF_2(u,v) \tag{3-18}$$

（三）比例性

若 $f(x,y)$ 的傅里叶变换为 $F(u,v)$，写 $f(x,y) \Leftrightarrow F(u,v)$，则有

$$af(x,y) \Leftrightarrow aF(u,v) \tag{3-19}$$

$$f(ax,by) \Leftrightarrow \frac{1}{|ab|}F\left(\frac{u}{a},\frac{v}{b}\right) \tag{3-20}$$

（四）周期性

设 a，b 为整数，则有

$$\begin{aligned} F(u,v) &= F(u+aN,v+bN) \\ f(x,y) &= f(x+aN,y+bN) \end{aligned} \tag{3-21}$$

（五）共轭对称性

$$\begin{aligned} F(u,v) &= F^*(-u,-v) \\ \big|F(u,v)\big| &= \big|F(-u,-v)\big| \end{aligned} \tag{3-22}$$

（六）平移性

$$f(x,y)\mathrm{e}^{\mathrm{j}2\pi(u_0x+v_0y)/N} \Leftrightarrow F(u-u_0,v-v_0) \tag{3-23}$$

$$f(x-x_0, y-y_0) \Leftrightarrow F(u,v)\mathrm{e}^{-\mathrm{j}2\pi（ux_0+vy_0)/N} \tag{3-24}$$

傅里叶变换的幅值不变：

$$\left| F(u,v)\mathrm{e}^{-\mathrm{j}2\pi（ux_0+vy_0)/N} \right| = |F(u,v)| \tag{3-25}$$

（七）可分离性

$$F(u,y) = N\left[\frac{1}{N^2} \sum_{x=0}^{N-1} f(x,y)\mathrm{e}^{-\mathrm{j}2\pi ux/N} \right] \tag{3-26}$$

$$F(u,v) = \frac{1}{N} \sum_{y=0}^{N-1} F(u,y)\mathrm{e}^{-\mathrm{j}2\pi uy/N} = \frac{1}{N^2} \sum_{y=0}^{N-1} \sum_{x=0}^{N-1} f(x,y)\mathrm{e}^{-\mathrm{j}2\pi ux/N}\mathrm{e}^{-\mathrm{j}2\pi uy/N} \tag{3-27}$$

（八）旋转不变性

由于在极坐标下表示二维函数图形的选择特性非常方便，因此将坐标进行转换，空域坐标变换和频域坐标变换分别为

$$x=r\cos\theta, \qquad y=r\sin\theta \tag{3-28}$$
$$u=\varpi\cos\phi, \qquad v=\varpi\sin\phi \tag{3-29}$$

极坐标系中傅里叶变换为 $f(r,\theta) \Leftrightarrow F(\varpi,\phi)$，可以证明二维离散傅里叶变换具有如下旋转特性：

$$f(r, \theta+\theta_0) = F(\varpi, \phi+\phi_0) \tag{3-30}$$

（九）微分性

傅里叶变换的微分性质可以表示为

$$\left(\frac{\partial}{\partial x} \right)^m \left(\frac{\partial}{\partial y} \right)^n f(x,y) \Leftrightarrow (\mathrm{j}2\pi u)^m (\mathrm{j}2\pi v)^n F(u,v) \tag{3-31}$$

作为特例，图像增强中的拉普拉斯算子，其定义为

$$\Delta f(x,y) = \nabla^2 f(x,y) = \frac{\partial^2 f(x,y)}{\partial x^2} + \frac{\partial^2 f(x,y)}{\partial y^2} \tag{3-32}$$

由傅里叶变换的微分特性可知，拉普拉斯算子的傅里叶变换为

$$-4\pi^2(u^2+v^2)F(u,v)$$

（十）快速傅里叶变换

根据傅里叶变换的特性，对于离散傅里叶变换（discrete Fourier transform，DFT）可以使用更简单高效的计算方法来进行计算，这种方法称为快速傅里叶变换（fast Fourier transform，FFT）。

这里介绍一种常见的基础 FFT 计算方式：设 $f(x)$ 长度为 N 项的复数序列，其离散傅里叶变换对任意 $F(u)$ 的计算都需要 N 次复数乘法和 $N-1$ 次复数加法，而一次复数乘法等于四次实数乘法和两次实数加法，那么直接使用 DFT 的定义来求 $F(u)$，即 N 点 DFT 变换大约就需要 N^2 次运算。而 FFT 利用 DFT 的对称性和周期性，将 N 点 DFT 分解为两个 $N/2$ 点 DFT，再不断二分成短序列来达到减少重复的目的，而 FFT 的计算量可以减少为 $N\log_2 N$ 次运算。

令 $W_N = \mathrm{e}^{2\pi\mathrm{j}/N}$，设 N 为 2 的正整数次幂，且 $N=2M$，将 $f(x)$ 奇数项提出作为新序列 $f_{\mathrm{odd}}(x)$，偶数项提出作为新序列 $f_{\mathrm{even}}(x)$，则有

$$F(u) = \sum_{x=0}^{M} f_{\mathrm{odd}}(x)W_{2M}^{(2x+1)u} + \sum_{x=0}^{M} f_{\mathrm{even}}(x)W_{2M}^{2xu}$$
$$= W_{2M}^{u} \sum_{x=0}^{M} f_{\mathrm{odd}}(x)W_{2M}^{2xu} + \sum_{x=0}^{M} f_{\mathrm{even}}(x)W_{2M}^{2xu} \tag{3-33}$$

令 $F_{\text{odd}}(u)$ 和 $F_{\text{even}}(u)$ 分别为 $f_{\text{odd}}(x)$ 和 $f_{\text{even}}(x)$ 的 $N/2$ 点 DFT，即

$$F_{\text{odd}}(u) = \sum_{x=0}^{M} f_{\text{odd}}(x)W_M^{xu} \qquad (3\text{-}34)$$

$$F_{\text{even}}(u) = \sum_{x=0}^{M} f_{\text{even}}(x)W_M^{xu} \qquad (3\text{-}35)$$

根据性质 $W_{2m}^{2n} = W_m^n$，$W_m^n = -W_m^{n+m/2}$，所以有

$$F(u) = W_{2M^u} F_{\text{odd}}(u) + F_{\text{even}}(u) \qquad (3\text{-}36)$$

$$F(u+M) = -W_{2M^u} F_{\text{odd}}(u) + F_{\text{even}}(u) \qquad (3\text{-}37)$$

根据上述两式，一个 N 点的变换可将原始表达式分成两半计算，那么需要计算的就是 W_{2M^u}、$F_{\text{odd}}(u)$ 和 $F_{\text{even}}(u)$；同理将 $F_{\text{odd}}(u)$ 和 $F_{\text{even}}(u)$ 继续二分成两半来计算，直至最后分解到 2 点 DFT 计算，因此 $F(u)$ 可以采用蝶形计算法，根据上述两个表达式，一个蝶形计算法单位示意图如图 3-4 所示。

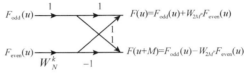

图 3-4　蝶形计算法单位示意图

蝶形运算右侧的序号从 0 到 $N-1$，左侧序号为对应的二进制前后颠倒后换回十进制（图 3-5）。

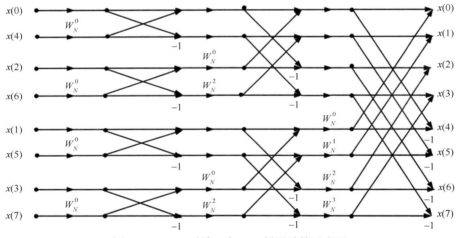

图 3-5　$N=8$，时域 8 点 FFT 蝶形计算示意图

四、傅里叶变换的基函数与基图像

将离散图像的变换用统一的代数表达式来表达，其正变换和逆变换的代数表达式分别如下

$$F(u,v) = \sum_{x=0}^{M-1} \sum_{y=0}^{N-1} f(x,y)g(x,y,u,v) \qquad (3\text{-}38)$$

$$f(x,y) = \sum_{u=0}^{M-1} \sum_{v=0}^{N-1} F(u,v)\,h(x,y,u,v) \qquad (3\text{-}39)$$

其中，$g(x,y,u,v)$ 是正变换核，$h(x,y,u,v)$ 是逆变换核，也就是正变换和逆变换的基函数，对于不同的 u 和 v 对应下的 $M \times N$ 幅图像就是变换的基图像。这里只解释正变换的基图像，则基图像

g 的组合应该为

$$
\begin{bmatrix}
g(0,0,u,v) & g(0,1,u,v) & g(0,2,u,v) & \cdots & g(0,N-1,u,v) \\
g(1,0,u,v) & g(1,1,u,v) & g(1,2,u,v) & \cdots & g(1,N-1,u,v) \\
g(2,0,u,v) & g(2,1,u,v) & g(2,2,u,v) & \cdots & g(2,N-1,u,v) \\
\vdots & \vdots & \vdots & & \vdots \\
g(M-1,0,u,v) & g(M-1,1,u,v) & g(M-1,2,u,v) & \cdots & g(M-1,N-1,u,v)
\end{bmatrix}
$$

对于图像的傅里叶正变换的基函数是 $e^{-2\pi j\left(\frac{ux}{M}+\frac{vy}{N}\right)}$，逆变换的基函数是 $\frac{1}{MN}e^{2\pi j\left(\frac{ux}{M}+\frac{vy}{N}\right)}$。则傅里叶变换的基图像组合应该为

$$
\begin{bmatrix}
1 & e^{-2\pi j\left(\frac{v}{N}\right)} & e^{-2\pi j\left(\frac{2v}{N}\right)} & \cdots & e^{-2\pi j\left(\frac{N-1}{N}\right)} \\
e^{-2\pi j\left(\frac{u}{M}\right)} & e^{-2\pi j\left(\frac{u}{M}+\frac{v}{N}\right)} & e^{-2\pi j\left(\frac{u}{M}+\frac{2v}{N}\right)} & \cdots & e^{-2\pi j\left(\frac{u}{M}+\frac{(N-1)v}{N}\right)} \\
e^{-2\pi j\left(\frac{2u}{M}\right)} & e^{-2\pi j\left(\frac{2u}{M}+\frac{v}{N}\right)} & e^{-2\pi j\left(\frac{2u}{M}+\frac{2v}{N}\right)} & \cdots & e^{-2\pi j\left(\frac{2u}{M}+\frac{(N-1)v}{N}\right)} \\
\vdots & \vdots & \vdots & & \vdots \\
e^{-2\pi j\left(\frac{(M-1)u}{M}\right)} & e^{-2\pi j\left(\frac{(M-1)u}{M}+\frac{v}{N}\right)} & e^{-2\pi j\left(\frac{(M-1)u}{M}+\frac{2v}{N}\right)} & \cdots & e^{-2\pi j\left(\frac{(M-1)u}{M}+\frac{(N-1)v}{N}\right)}
\end{bmatrix}
$$

显然，基图像的组合和基函数类似，这里 M 和 N 决定了基图像的个数，M 和 N 的值越大，基图像组合中包含的基图像个数越多，代表分解的尺度越细；原图就由每一个基图像乘以不同的系数叠加而来。此处只给出 $M=N=4$ 的基图像组合，随着 M 值和 N 值的增加，由基图像的变化趋势可以看出频率越来越小（图3-6）。

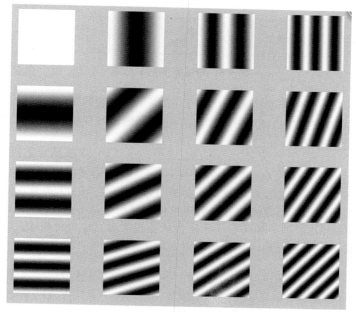

图 3-6　傅里叶变换的基图像示意图

傅里叶变换的实质是将信号分解成不同频率的正弦函数和余弦函数，图像的傅里叶变换其基图像也就是不同频率对应的基函数绘制出的图像，所以一幅图像是不同系数的基图像叠加构成，如

图 3-7 所示。

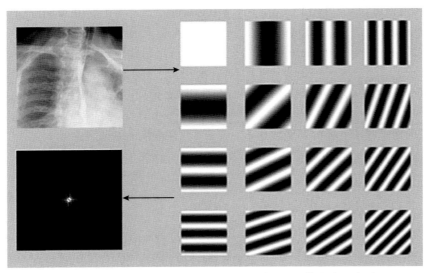

图 3-7　一幅 X 射线图像傅里叶变换频谱与基图像成分示意图

五、傅里叶变换在医学图像中的应用

在图像处理过程中，对于图像的复原、增强、特征提取等仅仅依靠普通的代数运算是无法实现的，常用的处理手段有上文所述的卷积。卷积的计算复杂，计算量大，但是根据卷积定理可知，两个时空域信号卷积的傅里叶变换，等于两个信号的傅里叶变换的乘积，因此，傅里叶变换是在频域进行滤波操作的第一步，整个频域滤波过程包括如下主要环节，如图 3-8 所示。

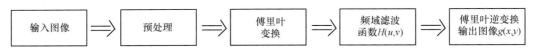

图 3-8　频域滤波基本过程

输入图像 $f(x,y)$ 的傅里叶变换为 $F(u,v)$，选择不同功能的频域滤波函数 $H(u,v)$，滤波过程的计算为 $F(u,v)$ 与 $H(u,v)$ 相乘，得到输出图像的傅里叶变换 $G(u,v)$，将其进行傅里叶逆变换得到滤波后的输出图像 $g(x,y)$。

案例 3-2

傅里叶变换可以将图像转换到频域描述，如图 3-9 所示，（a）为原图，（b）和（c）分别是理想低通滤波器和理想高通滤波器在频域中的三维坐标函数图，将原图经过傅里叶变换后分别与（b）和（c）相乘，这一操作等同于使用低通滤波器滤掉高频部分，使用高通滤波器滤掉低频部分；再将低通和高通滤波后的频域图像逆变换到空域，结果如图 3-9（d）和（e）所示。

问题：

1. 频域中的低频部分表示原图像的哪些部分？
2. 频域中的高频部分表示原图像的哪些部分？

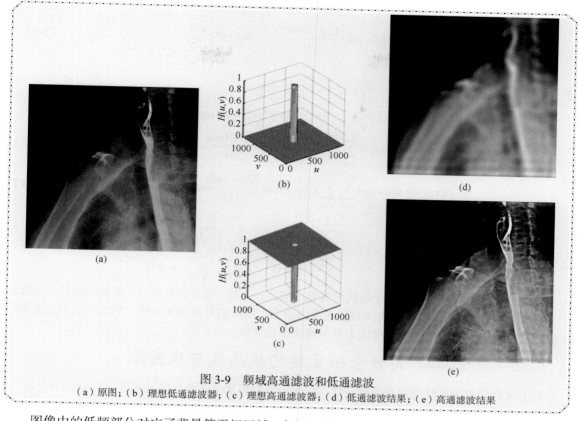

图 3-9　频域高通滤波和低通滤波
（a）原图；（b）理想低通滤波器；（c）理想高通滤波器；（d）低通滤波结果；（e）高通滤波结果

图像中的低频部分对应了背景等平坦区域，高频部分对应了纹理和细节部分，因此低通滤波使图像边缘和纹理变得模糊，高通滤波恰好相反可以突出图像纹理细节和边缘轮廓。

第三节　离散余弦变换

图像处理中常用的正交变换有很多，除了离散傅里叶变换，还有离散余弦变换（discrete cosine transform，DCT）。信号处理过程中，很多信号（如图像）都是实信号，由于实信号傅里叶变换的共轭对称性导致 DFT 后在频域中有一半的数据冗余；而 DCT 变换后在频域中得到的也是一个实信号，相比 DFT 而言，DCT 可以减少一半以上的计算。

一、离散余弦变换的定义

DCT 的变换核为余弦函数，它类似于 DFT，利用 DFT 的对称性，采用信号边界褶翻变换为偶函数来进行一个长度大概是它两倍的离散傅里叶变换，变换后的结果将仅包含余弦项。

（一）一维离散余弦变换

对于一维离散信号 $f(x)$ 的离散余弦变换 $C(u)$ 的表达式如下：

$$C(u) = a(u) \sum_{x=0}^{N-1} f(x) \cos \frac{(2x+1)u\pi}{2N}, \qquad a(u) = \begin{cases} \dfrac{1}{\sqrt{N}}, & u = 0 \\ \sqrt{\dfrac{2}{N}}, & u = 其他 \end{cases} \tag{3-40}$$

离散余弦变换的逆变换如下：

$$f(x) = a(u)\sum_{u=0}^{N-1}C(u)\cos\frac{(2x+1)u\pi}{2N}\,,\qquad a(u)=\begin{cases}\dfrac{1}{\sqrt{N}},&u=0\\[2mm]\sqrt{\dfrac{2}{N}},&u\neq0\end{cases}\qquad(3\text{-}41)$$

（二）二维离散余弦变换

对于图像信号或其他二维信号 $f(x,y)$，其离散余弦变换和逆变换的表达式如下

$$C(u,v) = a(u)a(v)\sum_{x=0}^{M-1}\sum_{y=0}^{N-1}f(x,y)\cos\frac{(2x+1)u\pi}{2M}\cos\frac{(2y+1)v\pi}{2N}\qquad(3\text{-}42)$$

$$f(x,y) = a(u)a(v)\sum_{u=0}^{M-1}\sum_{v=0}^{N-1}C(u,v)\cos\frac{(2x+1)u\pi}{2M}\cos\frac{(2y+1)v\pi}{2N}\qquad(3\text{-}43)$$

$$a(u)=\begin{cases}\dfrac{1}{\sqrt{M}},&u=0\\[2mm]\sqrt{\dfrac{2}{M}},&u\neq0\end{cases}\,,\qquad a(v)=\begin{cases}\dfrac{1}{\sqrt{N}},&v=0\\[2mm]\sqrt{\dfrac{2}{N}},&v\neq0\end{cases}\qquad(3\text{-}44)$$

离散余弦变换除了与傅里叶变换同样具有一般的正交性、可分离性外，其变换阵的基向量近似于 Toeplitz 矩阵的特征向量，后者体现了人类的语言、图像信号的相关特性。因此，语音、图像信号的正交变换中，离散余弦变换被认为是一种准最佳变换。

二、离散余弦变换的基函数与基图像

和上文介绍的傅里叶变换基函数一样，对于图像的离散余弦变换的基函数 $g(x,y,u,v)$ 是

$$\frac{2}{\sqrt{MN}}C(u)C(v)\cos\frac{(2x+1)u\pi}{2M}\cos\frac{(2y+1)v\pi}{2N}$$

$$C(u)=\begin{cases}\dfrac{1}{\sqrt{2}},&u=0\\[2mm]1,&u\neq0\end{cases}\,,\qquad C(v)=\begin{cases}\dfrac{1}{\sqrt{2}},&v=0\\[2mm]1,&v\neq0\end{cases}\qquad(3\text{-}45)$$

与傅里叶变换的基图像组合求法一样，其对应的基图像如图 3-10 所示。

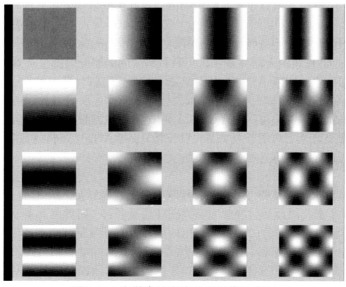

图 3-10　离散余弦变换的基图像示意图

  这些基图像是一系列不同的二维余弦波，DCT 是计算出图像由哪些二维余弦波构成，所有这些二维余弦波的叠加是原始的图片，如图 3-11 所示。图像的离散余弦变换后的能量主要集中在左上角的低频处。

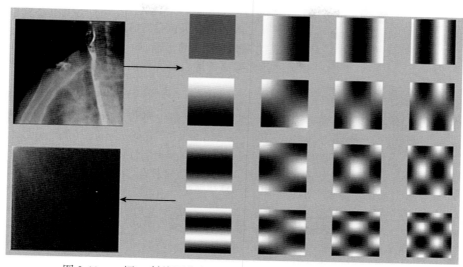

图 3-11 一幅 X 射线图像离散余弦变换频谱与基图像成分示意图

三、离散余弦变换的应用

  图像变换能够实现将图像信号变换到另一个正交向量空间（变换域），这一过程能够将能量分布均匀的信息重新进行能量分布。对于图像信号，变换后主要信息集中在低频区域，尽管低频部分的数据量比高频部分的数据量要小得多。例如，对某些图像删除 50% 存储空间的高频部分，信息量的损失可能还不到 5%。傅里叶变换算法运行简单，但是压缩效率低，在正交变换方法中，离散余弦变换的基向量与图像信号的本征向量接近度高，经过变换后，系数间的相关性被大幅度降低，因此常被用于图像的压缩编码（图 3-12）。图 3-12 为 DCT 编码压缩的图片。

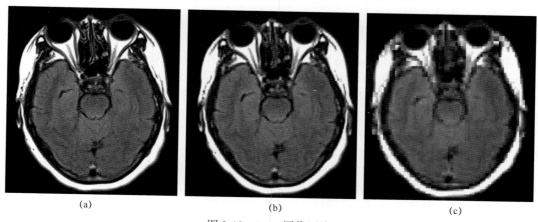

(a)   (b)   (c)

图 3-12 DCT 图像压缩
（a）原图；（b）压缩比较小的图片；（c）压缩比较大的图片

  目前最广泛应用的 JPEG 图像压缩方法就是基于离散余弦变换，其压缩过程如图 3-13 所示。

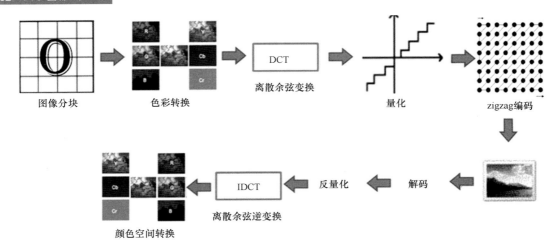

图 3-13　JPEG 压缩原理

第四节　小 波 变 换

案例 3-3

　　20 世纪 60 年代，由于工业发展的需要，寻找地下石油是当时的重大项目。寻找石油的标准方法是向地下发射脉冲波，通过收集反射的信号来分析和判断地下岩层结构。从这些复杂的回收信号中提取有用的石油信息是法国地质物理学家 Jean Morlet 的主要工作。1981 年，Morlet 在工作中对傅里叶变换、窗口傅里叶变换的异同、特点及函数构造等做了创造性的研究，首次提出了"小波变换"的概念，并建立了以他的名字命名的 Morlet 小波。随后，大数学家 Meyer 对 Morlet 方法进行了系统性的研究，为小波分析学科的诞生做了最重要的贡献。小波分析以解决实际应用问题为出发点。它自诞生后，在国际上掀起了一次又一次的研究热潮。

问题：

　　1. 为什么小波变换是傅里叶变换的发展与延伸？

　　2. 什么是小波变换？

　　3. 小波变换在医学图像处理中有哪些应用？

　　小波变换（wavelet transformation）是 20 世纪 80 年代中后期发展起来的一门新兴的应用数学分支。小波的起源可以追溯到 20 世纪初。1910 年 Haar 最早提出了小波规范正交基，但是当时并没有出现"小波"这个词。1981 年法国地质物理学家 Morlet 在对信号进行分析时，发现使用传统的傅里叶变换在频域具有完全局部的性质，但是在时域与空域没有任何局部性可言，因此他首次提出了将小波变换应用到信号分析中的设想。随后，理论物理学家和数学家们提出了基于仿射群（即伸缩和平移）的小波变换几何体系，为小波变换的后续发展奠定了基础。

　　小波变换与傅里叶变换、窗口傅里叶变换相比，它是一个时间和频率的局域变换，能有效地从信号中提取局部信息，通过伸缩和平移等运算对函数或信号进行多尺度细化分析。窗口傅里叶变换采用加窗的方法，虽然也可以提供时域局部化定位观测特性，但是它观测的分辨率是固定不变的。小波变换不仅继承了窗口傅里叶变换的局部化思想，而且克服了窗口大小不随频率变化、缺乏离散正交基的缺点。小波变换解决了傅里叶变换不能解决的许多困难问题，被誉为"数学显微镜"，它是信号分析发展史上一个里程碑式的进展。

　　现在小波分析的应用领域非常广泛，包括数学、信号分析、图像处理、量子力学、理论物理、非线性科学等。例如，在数学方面已经应用于数值分析、构造快速数值方法、构造曲线曲面、求解微分方程等；在信号分析方面，应用于信号的滤波、去噪、压缩和传递等；在图像处理方面，应用于图像的去噪、压缩、分类和识别等。

一、小波变换的定义

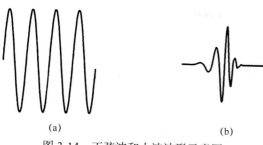

图 3-14　正弦波和小波波形示意图
（a）正弦波；（b）小波（db 6）

傅里叶变换是将信号表示成一系列频率不同的正弦波的叠加，它的基函数是无限长的正弦波。小波变换是将信号分解成各种尺度（scale）和平移条件下的"小波"波形。小波是一种有限宽度、均值为零的波形，它是小波变换的"基"。正弦波和小波波形如图 3-14 所示。

正弦波具有无限的持续时间，波形是平滑对称的，它的振幅和频率也是恒定的。小波具有有限的持续时间和突变的频率与振幅，波形可以是不规则的，也可以是不对称的，但是在整个时间范围内的幅度平均值为零。对于变化很快的非平稳信号，一般用小波变换方法进行分析比用傅里叶变换更合适。小波的种类众多，在实际应用中选择的小波不同，分析得到的数据也不同，因此小波的选择是一个至关重要的问题。如果没有现成的小波可用，需要自己开发适用的小波。

（一）小波基函数

一个尺度函数（scaling function）是通过对母函数 $\varphi(x)$ 的伸缩和平移得到的，定义为

$$\varphi_{j,k}(x)=2^{j/2}\varphi\left(2^{j}x-k\right) \tag{3-46}$$

其中，j 为整数，表示尺度函数在 x 轴方向上的宽度；k 为整数，表示尺度函数的位置；$2^{j/2}$ 表示控制函数的幅值。

当尺度函数能够满足如下要求时：
（1）尺度函数和它的整数平移函数正交；
（2）高精度函数所在的空间包含所有低精度函数所在的空间；
（3）任何一个尺度函数可以用其他任意精度的函数表示。

可以用尺度函数来定义小波基函数，其形式为

$$\psi_{j,k}(x)=2^{j/2}\psi\left(2^{j}x-k\right) \tag{3-47}$$

此时，在某个伸缩子空间内的一个函数，可以用它的下一个高精度空间的函数来构建。小波子空间横跨相邻的两个伸缩子空间为 V_j 和 V_{j+1}。

（二）伸缩和平移

伸缩（scaling）是指对原小波进行扩展或压缩。引入一个尺度因子 α，如图 3-15 所示，α 值越小，对小波的压缩越强。

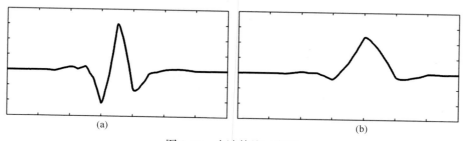

图 3-15　小波伸缩示意图
（a）$\psi(t/\alpha)$ 的波形，$\alpha=1$；（b）$\psi(t/\alpha)$ 的波形，$\alpha=2$

小波变换的分辨率之所以在时频域中可以随频率变化而变化，是因为在高频时使用小尺度 α 值，时间轴上观察范围小，而频域上用高频小波作细致观察；在低频时使用大尺度 α 值，时间轴上考察范围大，而频域上用低频作概貌观察。虽然分析频率有高有低，但是在各分析频率段内分析的品质因数却保持一致。这一点很符合实际工作的需要，若希望在时域上观察得更细致，就要压缩观察范围，并提高分析频率，这通过小尺度 α 值可以实现。

平移（shifting）是指对原小波信号进行延时。在数学上，对函数 $\psi(t)$ 延时 k 可表示为 $\psi(t-k)$，如图 3-16 所示。

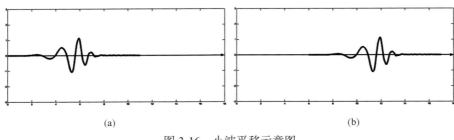

图 3-16　小波平移示意图
（a） $\psi(t)$ 的波形；（b） $\psi(t-k)$ 的波形

在整个实空间内，对小波函数 ψ 的积分为 0，即 $\int \psi(x)\mathrm{d}x = 0$，可以用 ψ 来定义"细节"部分。对尺度函数 φ 的积分为 1，即 $\int \varphi(x)\mathrm{d}x = 1$，可以用 φ 来定义"近似"部分。小波子空间横跨相邻的两个伸缩子空间，各小波子空间之间为正交的，互相不包含。

二、连续小波变换和离散小波变换

（一）连续小波变换

连续小波变换（continuous wavelet transform，CWT）可以表示为

$$W_\psi(s,t) = \int_{-\infty}^{\infty} f(x)\psi_{s,t}(x)\mathrm{d}x \tag{3-48}$$

其中，$\psi_{s,t}(x) = \dfrac{1}{\sqrt{s}}\psi\left(\dfrac{x-t}{s}\right)$，$s$ 和 t 分别是尺度因子和平移因子。

式（3-48）表示小波变换是信号 $f(x)$ 与被伸缩和平移的小波函数 ψ 之积在信号存在的整个期间里求和的结果。连续小波变换的结果是许多小波系数 C，这些系数是尺度因子 s 和平移因子 t 的函数。

给定 $W_\psi(s,t)$，可以使用连续小波逆变换获得原信号，也就是求得 $f(x)$：

$$f(x) = \frac{1}{C_\psi}\int_0^\infty \int_{-\infty}^\infty W_\psi(s,t)\frac{\psi_{s,t}(x)}{s^2}\mathrm{d}t\mathrm{d}s \tag{3-49}$$

其中，$C_\psi = \displaystyle\int_{-\infty}^\infty \frac{|\psi(\mu)|^2}{|\mu|}\mathrm{d}\mu$，$\psi(\mu)$ 是 $\psi(x)$ 的傅里叶变换。

连续小波变换的计算主要有以下五个步骤，如图 3-17 所示：

第一步，选取一个小波，将其与原始信号的开始一段进行比较。

第二步，计算数值 C，C 表示小波与所选取的这一段信号的相似程度，所选取的小波不同，计算结果也会有所不同。

第三步，向右移动小波，重复第一步和第二步，直到整个信号被覆盖。

第四步，伸展小波，重复第一步至第三步。

第五步，对于所有尺度，重复第一步至第四步。

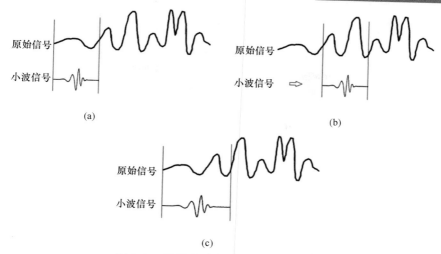

图 3-17 连续小波变换计算步骤示意图
（a）与开始段比较；（b）向右移动小波；（c）伸展小波后比较

连续小波变换具有如下一些重要性质。

（1）线性：一个多分量信号的小波变换等于各个分量的小波变换之和。

（2）平移不变性：若 $f(x)$ 的小波变换为 $W_f(s, t)$，则 $f(x-\tau)$ 的小波变换为 $W_f(s, t-\tau)$。

（3）伸缩共变性：若 $f(x)$ 的小波变换为 $W_f(s, t)$，则 $f(cx)$ 的小波变换为 $\dfrac{1}{\sqrt{c}} W_f(cs, ct)$（$c > 0$）。

（4）自相似性：对应不同尺度因子 s 和不同平移因子 t 的连续小波变换之间是自相似的。

（5）冗余性：连续小波变换中存在信息表述的冗余度。

（二）离散小波变换

离散小波变换（discrete wavelet transform，DWT）可以表示为

$$W_\varphi(j_0, k) = \frac{1}{\sqrt{M}} \sum_x f(x)\varphi_{j_0,k}(x) \tag{3-50}$$

$$W_\psi(j, k) = \frac{1}{\sqrt{M}} \sum_x f(x)\psi_{j,k}(x), \quad j \geq j_0 \tag{3-51}$$

根据式（3-50）和式（3-51），DWT 的逆变换可以表示为

$$f(x) = \frac{1}{\sqrt{M}} \sum_k W_\varphi(j_0, k)\varphi_{j_0,k}(x) + \frac{1}{\sqrt{M}} \sum_{j=j_0}^{\infty} \sum_k W_\psi(j, k)\psi_{j,k}(x) \tag{3-52}$$

其中，$W_\varphi(j_0, k)$ 和 $W_\psi(j, k)$ 分别称为"近似系数"和"细节系数"。

信号的离散小波变换过程如图 3-18 所示，通过滤波器后可将输入信号 s 分解成近似系数 cA_1 与细节系数 cD_1。

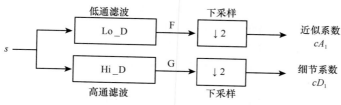

图 3-18 信号的离散小波变换过程

同理，可以将近似系数 cA_1 按照同样的方式进一步分解，得到 cA_2 和 cD_2，并依此循环下去，

如图 3-19 所示，直至得到满意的信号分解结果为止。

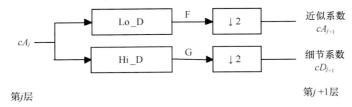

图 3-19 近似系数的再分解

当分解层次 $j = 3$ 时，用树形结构表示该分解过程，如图 3-20 所示。

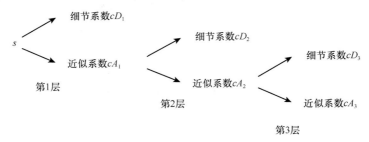

图 3-20 三层小波分解示意图

离散小波的逆变换相当于是对信号的合成，合成过程是信号分解的逆过程。通过上采样及对插值结果滤波，逐层重建上一层的近似细节信号，并最终得到合成信号。一维离散小波的逆变换过程如图 3-21 所示。

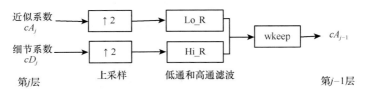

图 3-21 一维离散小波的逆变换示意图

（三）二维离散小波变换

二维离散小波变换是对一维离散小波变换的推广，它将二维信号在不同尺度上进行分解，得到原始信号的近似参数和细节参数。二维离散小波变换后，得到一个二维的尺度函数（表示近似部分）和三个二维小波函数（表示不同方向上的细节部分）。

$\varphi(x, y) = \varphi(x)\varphi(y)$　　　　二维尺度函数

$\psi^{H}(x, y) = \psi(x)\varphi(y)$　　　　测量水平方向上的细节变化

$\psi^{V}(x, y) = \varphi(x)\psi(y)$　　　　测量垂直方向上的细节变化

$\psi^{D}(x, y) = \psi(x)\psi(y)$　　　　测量对角线方向上的细节变化

类似于一维离散小波变换，对第 j 层近似部分 cA_j 可以进一步地变换，得到下一层（第 $j+1$ 层）的一个近似参数和三个细节参数。这个过程可以不断分解下去，直到得到满意的结果，如图 3-22 所示。

同样，利用二维小波分解的结果可以在不同尺度上重构信号，进行二维离散小波的逆变换，其重构过程如图 3-23 所示。

当分解层次 $j = 2$ 时，用树形结构表示二维离散小波的分解过程，如图 3-24 所示。

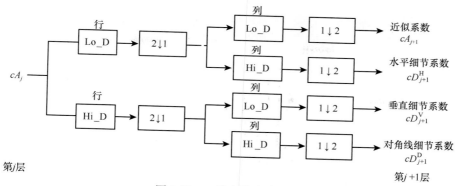

图 3-22 二维离散小波变换

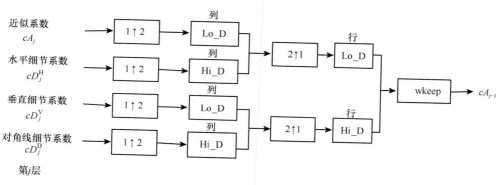

图 3-23 二维离散小波逆变换

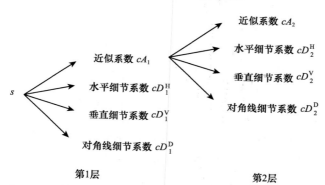

第1层 第2层

图 3-24 二维离散小波分解树形示意图

三、常用小波函数及其特征

在实际应用中，选择的小波函数不同，分析所得的数据也完全不同。但是小波函数很难建立，因此在具体的应用中往往直接利用现有的小波函数，表 3-1 列出了几个常用的小波函数及其性质。

表 3-1 常用小波函数及其性质

小波函数	缩写名	表示形式	名称示例	正交性	双正交性	连续变换	离散变换	对称性	紧支撑性	支撑长度	滤波器长度
Haar	haar	haar	Haar	有	有	是	是	对称	有	1	2
Daubechies	db	db$N$	db3	有	有	是	是	近似对称	有	$2N-1$	$2N$

续表

小波函数	缩写名	表示形式	名称示例	正交性	双正交性	连续变换	离散变换	对称性	紧支撑性	支撑长度	滤波器长度
Biorthgonal	bior	biorNr.Nd	Bior2.4	无	有	是	是	不对称	有	2Nr+1 2Nd+1	max（2Nr，2Nd）+2
Coiflets	coif	coif$N$	coif3	有	有	是	是	近似对称	有	6N-1	6N
Symlets	sym	sym$N$	sym2	有	有	是	是	近似对称	有	2N-1	2N
Morlet	morl	morl	Morl	无	无	是	否	对称	无	有限	[-4，4]
Mexican hat	mexh	mexh	Mexh	无	无	是	否	对称	无	有限	[-5，5]
Meyer	meyr	meyr	Meyr	有	无	是	是	对称	无	有限	[-8，8]

四、小波变换的应用

　　小波变换是一种用于多层次图像分解的数学工具。使用小波变换对图像进行分解后，原始图像数据可以用小波系数来描述，这些小波系数体现了原图像数据的性质，图像数据的局部特征可以通过对小波系数的处理而得到改变。

　　小波变换用于图像处理的一般过程：首先将空域上的图像数据变换到小波域上，得到多层次的小波系数；然后根据所采用的小波基特性，针对不同的应用需求，使用常规的图像处理方法或更符合小波分析的特定方法，对小波系数进行处理；最后对处理后的小波系数进行小波逆变换，得到所需的目标图像。

（一）小波变换与图像去噪

　　医学图像经过数字化处理后，都不可避免地会引入噪声。因此，图像去噪是应用范围广泛的图像处理技术，并且是对医学图像做进一步处理的前提。在实际应用中，图像去噪通常会造成图像灰度级损失，图像清晰度下降。在被处理的图像各部分、各像素间通常几乎不存在空域中的相关性，找到一个合适的滤波标准存在一定的难度。传统的去噪方法，仅适用于信号和噪声的频带没有重叠或少部分重叠的情况。当信号和噪声频带重叠较大时，这种方法就无能为力了。基于小波变换的去噪方法适用范围广，其处理的信号和噪声频谱可以任意重叠。基于小波变换的去噪方法利用小波变换中可变尺度特性，对信号有一种"集中"能力。如果一个信号的能量集中于小波域的少数系数上，那么这些系数的取值必然大于在小波域内能量分散于大量小波系数上的信号或噪声的小波系数值。可以通过小波变换的阈值化去噪方法来对小波系数进行筛选，达到去噪的目的。小波阈值化去噪方法是按照一定的准则，将小波系数划分成两类，然后对小波系数进行取舍。一类系数是重要的、规则的小波系数；另一类被看作是非重要的或是受噪声干扰较大的小波系数。通常给定一个小波系数的阈值，所有绝对值小于该阈值的小波系数被划分为"噪声"，它们的数值将被零代替；而超过阈值的小波系数的数值用阈值缩减后再重新取值。通过这个方法在小波域中移去了小幅度的噪声或者非期望信号。最后再进行小波逆变换得到去噪后的图像。图 3-25 给出了含噪声的原图像和用小波变换去噪后的图像。

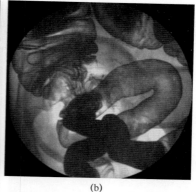

图 3-25　小波变换与图像去噪
（a）原图像；（b）用小波变换去噪后的图像

（二）小波变换与图像增强

图像增强技术的目的是采用一些技术手段，有选择地突出图像中感兴趣的特征或者抑制图像中不需要的特征，处理后的图像更加满足某些特殊分析的需要。在图像增强中，可以用 $g(x,y)=T[f(x,y)]$ 来反映图像增强前后的函数关系，这种函数关系可以是线性的，也可以是非线性的。$f(x,y)$ 代表输入图像，使用某种图像增强的方法 T，对图像进行处理，得到目标图像 $g(x,y)$。

图像增强处理的方法主要有两大类：空域法和频域法。频域增强的关键是要借助具体的频域变换方法，来实现图像表示域的转换。频域变换一般是指傅里叶变换，也存在其他转换方法，如 Walsh 变换、小波变换等。虽然小波变换在图像增强的应用中仅充当一个表示域变换的作用，但是增强算法的设计可以充分利用小波分析的时频局部化特征，更加有效地提高图像增强的质量和算法的时效性。比较常见的小波增强方法有：子带增强法、反锐化掩模法、自适应增益增强法等。图 3-26 是利用小波变换进行图像增强的实例。

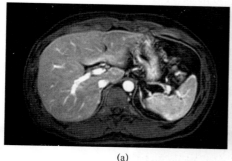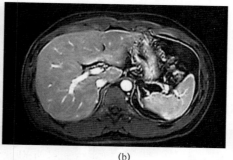

图 3-26　小波变换与图像增强
（a）原图像；（b）用小波变换增强后的图像

（三）小波变换与图像编码

医学图像编码的一般流程包括变换、量化和熵编码三大部分。小波编码的基本思想：将原始图像经过二维小波变换后，转换成小波域上的小波系数，然后对小波系数进行量化编码。由于小波变换后使得原始图像能量集中在少数部分的小波系数上，因此最简单的系数量化方法就是将某一阈值以下的系数略去，或者表示为恒定常数，只保留那些能量较大的小波系数，从而达到数据压缩的目的。对于不同层次的小波频段可以采用不同的策略，如采用标量量化法或矢量量化法等。

图 3-27 是对一幅磁共振图像进行小波编码压缩前后的图像。采用了 sym4 进行了 3 层小波分解，

选择阈值为 24.18，采用全局阈值压缩方法。压缩结果为能量保留 99.47%，小波系数置零率为 91.63%。对比原图像和解压缩后的图像，可以看出两幅图像整体质量上相差不大。

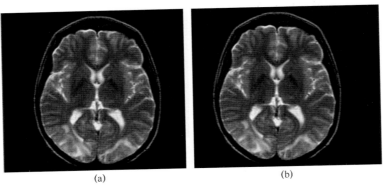

图 3-27　小波变换与图像压缩编码
（a）原图像；（b）用小波编码压缩后图像

（四）小波变换与图像融合

图像融合是信息融合的一个重要内容，它是将不同来源的信息按照一定的准则提取各自有用的部分，然后综合在一起，形成一帧新图像的过程。医学图像的数据融合是整合不同成像模态实现信息综合利用的方法，实现不同成像设备所采集的图像信息之间的互补作用。

图像融合的方法大致可以分为两类：一是直接在像素域上的融合，二是基于变换域的融合。目前所用的像素域方法有加权叠加法、色度空间融合法等；变换域方法有基于金字塔结构的融合方法以及基于小波变换的融合方法等。小波变换具有多分辨率分析的特点，能在空域和频域同时具有较好的局部性。它的金字塔式的分解方式，符合人的眼睛由粗及精的观察特点，而且能在不同尺度上得到相应的高频和低频系数，从而能对它们进行不同的处理，再结合图像的局部特征，就能在最大程度保留图像本身信息的前提下，获得视觉效果较好的融合图像。

基于小波变换的医学图像融合算法就是将待融合的原始图像首先进行小波分解变换，得到一系列子图像，然后在小波域上按照一定的规则进行融合，再进行小波逆变换重构图像。算法主要分三步：小波分解、融合及小波重构。图 3-28 给出了基于局部标准差的小波图像融合方法，将一幅 CT 图像与一幅 PET 图像融合，融合前的图像已经进行过配准。可以看到，融合图像不仅能反映 CT 图像的解剖结构，保留了边缘细节和纹理特征，而且 PET 图像的功能信息也较完整地表现出来，达到了不同模式医学图像信息互补的目的。

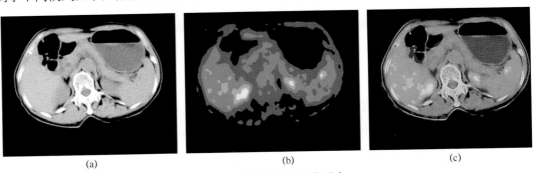

图 3-28　小波变换与图像融合
（a）CT 图像；（b）PET 图像；（c）融合结果图像

（李祥林　王　蕊　肖　寒）

思 考 题

1. 什么是正交变换？用于图像处理的正交变换有哪些？正交变换有何作用？
2. 图像傅里叶变换中，频域原点处的值与原图像如何对应？
3. DCT 变换编码的主要思想是什么？
4. 为什么小波变换在时间和频率上都有局部化的特点？
5. 傅里叶变换、离散余弦变换和小波变换有哪些相似和不同？

参 考 文 献

伯勒斯，戈皮纳特，郭海涛，等. 2013. 小波与小波变换导论[M]. 北京：电子工业出版社.

乜大伟. 2014.小波变换在医学图像处理中的应用[J]. 中国现代医生，（24）：49-51.

普罗克斯. 2014. 数字信号处理——原理、算法与应用[M]. 北京：电子工业出版社.

Bengueddoudj A, Messali Z, Mosorov V. 2017. A novel image fusion algorithm based on 2D scale-mixing complex wavelet transform and Bayesian MAP estimation for multimodal medical images[J]. Journal of Innovative Optical Health Sciences，10（3）：1750001.

Gonzalez R C, Woods R E. 2017. 数字图像处理[M].阮秋琦，等译. 北京：电子工业出版社.

Gonzalez R C, Woods R E, Eddin S L. 2013. 数字图像处理的 MATLAB 实现[M]. 阮秋琦，译. 北京：清华大学出版社.

第四章　医学图像增强

学习要求

记忆：图像增强，图像平滑，图像锐化，图像噪声。

理解：直方图均衡化，图像滤波和锐化的原理。

运用：对图像进行直方图均衡化，基于滤波进行图像平滑，基于微分和边缘检测算子进行图像锐化。

第一节　概　　述

医学图像为医生直观地观察病人某个病变位置的内部结构提供了可能，有效提高了医生对病情诊断的准确率，既减轻了病人的痛苦又减轻了医生的负担。医学图像的这些优势促进了医学影像技术的迅猛发展。

然而，由于硬件条件的限制以及噪声等因素的影响，直接从医学成像设备所获得的图像普遍具有对比度差、细节模糊、噪声较大等特征。同时，从不同设备获取的人体不同部位的图像存在不同程度的缺陷，例如，MR 成像伪影比较严重，超声图像的对比度较低，纹理清晰度较差，导致图像应该要表现出来的正常组织或脏器与病灶区域之间的区别不是特别明显，使得医生对图像信息产生误解，造成误诊或漏诊。

医学图像增强（image enhancement）的主要目的是去除原始图像中的噪声干扰信息，同时强调感兴趣部分的信息，在提高医学图像质量的同时防止伪影的产生，降低医生对于疾病的误诊率。临床上应用的医学图像增强技术，目的在于进一步提高图像的对比度，从而提高医生对潜伏期病灶诊断的准确性。目前，医学图像增强已经成为辅助医学诊断和医学处理系统的重要手段之一。

本章用一个简单的公式表示所有的图像增强处理：

$$g(x, y) = T[f(x, y)] \tag{4-1}$$

其中，$f(x, y)$ 表示原始的输入图像；$g(x, y)$ 表示增强后的图像；T 表示对输入图像所进行的一种操作，随着处理方法的不同而各不相同。本章主要对灰度变换增强（gray-scale transformation enhancement）、直方图增强（histogram enhancement）、图像平滑（image smoothing）和图像锐化（image sharpening）等图像增强方法进行介绍。

第二节　灰度变换增强

在医学图像处理中，灰度直方图是一种简单又实用的工具。对于一幅图像，医生可根据其灰度直方图来大致判断其质量：如果图像的灰度直方图被挤压在一个比较小的灰度变化范围内，则其灰度动态变化范围就相对较小，图像的对比度不高，图像的质量较差；反之，若图像的灰度动态变化范围比较大，则图像的对比度高，图像的质量较高。因此，可通过修改图像的灰度直方图增大图像的灰度动态变化范围来提高图像的质量。修改灰度直方图的常用方法有灰度变换增强和直方图增强两种。

案例 4-1

患者，男性，72 岁，患有高血压，并伴有心悸、气短，遂来医院就诊，医生嘱咐其进行胸部 X 射线检查。图 4-1 是其 X 射线成像形成的一张胸部 X 射线片，处理前图像亮度偏暗，层次

不够清晰，部分纹理模糊；医生通过对其进行处理，改善了图像的视觉效果，图像清晰可见。

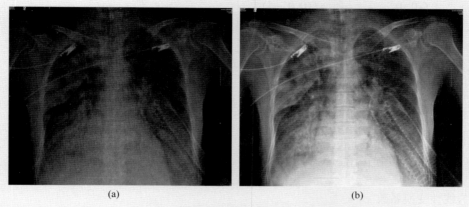

(a)   (b)

图 4-1　胸部 X 射线片
（a）原图像；（b）处理后图像

问题：
　　1. 医生对其胸部 X 射线片进行了什么处理？
　　2. 处理的方法有哪些？

分析：
　　1. 医生对其胸部 X 射线片进行了灰度变换。
　　2. 图像的灰度变换包括线性灰度变换，非线性灰度变换和部分线性灰度变换。通过灰度变换，改变或者扩大图像灰度值的范围，扩展其对比度，提高图像清晰度，从而使所需要的信息特征更加明显，成为图像增强的一种重要手段。

　　医学图像的灰度变换是医学图像空域增强中最简单的一类。在灰度变换中，根据映射关系，可将图像原有的灰度值映射为新的灰度值，从而改变相邻像素点之间的灰度差，达到将图像对比度增强或减弱的目的；或者是将图像的灰度范围按照某种映射关系进行变换，从而改变图像的灰度范围，达到将图像灰度范围拉伸或压缩的目的。

　　灰度变换可使图像动态范围增大，对比度得到扩展，使图像清晰、特征明显，是图像增强的重要手段。它主要利用线性灰度变换原理来修改图像像素的灰度，由输入像素点的灰度值来确定变换后的灰度值。灰度变换是一种基于图像变换的操作，它不改变图像的空间关系。

　　图像的灰度变换又称为图像的点运算（point operation）或图像的对比度拉伸（contrast stretching），其基本特点是输出图像某像素点的灰度值仅与输入图像对应像素点的灰度值有关，而与输入图像其他像素点的值无关。按照映射关系的不同，可以将灰度变换分为线性灰度变换（linear gray-scale transformation）、非线性灰度变换（nonlinear gray-scale transformation）和部分线性灰度变换（partial linear gray-scale transformation）。

一、线性灰度变换

　　线性灰度变换指在图像灰度范围内，将输入图像灰度值的动态范围按线性关系扩展至指定范围或整个灰度空间范围，从而提高图像的质量，即按线性比例对图像中的每一个像素灰度值作变换，以改善图像效果。线性变换一般通过正比函数或者反比函数来增强灰度值，适用于灰度值范围比较窄的图像，对于其他图像效果不显著。

线性灰度变换原理

假设 $I_0 = \begin{bmatrix} f(0,0) & \cdots & f(0,W-1) \\ \vdots & & \vdots \\ f(H-1,0) & \cdots & f(H-1,W-1) \end{bmatrix}$ 表示原始图像，其中 $f(x,y)$ 表示 I_0 中像素点 (x,y)

处的灰度值（$x=0,1,\cdots,H-1$，$y=0,1,\cdots,W-1$，H 和 W 分别表示 I_0 的高度和宽度）。

$I_t = \begin{bmatrix} g(0,0) & \cdots & g(0,W-1) \\ \vdots & & \vdots \\ g(H-1,0) & \cdots & g(H-1,W-1) \end{bmatrix}$ 表示经过线性灰度变换得到的新图像，$g(x,y)$ 表示 I_t

中像素点 (x,y) 处的灰度值。

其中，线性灰度变换可用下式表示：

$$g(x,y)=cf(x,y)+a(c>0) \tag{4-2}$$

式中，c 为线性变换系数。

（1）当 $c>1$ 时，经过线性灰度变换，图像的对比度增强，从而扩大了新图像中相邻组织之间的差异，图像变得更加清晰；

（2）当 $c<1$ 时，经过线性灰度变换，图像的对比度降低，从而减小了新图像中相邻组织之间的差异，图像变得暗淡；

（3）当 $c=1$ 时，图像在变换前后的对比度不发生改变，只是根据亮度调节系数 a（a 是整数）的值不同而改变图像的明暗程度：①当 $c=1$，$a>0$ 时，变换后图像的整体灰度提高，图像变亮；②当 $c=1$，$a<0$ 时，变换后图像的整体灰度下降，图像变暗；③当 $c=1$，$a=0$ 时，图像在变换前后的亮度不变。

（注意：除非特别说明，本章中所用到的图像像素值都取整。）

案例 4-2

线性灰度变换可将输入图像灰度值的动态范围按线性关系扩展至指定范围或整个灰度空间范围，从而提高图像质量，改善图像效果。现给定原始医学图像 I_0 如下，线性灰度变换系数为 3.0，亮度系数为 10。

$$I_0 = \begin{bmatrix} 20 & 50 & 15 \\ 10 & 100 & 60 \\ 5 & 25 & 75 \end{bmatrix}$$

问题：

1. 请给出具体的线性灰度变换公式。
2. 请计算变换后的图像 I_t（要求变换后图像的灰度值不大于 255）。

分析：

1. 令 $f(x,y)$ 表示 I_0 中像素点 (x,y) 处的灰度值，$g(x,y)$ 表示 I_t 中像素点 (x,y) 处的灰度值，由题中给定条件可得线性灰度变换公式为

$$g(x,y)=3f(x,y)+10$$

2. 由线性灰度变换公式可得

$$g(0,0)=3f(0,0)+10=3\times20+10=70$$

依此计算，可获得经过线性灰度变换的图像：

$$I_t = \begin{bmatrix} 70 & 160 & 55 \\ 40 & 255 & 190 \\ 25 & 85 & 235 \end{bmatrix}$$

图 4-2 中,(b)是对(a)灰度变换的结果,变换系数为 2,亮度调节系数为 0,可以看出图像对比度得到增强;(c)也是对(a)灰度变换的结果,变换系数为 1,亮度调节系数为 140,可以看出图像变得更亮,但对比度并没有改变;(e)是对(d)灰度变换的结果,变换系数为 0.54,亮度调节系数为 0,可以看出图像变得暗淡,对比度减弱;(f)是对(d)灰度变换的结果,变换系数为 1,亮度调节系数为-99,可以看出图像变得较暗,但对比度并没有改变。

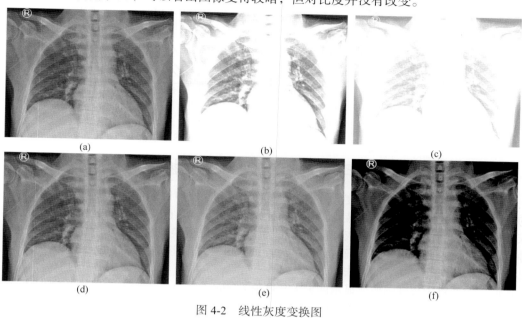

图 4-2 线性灰度变换图

二、非线性灰度变换

在医学图像中,弱边缘处两侧灰度差别不明显,而且同一边缘线上不同边缘点的梯度幅值有高有低,因此,若能先将边缘两侧灰度的差异增大,同时保证位于边缘同一侧的像素点灰度值接近,那么边缘将会更清晰,而且边缘处的梯度值也会增加,这种效果可通过对灰度值作非线性变换来实现。

非线性灰度变换就是按照非线性映射关系对医学图像的灰度进行变换。在非线性变换中,常用对数、指数函数等曲线函数作为映射函数,来实现图像的非等比例变换。对数变换是通过压缩图像中高灰度区域的对比度和扩展低灰度区域的对比度来达到增强效果。与对数变换的原理相反,指数变换通过压缩图像中低灰度区域的对比度和扩展高灰度区域的对比度来增强图像。指数与对数的组合变换是通过压缩图像中高灰度区域与低灰度区域的对比度和扩展中间灰度区域的对比度来突出感兴趣的信息。

例如,图 4-3(a)表示指数函数曲线图,基于指数函数 $y=x^k(k>0)$ 引入复合幂函数以对灰度值进行非线性变换:

$$y = \begin{cases} 2^{k-1}x^k, & x \in [0,0.5] \\ 1-2^{k-1}(1-x)^k, & x \in [0.5,1] \end{cases} \quad k>1 \tag{4-3}$$

结果如图 4-3(b)所示。

经过变换,边缘两侧灰度值小于 0.5 的像素的灰度值被降低,而大于 0.5 的像素的灰度值被提升,图像的反差得到增强。指数变换的次数 k 的取值以 3 为合适,若偏小,则变换后灰度反差不足;若太大,则会导致图像中灰度变化平缓,区域的灰度二值化。

相对于线性变换,非线性变换在图像过亮或者过暗的情况下,增强效果更好,但是非线性变换容易使图像过于增强或者欠增强。

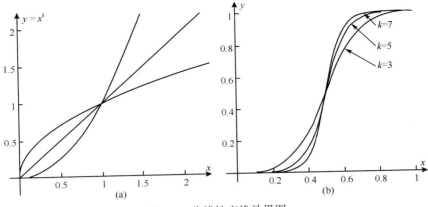

图 4-3   非线性变换效果图

（a）指数函数曲线图；（b）变换后的图像

三、部分线性灰度变换

部分线性变换可对图像的灰度值范围进行分段，目的是拉伸目标对应的灰度区间，压缩背景对应的灰度区间，从而突显图像中感兴趣信息所对应的灰度区间。也就是说，它对感兴趣灰度范围内的灰度变换是线性变换，但其余灰度范围则属于非线性灰度变换，因此也称为部分线性灰度变换。这种增强方法比较适用于能够明确区分目标与背景的图像。高精度医学图像的开窗显示技术就是最常见的一种部分线性灰度变换方法。

普通显示器对于灰度图像所显示的最大灰度值是 8bit。然而，在临床诊断过程中，PACS 对图像的分辨率要求很高。加州大学洛杉矶分校医学院放射系的医生曾通过实验指出，若要观察到气胸和肺间质的细胞裂纹，需要图像中至少具备 4096×4096=16 777 216 个像素点，最大灰度值不小于12bit；而若需要发现乳腺图像上的微钙化点簇或者是对比度较低的乳腺肿瘤，则需要图像至少具有 6144×6144=37 748 736 个像素点，最大灰度值不小于 12bit。我们称这部分对空间分辨率和密度分辨率要求很高的图像为高精度图像，一般要求其像素点的最大灰度值超过 8bit。

为获得高精度图像，国外医院一般采用专用的、具有很高分辨率的数字显示器，这种专用显示器价格昂贵，在 PACS 的整个费用中，仅仅显示器的投资就占到了 60%～70%。目前，国内医院使用的是普通显示器，不能获得高精度图像。为解决这类问题，国内医院一般采用开窗显示技术。开窗显示技术通过调节对比度，将灰度差拉大到人眼能够识别的范围，从而帮助我们识别病变组织或进行医学研究。

如图 4-4 所示，横坐标 $f(x,y)$ 和纵坐标 $g(x,y)$ 分别表示原始图像 I_0 和经过开窗变换后图像 I_t 在 (x,y) 处的灰度值，W 和 C 分别表示窗宽和窗位，则可基于以下定义计算开窗变换后的图像 I_t：

$$I_t = \begin{bmatrix} g(0,0) & \cdots & g(0,W-1) \\ \vdots & & \vdots \\ g(H-1,0) & \cdots & g(H-1,W-1) \end{bmatrix} \tag{4-4}$$

其中

$$g(x,y) = \begin{cases} 0, & f(x,y) \leqslant C - \dfrac{W}{2} \\ \dfrac{255\left(f(x,y)-C+\dfrac{W}{2}\right)}{W}, & C - \dfrac{W}{2} < f(x,y) < C + \dfrac{W}{2} \\ 255, & f(x,y) \geqslant C + \dfrac{W}{2} \end{cases} \tag{4-5}$$

式中，$C+\dfrac{W}{2}$ 和 $C-\dfrac{W}{2}$ 分别表示窗口的上限值和下限值。

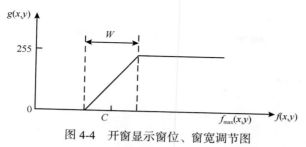

图 4-4　开窗显示窗位、窗宽调节图

案例 4-3

　　对于一幅 256 个灰度级的黑白图像，一般需要相邻两个组织结构相差十几个灰度级，人眼才能明确区分。在医学图像处理中，最常见的部分线性灰度变换就是高精度医学图像的开窗显示技术。开窗显示技术能让普通显示器显示高精度医学图像。此技术对临床图像诊断和实验教学具有重要意义。

　　1. 什么是开窗显示技术？

　　2. 对于原始高精度医学图像 $I_0 = \begin{bmatrix} 1002 & 398 & 1064 & 1107 \\ 1025 & 1246 & 1187 & 1305 \\ 1289 & 1137 & 1084 & 1398 \\ 1125 & 1268 & 942 & 846 \\ 948 & 1033 & 691 & 1059 \end{bmatrix}$，给定窗宽为 255，窗位为

1108。经过开窗显示技术，可将其灰度差拉大到人眼能够识别的范围，请写出开窗变换的计算公式并对此图像进行开窗变换。

分析：

　　1. 开窗显示就是在高精度医学图像的较大灰度范围内开设一个窗口，将这个窗口范围内的灰度值映射为 0～255 范围内的灰度值表示，并通过不断地调节窗宽和窗位，将所有的图像信息逐段显示出来。同时，也可以通过调节窗宽和窗位将医学图像的最佳诊断信息在电脑显示器上显示出来。

　　2. 根据已知条件，将窗宽和窗位的值代入公式，可得到开窗变换的公式为

$$g(x,y) = \begin{cases} 0, & f(x,y) \leqslant 981 \\ \dfrac{255\left(f(x,y) - C + \dfrac{W}{2}\right)}{W}, & 981 < f(x,y) < 1235 \\ 255, & f(x,y) \geqslant 1235 \end{cases}$$

由上式我们可计算原始图像中各像素点 (x,y) 经过开窗变换后所得到的像素值。我们可得到经过开窗变换的图像：

$$I_t = \begin{bmatrix} 21 & 0 & 83 & 126 \\ 44 & 255 & 206 & 255 \\ 255 & 156 & 103 & 255 \\ 144 & 255 & 0 & 0 \\ 0 & 52 & 0 & 78 \end{bmatrix}$$

图 4-5 展示了高精度医学图像开窗显示的结果，上一行中（a）的窗位是 1800，窗宽是 1000；

（b）的窗位是 2000，窗宽是 1000；（c）的窗位是 2300，窗宽是 1000；（d）的窗位是 2600，窗宽是 1000。可以看出，在窗宽一定的情况下，通过改变窗位能够将高精度医学图像的信息按一定的灰度范围逐段显示出来。下一行中（e）的窗位是 1800，窗宽是 1000；（f）的窗位是 1800，窗宽是 1700；（g）的窗位是 1800，窗宽是 2700；（h）的窗位是 1800，窗宽是 4000。可以看出，在窗位一定的情况下，通过改变窗宽能够将高精度医学图像的信息在某个信息点进行压缩和展开。

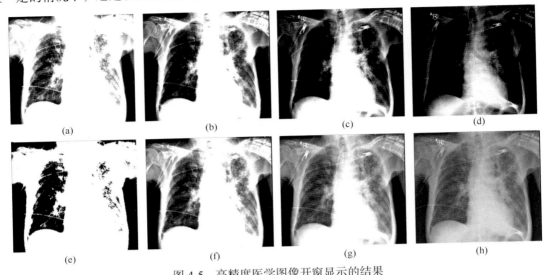

图 4-5　高精度医学图像开窗显示的结果

不同的窗宽和窗位显示了不同灰度范围的图像信息，只有选择合适的窗宽和窗位才能显示出最佳的图像诊断信息。开窗显示技术处理的对象为 MR、CT、超声、PET 及其他格式的医学图像。

第三节　直方图增强

直方图增强通过改变图像的全部或局部对比度来进行图像增强，该技术主要有两种：直方图均衡化（histogram equalization）和直方图规定化（histogram specification）。

一、直方图均衡化

案例 4-4

　　直方图是数值数据分布的精确图形表示，是对一个连续变量概率分布的估计，由卡尔·皮尔逊（Karl Pearson）首先引入。通常利用直方图均衡化来增加图像的全局对比度，尤其是当图像目标数据的对比度相当接近的时候，可通过这种方法，使图像更好地在直方图上分布。

问题：

　　1. 灰度直方图的性质是什么？

　　2. 直方图的用途有哪些？

分析：

　　1. 灰度直方图有如下性质：灰度直方图表征图像的一维信息，不表示图像的空间信息；灰度直方图与图像之间的关系是多对一的映射关系；子图直方图之和为整幅图的直方图。

　　2. 直方图描述了图像的概貌，如图像的灰度范围、每个灰度级出现的频率、灰度级的分布、整幅图像的平均明暗和对比度等。在数字图像处理中，灰度直方图是一种最简单且最有用的工具，反映一幅图像中灰度与出现这种灰度的概率之间的关系，是多种空域处理技术的基础。

　　直方图均衡化在图像上直接利用像素灰度值进行计算以对图像进行增强,是空域增强中最常用且比较重要的方法之一。该方法将原始图像通过某种变换,得到一幅新图像,新图像的灰度直方图呈均匀分布,这样增加了像素灰度值的动态范围,从而达到增强图像整体对比度的目的。直方图均衡化不改变灰度出现的次数,改变的是出现次数所对应的灰度级,以避免改变图像的信息结构。

　　直方图均衡化的优势在于它能够利用累积分布函数作为变换函数,自动地输出图像,并且可以根据变换函数预知变换结果。当图像中各灰度级的分布呈均匀状态时,图像包含的信息量最大,因而直方图均衡化使得图像包含了最大的信息量。

（一）直方图均衡化的基本思想

　　直方图均衡化的基本思想是通过在图像的直方图上使用映射函数,将已知灰度概率密度分布的图像,通过数学变换,重新分布每个灰度级,使图像的灰度级均匀分布到整个范围,并且让灰度频率较小的灰度级经变换后变得大一些,从而使原始图像变成一幅具有均匀灰度概率密度分布的新图像,达到提高图像对比度的目的。

　　理想图像直方图中所有的灰度级别应该拥有相同的像素个数。直方图均衡化的目的是试图通过某种数学变换 $s = T(r)$ 对原始图像的直方图进行处理,使得处理后图像的直方图 $p_s(s) = 1$,即通过某种变换使变换后图像的每个灰度级具有相同的像素数。因此,直方图均衡处理的目的是使原始图像直方图变平坦。

　　直方图均衡化主要包括全局直方图均衡化（global histogram equalization,GHE）和局部直方图均衡化（local histogram equalization,LHE）两类。

（二）全局直方图均衡化

　　全局直方图均衡化使用输入图像直方图的累积分布函数（cumulative distribution function,CDF）作为输入输出映射。输入图像的累积分布函数被映射为统一分布形式的累积分布函数。映射使得灰度级较大的像素分布到更大的灰度范围,灰度级较小的则分布到更小的灰度范围,从而让灰度分布更加均匀。

　　对于连续图像,假设 r 表示该图像的灰度级,r 已经被归一化在[0,1]的连续区间内,定义图像的概率密度函数为 $P(x)\ (0 \leqslant x \leqslant 1)$,则 $\int_{x=0}^{1} P(x) = 1$。我们假设一个映射函数 $s = T(r)$,使得对图像进行变换后得到新图像,新图像的灰度变量为 s:

$$s = T(r),\quad 0 \leqslant r \leqslant 1 \tag{4-6}$$

从而原始图像中每个像素值 r 都能产生一个灰度值 s。其中,映射函数 $T(r)$ 需要满足以下条件:

　　（1）$T(r)$ 在[0,1]区间内存在且为单调递增函数;

　　（2）当 r 在[0,1]区间内时,$T(r)$ 也在[0,1]区间内。

条件（1）是为了确保其反变换函数存在,且原来图像的像素值大小关系不会被颠倒。条件（2）是为了确保输出灰度级与输入灰度级在同一范围内。

　　图像的灰度级可被视为在[0,1]区间内的随机变量,假设 $P_r(r)$ 和 $P_s(s)$ 分别表示随机变量 r 和 s 的概率密度函数,则

$$P_s(s) = P_r(r) \cdot \left| \frac{dr}{ds} \right| \tag{4-7}$$

从上式我们可以看出,图像变换后变量 s 的概率密度函数由变换前图像的概率密度函数和变换函数决定。在图像处理过程中,我们一般使用如下变换公式

$$s = T(r) = \int_0^1 P_r(w) dw \tag{4-8}$$

上述公式右边为变量 r 的累积分布函数,其值在[0,1]内。累积分布函数可作为直方图均衡化的映射函数。

对于灰度级在[0，L-1]范围内的离散值，变换函数可改为如下公式

$$s_k = T(r_k) = \sum_{j=0}^{k} P_r(r_j) = \sum_{j=0}^{k} \frac{n_j}{n}, \quad k = 0, 1, 2, \cdots, L-1 \qquad (4-9)$$

其中，r_k 表示图像中第 k 灰度级被归一化后的值，$r_k = \dfrac{k}{L-1}$；$P_r(r_j)$表示图像中归一化灰度级 r_j 对应像素点的发生概率；n 表示图像中的像素点总数；n_j 表示图像中归一化灰度级为 r_j 的像素点总数。

从上述公式可以看出，根据原始图像的直方图，可以直接算出对其均衡化后各像素的灰度值。同时，目标和背景一般占有比较多的像素，而经过图像变换，占有较多像素的灰度将会与前一个灰度级的级差增加，从而增强了目标与背景的对比度。边缘与背景的交界处一般占有比较少的像素，而这些像素的灰度在图像变换后与前一个灰度级的级差降低，需要归并在一起，经过变换归并，这些边界处要么变为背景点要么变为目标点，从而边界更加陡峭。

（三）直方图均衡化算法

（1）计算原始图像的灰度直方图。

（2）利用 $P_r(r_k) = \dfrac{n_k}{n}$ 对灰度直方图进行归一化处理。

（3）计算累计直方图 $s_k = \sum_{j=0}^{k} \dfrac{n_j}{n} = \sum_{j=0}^{k} P_r(r_j)$（$0 \leqslant r_j \leqslant 1; k = 0, 1, \cdots, L-1$）。

（4）把步骤（3）中所求的 s_k 值按就近原则分别近似归并到与原始图像灰度级别相同的标准灰度级别中。

（5）统计增强后图像中每个灰度级所拥有的像素数，绘制经过增强处理后图像的灰度直方图。

案例 4-5

直方图均衡化方法通过对原始图像进行某种变换，使得新图像的灰度直方图呈均匀分布，增加了像素灰度值的动态范围，从而增强了图像的整体对比度。已知有一幅大小为 128×128 的图像，灰度级为 16。图像中各灰度级的像素数如表 4-1 所示。

问题：

1. 画出该图像的灰度直方图。
2. 利用直方图均衡化思想对该图像进行均衡化处理，画出其新的灰度直方图。

表 4-1　大小为 128×128 的图像的灰度分布

k	n_k	k	n_k
0	1990	8	831
1	123	9	245
2	350	10	1142
3	2656	11	65
4	248	12	224
5	386	13	2720
6	593	14	468
7	2739	15	1604

分析：

1. 画出原图像的灰度直方图

步骤 1　按照公式 $r_k = k/(L-1)$ 归一化灰度级，结果如表 4-2 所示。

表 4-2　图像灰度的归一化分布及概率

k	r_k	$P_r(r_k)$	k	r_k	$P_r(r_k)$
0	$r_0=0$	0.1215	8	$r_8=8/15$	0.0507
1	$r_1=1/15$	0.0075	9	$r_9=9/15$	0.0150
2	$r_2=2/15$	0.0214	10	$r_{10}=10/15$	0.0697
3	$r_3=3/15$	0.1621	11	$r_{11}=11/15$	0.0040
4	$r_4=4/15$	0.0151	12	$r_{12}=12/15$	0.0137
5	$r_5=5/15$	0.0236	13	$r_{13}=13/15$	0.1660
6	$r_6=6/15$	0.0362	14	$r_{14}=14/15$	0.0286
7	$r_7=7/15$	0.1672	15	$r_{15}=1$	0.0979

步骤 2　按照公式 $P_r(r_k)=\dfrac{n_k}{n}$ 计算第 k 个灰度级出现的概率，如表 4-2 所示。

步骤 3　画出原始图像的灰度直方图，如图 4-6 所示。

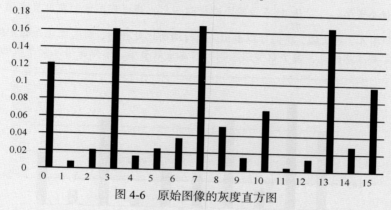

图 4-6　原始图像的灰度直方图

2. 对原始图像进行直方图均衡化处理

步骤 1　根据公式 $s_k=\displaystyle\sum_{j=0}^{k}\dfrac{n_j}{n}=\sum_{j=0}^{k}P_r(r_j)(0\leq r_j\leq 1;\ k=0,1,\cdots,L-1)$ 计算变换后的累积直方图：

$s_0=0.1215$，$s_1=0.1290$，$s_2=0.1504$，$s_3=0.3125$，$s_4=0.3276$，$s_5=0.3512$，
$s_6=0.3874$，$s_7=0.5546$，$s_8=0.6053$，$s_9=0.6203$，$s_{10}=0.6900$，$s_{11}=0.6940$，
$s_{12}=0.7077$，$s_{13}=0.8737$，$s_{14}=0.9023$，$s_{15}=1.0000$

步骤 2　基于分数及十进制值表示原始图像的 16 个灰度级如表 4-3 所示。

表 4-3　原始图像 16 个灰度级的分数及十进制形式表示

分数值	0	1/15	2/15	3/15	4/15	5/15	6/15	7/15
十进制值	0	0.0667	0.1333	0.2000	0.2667	0.3333	0.4000	0.4667

分数值	8/15	9/15	10/15	11/15	12/15	13/15	14/15	1
十进制值	0.5333	0.6000	0.6667	0.7333	0.8000	0.8667	0.9333	1

步骤 3　比较步骤 1 中计算的 s_k 与步骤 2 中 16 个灰度级的十进制表示形式，对于每个 s_k，在原始图像的 16 个灰度级中寻找与其最接近的灰度级，将其归入到此灰度级中：

$s_0=s_1=s_2=2/15$，$s_3=s_4=s_5\approx 5/15$，$s_6\approx 6/15$，$s_7\approx 8/15$，$s_8=s_9\approx 9/15$，$s_{10}=s_{11}\approx 10/15$，$s_{12}\approx 11/15$，$s_{13}\approx 13/15$，$s_{14}\approx 14/15$，$s_{15}\approx 1.0000$

经过均衡化处理，合并像素点数较少的灰度级，从而使得新图像的灰度级只有 10 个，比原始图像的灰度级减少了 6 个。

步骤 4   计算新图像中各个灰度级的像素点数。

经过步骤 3，对原始图像的 16 个灰度级进行转换映射归并后，得到新图像的 10 个灰度级：

$$s_0 = \frac{2}{15}, \ s_1 = \frac{5}{15}, \ s_2 = \frac{6}{15}, \ s_3 = \frac{8}{15}, \ s_4 = \frac{9}{15}$$

$$s_5 = \frac{10}{15}, \ s_6 = \frac{11}{15}, \ s_7 = \frac{13}{15}, \ s_8 = \frac{14}{15}, \ s_9 = 1$$

同时，根据步骤 3 的计算结果可知，在 r_k 和 s_k 之间存在如下映射关系：

$$r_0, r_1, r_2 \sim s_0, \ r_3, r_4, r_5 \sim s_1, \ r_6 \sim s_2, \ r_7 \sim s_3, \ r_8, r_9 \sim s_4$$

$$r_{10}, r_{11} \sim s_5, \ r_{12} \sim s_6, \ r_{13} \sim s_7, \ r_{14} \sim s_8, \ r_{15} \sim s_9$$

从而可计算新图像中 10 个灰度级所包含的像素数，其值分别为

2463，3290，593，2793，1076，1207，224，2720，468，1604。

从而可根据公式 $P_r(r_k) = \frac{n_k}{n}$ 对原始图像进行归一化，获得新图像的灰度直方图（图 4-7）。

通过对图 4-6 和图 4-7 的比较，我们可以看出，进行均衡化处理后，新图像比原始图像明显要平坦一些。不过，需要注意的是，由于数学图像拥有的像素数有限，很难获得完全平坦的灰度直方图。

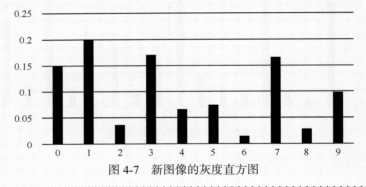

图 4-7   新图像的灰度直方图

图 4-8 是医学图像灰度直方图均衡的部分显示结果，其中，（a）是原始的灰度医学图像，（c）是对应的原始医学图像的灰度直方图，（b）是对（a）进行直方图均衡后得到的医学图像，（d）是医学图像（b）的灰度直方图。从医学图像（a）和（b）可以看出，均衡后的图像对比度得到较大提高，展示出更多有价值的诊断信息。从灰度直方图（c）和（d）可以看出，均衡后的直方图中灰度值的范围得到扩展，相邻灰度值之间的间距增大，这些都使得均衡后的医学图像能展示更多诊断信息。

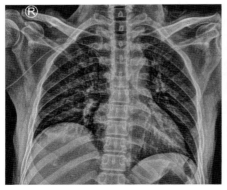

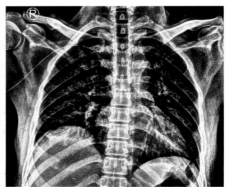

(a)   (b)

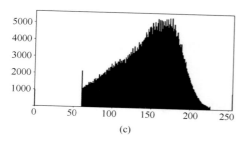
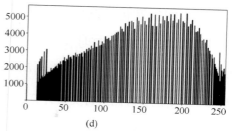

图 4-8　医学图像灰度直方图均衡的部分显示结果

全局均衡化思想有效利用了图像中可用的灰度级，然而，当图像的全局直方图中存在比较大的峰值时，对其均衡化时往往会产生过度增强现象，从而导致图像质量下降。而且，当对空间上对比度差异很大的图像进行全局均衡化时，会过度增强图像中的噪声。

为此，研究者们提出了局部直方图均衡化方法。局部直方图均衡化方法的思想是：首先产生一个局部窗口，然后对某个像素点，基于此窗口计算其映射值，并在此窗口内进行直方图均衡化，依次反复，利用此窗口对所有像素点进行逐一处理，则可对整个图像进行直方图均衡化。相对于全局直方图均衡化方法来说，局部直方图均衡化方法从很大程度上改善了图像的效果，但也会过度增强图像。同时，局部直方图均衡方法可能会导致棋盘效应，另外还需考虑计算复杂性和窗口大小。

二、直方图规定化

直方图均衡化方法对图像有良好的增强效果。从实现算法上可以看出，其优点主要在于能自动增强整幅图像的对比度，但具体的增强效果也因此不易控制，只能得到全局均衡化处理的直方图。然而在实际应用中，往往需要根据不同的要求得到特定形状的直方图分布，以有选择地对某灰度范围进行局部的对比度增强，即得到想要的已知直方图的增强图像。此时，可以采用直方图规定化进行处理，通过选择合适的规定化函数取得期望的效果。直方图规定化就是针对这种思想提出来的一种直方图修正增强方法。所以，从某种意义上，直方图规定化可看作是直方图均衡化方法的改进。

（一）直方图规定化方法的基本原理

对于连续图像，令 $P_r(r)$ 和 $P_z(z)$ 分别表示原始图像和期望图像的灰度概率密度函数，若对两个图像都进行直方图均衡化，则有

$$s = T(r) = \int_0^r P_r(r)\mathrm{d}r$$
$$v = G(z) = \int_0^r P_z(z)\mathrm{d}z \qquad （4-10）$$
$$z = G^{-1}(v)$$

因为都是进行均衡化处理，所以经过处理后原图像的概率密度函数 $P_s(s)$ 和期望图像的概率密度函数 $P_v(v)$ 是相等的。因此，我们可以用原始图像的灰度级 s 代替 $z=G^{-1}(v)$ 中的 v，从而可以计算期望图像的灰度级：

$$z=G^{-1}(s) \qquad （4-11）$$

对于离散图像，假设原始图像中有 L 个灰度级和 r 个像素点，第 k 个灰度级的像素点数为 n_k，其出现概率为 $P_r(z_k)$，则有直方图规定化表达式：

$$P_z(z_k) = \frac{n_k}{n}, \quad 0 \leqslant z_k \leqslant 1,\ k = 0,1,2,\cdots,L-1$$
$$v_k = G(z_k) = \sum_{k=0}^{L-1} p_z(z_k) \qquad （4-12）$$
$$z_k = G^{-1}(s_k) = G^{-1}[T(r_k)]$$

（二）直方图规定化算法

步骤 1 将原始图像进行直方图均衡化，计算其中每一个灰度级 r_k 所对应的变换函数

$$s_k = T(r_k) = \sum_{j=0}^{k} P_r(r_j) = \sum_{j=0}^{k} \frac{n_j}{n},\ k = 0,1,2,\cdots,L-1 ;$$

步骤 2 对给定直方图进行类似计算，得到理想图像中每一个灰度级 r_i 所对应的变换函数

$$v_k = T(r_i) = \sum_{j=0}^{k} P_r(r_j) = \sum_{j=0}^{k} \frac{n_j}{n},\ k = 0,1,2,\cdots,L-1 ;$$

步骤 3 找出 $v_k = s_k$ 的点，并映射到 z_k；

步骤 4 求出 $P_z(z_k)$。

案例 4-6

已知有一幅大小为 64×64 的图像，灰度级为 8。并且规定的直方图为：0、0、0、0.1900、0.2500、0.2100、0.2400、0.1100。图像中各灰度级的像素数如表 4-4 所示，请对该图像进行增强处理。

问题：

1. 画出该图像的灰度直方图
2. 利用直方图规定化思想对该图像进行规定化处理，画出其新的灰度直方图。

表 4-4　64×64 的图像的灰度分布

k	n_k	k	n_k
0	560	4	356
1	920	5	267
2	1046	6	170
3	705	7	72

分析： 1. 画出该图像的灰度直方图

步骤 1 按照公式 $r_k = k/(L-1)$ 归一化灰度级，结果如表 4-5 所示。

表 4-5　图像灰度的归一化分布及概率

k	r_k	$P_r(r_k)$	k	r_k	$P_r(r_k)$
0	$r_0 = 0$	0.1367	4	$r_4 = 4/7$	0.0869
1	$r_1 = 1/7$	0.2246	5	$r_5 = 5/7$	0.0652
2	$r_2 = 2/7$	0.2554	6	$r_6 = 6/7$	0.0415
3	$r_3 = 3/7$	0.1721	7	$r_7 = 1$	0.0176

步骤 2 按照公式 $P_r(r_k) = \dfrac{n_k}{n}$ 计算第 k 个灰度级出现的概率，如表 4-5 所示。

步骤 3 画出原始图像的灰度直方图，如图 4-9 所示。

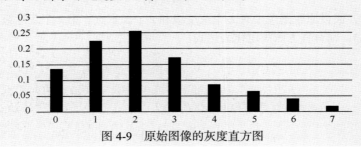

图 4-9　原始图像的灰度直方图

2. 对原始图像进行直方图规定化处理分析

步骤 1 根据公式 $s_k = \sum_{j=0}^{k} \dfrac{n_j}{n} = \sum_{j=0}^{k} P_r(r_j)$ $(0 \leqslant r_j \leqslant 1; k = 0,1,\cdots,L-1)$ ，计算变换后的累积直方图：

s_0=0.1367，s_1=0.3613，s_2=0.6167，s_3=0.7888，s_4=0.8757，s_5=0.9409，s_6=0.9824，s_7=1.0000。

步骤 2 根据公式 $v_k = T(r_i) = \sum_{j=0}^{k} P_r(r_j) = \sum_{j=0}^{k} \dfrac{n_j}{n}$, $(k = 0,1,2,\cdots,L-1)$ 计算规定累积直方图：

v_0=0，v_1=0，v_2=0，v_3=0.1900，v_4=0.4400，v_5=0.6500，v_6=0.8900，v_7=1.0000。

步骤 3 比较步骤 1 中计算的 s_k 与步骤 2 中计算的 v_k，对于每个 s_k，在原始图像的 8 个灰度级中寻找与其最接近的灰度级，将其归入到此灰度级中：

$s_0 \approx v_3$=0.1900，$s_1 \approx v_4$=0.4400，$s_2 \approx v_5$=0.6500，$s_3 \approx s_4 \approx s_5 \approx v_6$=0.8900，$s_6 \approx s_7 \approx v_7$=1.0000。

经过规定化处理，合并像素点数较少的灰度级，从而使得新图像的灰度级只有 5 个，比原始图像的灰度级减少了 3 个。

步骤 4 计算新图像中各个灰度级的像素点数，并映射到 z_k。

经过步骤 3，对原始图像的 8 个灰度级进行转换映射归并后，得到新图像 5 个灰度级：

$s_0 = 0.1900$，$s_1 = 0.4400$，$s_2 = 0.6500$，$s_3 = 0.8900$，$s_4 = 1.0000$

同时，根据步骤 3 的计算结果可知，在 v_k，s_k 和 z_k 之间存在如下映射关系：

$$v_0 \sim z_0, \quad v_1 \sim z_1, \quad v_2 \sim z_2, \quad s_0 \sim v_3 \sim z_3, \quad s_1 \sim v_4 \sim z_4,$$
$$s_2 \sim v_5 \sim z_5, \quad s_3, s_4, s_5 \sim v_6 \sim z_6, \quad s_6, \quad s_7 \sim v_7 \sim z_7$$

从而可计算新图像中 5 个灰度级所包含的像素数，其值分别为：560，920，1046，1328，242。

由此可以计算出 $P_z(z_k)$，z_0=0，z_1=0，z_2=0，z_3=0.1367，z_4=0.2246，z_5=0.2554，z_6=0.3242，z_7=0.0591。这样就可以获得图像规定化的灰度直方图（图 4-10）。

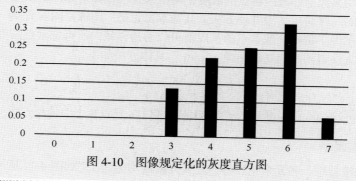

图 4-10 图像规定化的灰度直方图

第四节　图像平滑

案例 4-7

目前大多数数字图像系统中，输入图像都是采用先冻结再扫描的方式将多维图像变成一维电信号，再对其进行处理、存储、传输等加工变换，最后往往还要再组成多维图像信号。在这些过程中受电气系统和外界影响，图像数据中存在多余的干扰信息——噪声，严重影响图像的质量。因此，在图像增强处理和分类处理之前，必须予以纠正。抑制或消除这些噪声，从而改善图像质量的过程称为图像的平滑。

问题：

1. 图像噪声的来源有哪些？
2. 去除噪声的原理是什么？
3. 图像的平滑方法有哪些？

（一）噪声

从统计学的观点来看，凡是统计特征不随时间变化的噪声称为平稳噪声，而统计特征随时间变化的噪声称为非平稳噪声。幅值基本相同，但是噪声出现的位置是随机的，称为椒盐噪声；如果噪声的幅值是随机的，根据幅值大小的分布，有高斯型和瑞利型两种，分别称为高斯噪声和瑞利噪声。图像噪声（image noise）对图像处理的影响很大，它影响图像处理的输入、采集和处理等各个环节以及输出结果。因此，在对图像进行其他处理前，需要对图像进行去噪处理。

（二）去噪的原理与方法

频域中去噪的主要原理是利用噪声和信号在频率上分布的不同。信号分布在低、中频区域，图像细节分布在高频区域，而噪声主要也分布在高频区域。图像平滑处理技术主要是为了减弱或消除被污染图像中的噪声，同时又保持图像的边缘轮廓清晰。典型的图像平滑方法主要有均值滤波法（mean filtering method）、中值滤波法（median filtering method）和频域低通滤波法（frequency domain low pass filtering method）。

一、均值滤波法

（一）均值滤波法的原理

均值滤波法采用某像素邻域内各点的灰度平均值来替代该像素原来的灰度级，从而去除图像中的噪声，是空域中的一种简单平滑处理方法。其基本思想是：图像空间含有 $M \times M$ 个像素的原始图像 $f(x,y)$，数字图像中每一个像素点的灰度值可以通过邻域内所有像素点灰度值的平均来计算，采用平滑图像处理方法得到一幅新的图像 $g(x,y)$。具体方法如下：

$$g(x,y) = \frac{1}{n} \sum_{(x,y) \in s} f(x,y) \tag{4-13}$$

其中，x，$y = 0, 1, 2, \cdots, M-1$；s 是 (x,y) 邻域内的点集；n 是点集 s 中的总点数。

（二）均值滤波器

典型的均值滤波器中，各元素值相等，且各元素的均值为 1，如图 4-11 所示。

典型的均值滤波器邻域内各像素灰度的均值作为中心像素点输出像素灰度值，平均地对待图像中的每一个像素。但是随着像素点邻域的扩大，降低噪声的同时会加大数字图像的模糊程度，特别是图像的边缘和细节部分。

为了减少图像模糊产生的失真，可以采用另外一种均值滤波器，它采取加权平均的方式，将某像素邻域内各点的灰度加权平均值来替代该像素原来的灰度值，即不同的掩模元素具有不同的权值，表示其所起作用的大小。如图 4-12 所示的 3×3 掩模。

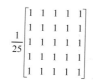

$$\frac{1}{25}\begin{bmatrix} 1 & 1 & 1 & 1 & 1 \\ 1 & 1 & 1 & 1 & 1 \\ 1 & 1 & 1 & 1 & 1 \\ 1 & 1 & 1 & 1 & 1 \\ 1 & 1 & 1 & 1 & 1 \end{bmatrix}$$

图 4-11　均值滤波器 1

$$\frac{1}{16}\begin{bmatrix} 1 & 2 & 1 \\ 2 & 4 & 2 \\ 1 & 2 & 1 \end{bmatrix}$$

图 4-12　均值滤波器 2

处于掩模中心位置的像素比其他任何像素的权值都要大，因此，在空域平滑计算中，处于中心的这一像素就显得更为重要，而距离掩模中心较远的其他像素就显得不太重要。这样做可以在降低图像噪声的同时，减轻平滑处理所带来的边缘信息模糊效应。邻域平滑的效果如图 4-13 所示。

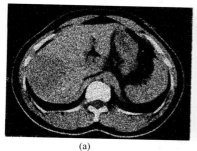

(a)

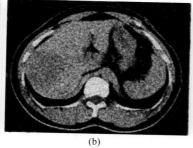

(b)

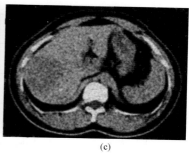

(c)

图 4-13　均值滤波的结果
（a）原图；（b）3×3 邻域平滑；（c）5×5 邻域平滑

二、中值滤波法

（一）中值滤波法的原理

中值滤波法是一种非线性信号的数字图像平滑处理技术，它选择一个具有奇数像素点的窗口，把图像在这个窗口上的像素进行扫描，将此窗口中扫描的像素点按灰度值大小进行排序，最后窗口中心像素点的灰度值用排列中最中间的灰度值来替代。

例如，有一个滑动窗口内有 9 个像素点，其灰度值分别是 100，80，120，90，220，60，180，160，130，将这 9 个像素点按升序或降序进行排序后，计算出该窗口的中值为 120，用灰度值 120 代替窗口中心位置处的像素灰度值 220，如果 220 是噪声的尖峰，则将其消除；然而，如果它是一个有用的信号，那么此法处理的结果将会造成信号的损失。

（二）二维中值滤波器

中值滤波的思想可以运用到二维空间，选取某种大小的二维窗口进行扫描，中间值取法如下：当邻域内的像素数为奇数时，取排序后的中间像素的灰度值；当邻域内的像素数为偶数时，取排序后的中间两像素的灰度值的平均值。一般为了中值滤波便于实现，可以采用 3×3 的采集窗口，实现过程如图 4-14 所示。

将图 4-14 黑框中的像素灰度值从小到大排序：6、6、8、14、23、26、56、58、95，用中值 23 替代原图黑框中的 95，如图 4-15 所示。替换后的灰度值将参加下一步的中值滤波，直到完成图像中所有像素点的滤波算法。当采集窗口中的中心点在边缘时，采集窗口会超出图像的范围，像这种情况，保留原来的像素值即可。

12	25	98	50	43	17	23
26	8	56	23	31	32	34
22	14	95	26	54	45	15
29	6	58	6	43	70	45
55	37	23	30	46	87	64
21	30	32	39	35	46	98

图 4-14　图像原始灰度值

12	25	98	50	43	17	23
26	8	56	23	31	32	34
22	14	23	26	54	45	15
29	6	58	6	43	70	45
55	37	23	30	46	87	64
21	30	32	39	35	46	98

图 4-15　图像中值滤波后的灰度值

对图像进行中值滤波时，选择的滤波窗口也可以取近似圆形或十字形。中值滤波能在一定程度上降低均值滤波器给图像边缘造成的模糊，在消除椒盐噪声的同时保留边缘细节，达到良好的图像清晰度，但对于消除高斯噪声效果不是特别理想，容易把边缘点和孤立噪声点混淆。中值滤波的效果如图 4-16 所示。

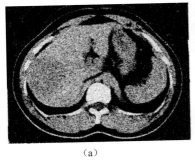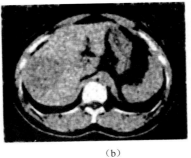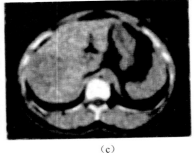

（a）　　　　　　　　　　　（b）　　　　　　　　　　　（c）

图 4-16　中值滤波结果
（a）原图；（b）3×3 中值滤波；（c）5×5 中值滤波

（三）中值滤波法的改进

一般噪声点与边缘像素点的灰度变化都很显著，所以当使用中值滤波法时可能会影响到边缘点，导致滤波后的边缘受到破坏。可以改进噪声点和边缘点的判断方法，因为噪声点基本上都是邻域内像素的极值点，而边缘的像素点则不具有这一特性，因此可以利用这一明显的特性来区分噪声点和边缘像素点，使得中值滤波能够很好地区分边缘和噪声，使滤波后边缘不被模糊。即该像素点如果是邻域像素点极值，则用中值滤波来处理；如果不是极值，则不处理该像素。除此之外，中值滤波方法另一关键点是计算出中值。而传统的冒泡排序算法存在时间复杂度高，对窗口大小的选取依赖性大的局限性，因此可以改进中值计算的算法，主要的改进算法是将像素点分为若干行或列，对窗口内的每一行或列分别计算对应的中值，不仅可以提高计算速度，还可以减少计算量。

三、频域低通滤波法

（一）频域低通滤波法的原理

在对图像频率特征进行分析时，低频分量体现大部分的缓变部分和背景区域，而高频分量部分一般体现数字图像中的细节、边缘、噪声以及图像跳跃。频域低通滤波方法原理是利用除去图像中的高频分量来降低数字图像噪声，以实现图像平滑的目标。可以采用以下的卷积定理来处理数字图像：

$$G(u,v) = H(u,v)F(u,v) \tag{4-14}$$

其中，$F(u,v)$ 是对含有噪声的图像进行傅里叶变换后的频谱图；$G(u,v)$ 是经过图像平滑处理后的频谱图；$H(u,v)$ 是传递函数，通过 $F(u,v)$ 处理使数字图像中的高频分量减弱，处理结果为 $G(u,v)$。对 $G(u,v)$ 进行逆变换就可以产生目标图像 $g(x,y)$。采用数字图像低通滤波方法处理图像的流程如图 4-17 所示。

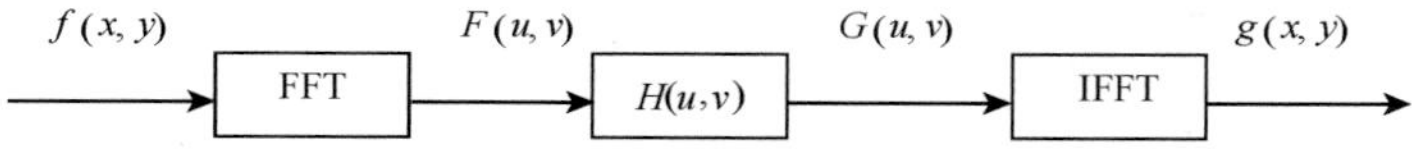

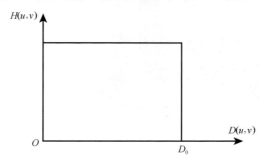

图 4-17　频域低通滤波方法的流程

（二）频域低通滤波器

1. 理想低通滤波器　一个理想的低通滤波器的传递函数为

$$H(u,v) = \begin{cases} 0, & D(u,v) > D_0 \\ 1, & D(u,v) \leq D_0 \end{cases} \tag{4-15}$$

其中，D_0 是一个规定的非负整数，称为截止频率；$D(u,v)$ 是从点 (u,v) 到频率平面原点的距离，即 $D(u,v) = \sqrt{u^2 + v^2}$。理想低通滤波器转移函数的剖面图如图 4-18 所示。

图 4-18　理想低通滤波器转移函数的剖面图

理想低通滤波器只能在数学上清楚地定义出来，而在实际的电子器件中是不能实现的。

2. 巴特沃思低通滤波器　巴特沃思（Butterworth）低通滤波器是一种在物理上可以实现的低通滤波器，一个 n 阶，截断频率为 D_0 的巴特沃思低通滤波器的函数为

$$H(u,v) = \frac{1}{1 + [D(u,v)/D_0]^{2n}} \tag{4-16}$$

一阶巴特沃思低通滤波器的剖面图如图 4-19 所示，由图可见它在高低频间的过渡比较平滑，不像理想低通滤波器那样具有陡峭和明显的不连续性。因此采用该滤波器在抑制噪声的同时，图像边缘的模糊程度大大减小，没有振铃效应产生。

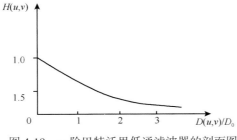

图 4-19　一阶巴特沃思低通滤波器的剖面图

从式（4-16）中可以看出，当 $n \to \infty$ 时，巴特沃思低通滤波器就演变成理想低通滤波器。

第五节　图像锐化

案例 4-8

　　王某，男性，50 岁。体检时胸部图像如图 4-20（a）所示。由于图像中细节不清晰，为避免体检者重复受到射线辐射，影像科医生对图像做了后处理，得到清晰图像见图 4-20（b），医生据此清晰图为王某做出了正确的诊断。

问题：

1. 影像科医生对于图像 4-20（a）进行了哪种后处理？
2. 此种处理有哪些常用的方法？

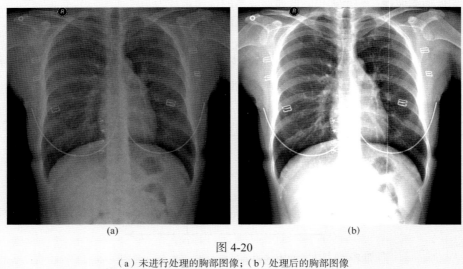

图 4-20
（a）未进行处理的胸部图像；（b）处理后的胸部图像

　　在医学成像中，身体组织和器官的不规则形状，导致成像后身体组织和器官之间呈现不规则边界。同时，在医学图像中，组织和器官边界的模糊又占有很高的比例。由于上述原因，使得一些图像边缘等细节重要信息难以被识别，从而给临床医生造成很大困扰。

　　在医学图像处理中，就需要针对上述目标边界与图像细节缺失造成的图像模糊进行系统化的增强，这一过程一般称为图像锐化。

在一张医学图像中，所谓的"图像"都是在矩阵范畴内而言的。在图像处理领域中，经常会混用边缘和边界这两个概念，但是它们之间存在着很大的差异。边界是一个对整体而言的概念，在整体内的边界一般表现为一条闭合回路；而边缘则是一个局部概念，是由满足某种微分特征的像素点集合形成的。从概念上讲，对边缘的更深入理解是灰度不连续点的局部连线集合。

在理想情况下，图 4-21（a）所示的模型显示了理想边缘的特征。连接竖直方向上的像素点就生成了理想的边缘，边缘上的每个像素点都处于灰度阶跃的跳变线上。

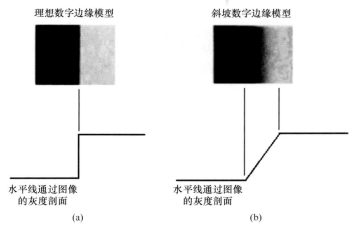

图 4-21　（a）理想数字边缘模型；（b）斜坡数字边缘模型

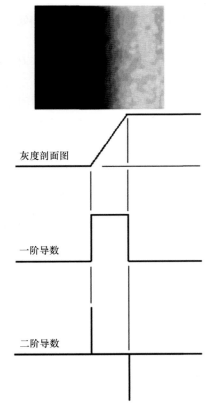

图 4-22　灰度级剖面图和它的一阶与二阶导数剖面图

但在实际情况中，由于系统的或是偶然的原因，所获得的图像"感兴趣"部分的边缘却是模糊的，所以实际上"斜面式"的截面形式才是更准确的边缘模型，如图 4-21（b）所示，边缘的模糊程度和斜坡的分布成比例。在该模型中，像素跳变的宽度不再是一条细线，而是灰度"斜变"过程中的任何点都包含在当前边缘上，并且边缘成为相互连续的一组像素灰度跳变点的集合。从初始灰度级到最终灰度级的斜变长度决定了边缘的"宽度"。该长度取决于斜率，斜率又取决于像素的模糊度。上述实例清楚地表明，模糊的像素变化使边缘变粗，而清晰的像素变化使边缘变得更细。

运用导数对变化极其敏感的特性，图 4-22 所示为水平灰度变化剖面及其两个区域之间一阶导数和二阶导数剖面。当从左到右经过剖面线时，从进入斜坡到离开斜坡的像素跳变点，其一阶导数为正；当导数为零时，则表示其为灰度级的不变区域。在边缘与黑色一边的相关跳变像素点，其二阶导数为正；在边缘与亮色一边的相关像素跳变点，其二阶导数为负；沿斜面和灰度不变的区域，其二阶导数为零。图中从亮到暗的跳变边缘处，导数的符号是相反的。

从这些现象可以看出，考察图像中的点是不是组成"边缘"的点，可以使用一阶导数。类似地，确定边缘像素是在边缘的暗侧还是在亮侧可以通过二阶导数的符号变化来确定。

在模糊图像的形成过程中，通常存在着积分或平均过程。图像锐化的目的是在不考虑图像模糊特定处理过程的情况下，对其进行后处理。由积分环节引起的图像模糊，其处理方法是在微分操作之后，将图像添加到原始图像上，这也是基本的图像增强方法。通过增加频域中信号的高频分量，可以从傅里叶变换过程中达到增强图像细节的目的。在图像锐化之后，图像的详细轮廓被加强以使图像看起来更清晰。

一、基于微分的锐化方法

图像边缘的模糊通常会含有积分或平均的运算过程，而微分是积分的逆运算，因此可以通过微分操作来"抵消"积分或平均运算的效果，从而使图像的边缘更加清晰明确。从频域角度来看，微分操作可以获得图像的高频分量，而图像的边缘恰恰是高频分量最为集中的区域。

从数学角度来看，医学图像锐化的数学基础可阐述为：预先给定 I_0 为原始医学图像，$f(x,y)$ 表示 I_0 图像像素点 (x,y) 处的灰度值，$x=0$，$\cdots$，$H-1$，$y=0$，$\cdots$，$W-1$，H 和 W 分别表示图像的高度和宽度：

$$I_0 = \begin{bmatrix} f(0,0) & \cdots & f(0,W-1) \\ \vdots & & \vdots \\ f(H-1,0) & \cdots & f(H-1,W-1) \end{bmatrix} \qquad (4-17)$$

在医学图像处理中，图像的微分操作一般采用梯度进行运算。图像在点 (x,y) 处的梯度定义为

$$\mathbf{grad}_0(x,y) = \begin{bmatrix} G_x \\ G_y \end{bmatrix} \qquad (4-18)$$

式中，G_x 为图像 I_0 在像素点 (x,y) 处宽度方向上的微分，

$$G_x = f(x,y+1) - f(x,y) \qquad (4-19)$$

G_y 为图像 I_0 在像素点 (x,y) 处高度方向上的微分，

$$G_y = f(x+1,y) - f(x,y) \qquad (4-20)$$

从矢量分析中知道，梯度矢量指向像素点 (x,y) 处 f 的最大增加率方向。

在边缘检测中，梯度 $\mathbf{grad}_0(x,y)$ 指灰度值 $f(x,y)$ 增加最快的方向。$\mathbf{grad}_0(x,y)$ 表示梯度 $\mathbf{grad}_0(x,y)$ 的大小，定义为

$$\mathbf{grad}_0(x,y) = \left[G_x^2 + G_y^2 \right]^{\frac{1}{2}} \qquad (4-21)$$

根据梯度公式，可对原始图像进行锐化。设 I_t 表示锐化后的医学图像，$g(x,y)$ 表示图像 I_t 中像素点 (x,y) 处的灰度值，I_t 定义如下

$$I_t = \begin{bmatrix} g(0,0) & \cdots & g(0,W-1) \\ \vdots & & \vdots \\ g(H-1,0) & \cdots & g(H-1,W-1) \end{bmatrix} \qquad (4-22)$$

其中，$g(x,y)$ 定义如下

$$g(x,y) = f(x,y) + c\mathbf{grad}_0(x,y) \qquad (4-23)$$

式（4-23）被称为数字图像的边缘锐化公式，$c \in R$ 为锐化系数，$\mathbf{grad}_0(x,y)$ 表示梯度 $\mathbf{grad}_0(x,y)$ 的大小包含图像的高频部分，即图像发生突发的部分。在图像的边缘，$\mathbf{grad}_0(x,y)$ 更大。因此，可由式（4-22）和式（4-23）对图像进行锐化，以增强其边缘信息。

案例 4-8（续）

在案例 4-8 中，体检时胸部图像如图 4-20（a）所示。由于图像中细节不清晰，为避免体检者重复受到射线辐射，影像科医生对图像[图 4-20（a）]做了锐化处理。原始图像的数据矩阵巨大，这里截取原始图像的一个局部进行示意运算。设截取的局部原始医学图像是 I_0，预测锐化系数为 2，对图像进行锐化处理，锐化图像的最大灰度值为 255。

$$I_0 = \begin{bmatrix} 50 & 30 & 15 \\ 45 & 14 & 30 \\ 34 & 90 & 170 \end{bmatrix}$$

问题：

1. 请写出边缘锐化公式。
2. 请根据边缘锐化公式对该原始图像进行锐化（若灰度值为小数，则四舍五入）。

分析：

1. 根据锐化要求，预处理原始图像 I_0 的边缘锐化公式为

$$g(x,y) = f(x,y) + c\mathbf{grad}_0(x,y)$$

2. 原始图像中像素点 (x,y) 的灰度值用 $f(x,y)$ 表示，锐化图像 I_t 中像素点 (x,y) 的灰度值用 $g(x,y)$ 表示。以避免替换公式时出错，写出原始图像 I_0 的像素点的坐标：

$$I_0 = \begin{bmatrix} 50 & 30 & 15 \\ (0,0) & (0,1) & (0,2) \\ 45 & 14 & 30 \\ (1,0) & (1,1) & (1,2) \\ 34 & 90 & 170 \\ (2,0) & (2,1) & (2,2) \end{bmatrix}$$

从起点（0，0）开始，每个像素点的值都插入到式（4-18）～式（4-20）中。计算可知，$\mathbf{grad}_0(0,0) = 21$，$\mathbf{grad}_0(0,1) = 22$，$\mathbf{grad}_0(1,0) = 33$，$\mathbf{grad}_0(1,1) = 78$；在锐化时，通常不考虑图像边界的锐化。于是有 $\mathbf{grad}_0(0,2) = 0$，$\mathbf{grad}_0(1,2) = 0$，$\mathbf{grad}_0(2,0) = 0$，$\mathbf{grad}_0(2,1) = 0$，$\mathbf{grad}_0(2,2) = 0$。将 $f(0,0) = 50$ 和 $\mathbf{grad}_0(0,0) = 21$ 代入公式，可得 $g(0,0) = 92$。同理可计算其他点的灰度值。从而获得锐化后图像 I_t 为

$$I_t = \begin{bmatrix} 92 & 74 & 15 \\ 111 & 170 & 30 \\ 34 & 90 & 170 \end{bmatrix}$$

图 4-20 是体检者王某的医学图像锐化后的结果，图像（a）是体检时的原始医学图像，图像（b）是锐化系数为 3.5 时对图像（a）锐化后的结果。实验结果表明，图像的对比度大大提高，边缘更加清晰。该方法可以有效地改善图像的高频分量，从而显著提高原始图像的效率。

二、基于边缘检测算子的锐化方法

在论述采用边缘检测算子进行图像锐化的方法之前，先介绍一下哪些算子常用于医学图像的边缘检测。其完整的运算原理，在后续章节中有详细的论述。

在对图像进行边缘检测时，如何使检测后的图像边缘具有较好的连续性和更少的检测点，是一个难点问题。为解决这一困难，许多边缘检测算子应运而生。其中，Kirsch 算子、Prewitt 算子、Sobel 算子和 Roberts 交叉梯度算子是经典的一阶微分边缘检测算子。这些算子可以找到图像灰度

或颜色值的一阶微分值的局部极值，以检测图像的边缘。经过验证，二阶微分边缘检测算子中的 Marr-Poggio 算子，LoG 算子效果显著。利用这些算子可以找到图像灰度或颜色值的二阶微分拐点，从而确定图像的边缘。上述一阶、二阶算子已用于一些医学图像的处理中，然而，由于医学图像的特殊性，检测图像中的边缘往往存在不连续性和过检测点等问题。在 20 世纪 80 年代，Canny 提出了 Canny 算子。Canny 算子约定了边缘检测的三个最优准则：最大信噪比准则、最优定位准则、单边缘准则。Canny 算子在边缘检测上有较好的表现，但由于医学图像的复杂性，Canny 算子的噪声抑制效果不佳，检出的边缘层次太多，边缘的不连续性无法克服。随着研究的深入，基于模糊理论的边缘检测算子，基于小波的多尺度边缘检测算子和基于形态学的边缘检测算子等被提了出来。然而，由于医学图像的复杂性以及对其准确性的高要求，医学图像的边缘检测仍然是需要不断探索和研究的方向。

从数学基础而言，基于边缘检测的图像锐化的数学原理为：预先给定 I_t 为经过边缘检测方法锐化后的图像，$g(x,y)$ 表示 I_t 图像中像素点 (x,y) 处的灰度值，则 I_t 可如下定义

$$I_t = \begin{bmatrix} g(0,0) & \cdots & g(0,W-1) \\ \vdots & & \vdots \\ g(H-1,0) & \cdots & g(H-1,W-1) \end{bmatrix} \tag{4-24}$$

其中，$g(x,y)$ 为

$$g(x,y) = f(x,y) + c\mathrm{MI}(x,y) \tag{4-25}$$

式（4-25）是经过边缘检测后医学图像锐化公式。其中，$c \in R$ 为锐化系数；$f(x,y)$ 是原始图像 I_0 在像素点 (x,y) 处的灰度值；$\mathrm{MI}(x,y)$ 是极值点图像 MI 中的像素点 (x,y) 处的像素值，即图像中突变的边缘部分。由式（4-24）和式（4-25）可改善处理图像的边缘。

在医学图像处理中，Kirsch 边缘检测算子具有一定的抗噪声性，使得图像在保持细节的同时又具备一定的抗噪能力。因此，着重学习运用 Kirsch 算子进行边缘检测。

Kirsch 边缘检测算子从 8 个方向上提取边缘信息，8 个滤波模型如图 4-23 所示。设 $M_m(j,i)$ 为第 m 个滤波模板中 (j,i) 处的值，其中，$m=1,2,\cdots,8$。I_0 为输入的原始医学图像，$f(x,y)$ 为图像 I_0 中像素点 (x,y) 处的灰度值，用 8 个滤波模板对图像 I_0 进行滤波。

$$\begin{bmatrix} 5 & 5 & 5 \\ -3 & 5 & -3 \\ -3 & -3 & -3 \end{bmatrix} \begin{bmatrix} -3 & 5 & 5 \\ -3 & 0 & 5 \\ -3 & -3 & -3 \end{bmatrix} \begin{bmatrix} 5 & 5 & 5 \\ -3 & 5 & 5 \\ -3 & -3 & 5 \end{bmatrix} \begin{bmatrix} -3 & -3 & -3 \\ -3 & 0 & 5 \\ -3 & 5 & 5 \end{bmatrix}$$

$$\begin{bmatrix} -3 & -3 & -3 \\ -3 & 0 & -3 \\ 5 & 5 & 5 \end{bmatrix} \begin{bmatrix} -3 & 5 & 5 \\ 5 & 0 & -3 \\ 5 & -3 & -3 \end{bmatrix} \begin{bmatrix} 5 & -3 & -3 \\ 5 & 0 & -3 \\ 5 & -3 & -3 \end{bmatrix} \begin{bmatrix} 5 & 5 & -3 \\ 5 & 0 & -3 \\ -3 & -3 & -3 \end{bmatrix}$$

图 4-23　Kirsch 算子边缘检测的滤波模板

设 $F_m(x,y)$ 为第 m 个滤波模板对图像 I_0 中的像素点 (x,y) 进行滤波所得到的滤波值，$F_m(x,y)$ 定义如下

$$F_m(x,y) = \sum_{j=-1}^{+1} \sum_{i=-1}^{+1} f(x+j, y+i) M_m(j,i) \tag{4-26}$$

式中，$f(x+j, y+i)$ 为图像 I_0 中像素点 $(x+j, y+i)$ 处的灰度值，其中，$i=-1,0,1$，$j=-1,0,1$；$x=0,1,\cdots,H-1$，$y=0,1,\cdots,W-1$，W 和 H 为图像 I_0 的宽和高。则 8 个滤波值中的最大值 $F_{\max}(x,y)$ 为

$$F_{\max}(x,y) = \max\left\{\left|F_1(x,y)\right|, \left|F_2(x,y)\right|, \cdots, \left|F_8(x,y)\right|\right\} \tag{4-27}$$

利用 $F_{\max}(x,y)$ 形成滤波后的图像 FI 为

$$FI = \begin{bmatrix} F_{\max}(0,0) & \cdots & F_{\max}(0,W-1) \\ \vdots & & \vdots \\ F_{\max}(H-1,0) & \cdots & F_{\max}(H-1,W-1) \end{bmatrix} \quad (4\text{-}28)$$

然后，对滤波后的图像 FI 在宽度方向上求极值：从滤波图像 FI 的起始点（0，0）沿宽度方向提取三个相邻像素点，当两个前后像素点的值小于中间像素点时，则中间像素点是极值点；否则中间像素点不是极值点。因此就可以得到宽度方向的所有极值点和非极值点。同时，对于极值点，可使用滤波图像中对应点的像素值为其赋值，而非极值点被赋值为 0。由这些极值点和非极值点可计算宽度方向的极值点图像 MI_W，MI_W 定义为

$$\mathrm{MI}_W = \begin{bmatrix} \mathrm{MI}_W(0,0) & \cdots & \mathrm{MI}_W(0,W-1) \\ \vdots & & \vdots \\ \mathrm{MI}_W(H-1,0) & \cdots & \mathrm{MI}_W(H-1,W-1) \end{bmatrix} \quad (4\text{-}29)$$

式中，$\mathrm{MI}_W(x,y)$ 为极值点图像 MI_W 中像素点 (x,y) 的值，$\mathrm{MI}_W(x,y)$ 为

$$\mathrm{MI}_W(x,y) = \begin{cases} F_{\max}(x,y), & F_{\max}(x,y-1) < F_{\max}(x,y) > F_{\max}(x,y+1) \\ 0, & \text{其他} \end{cases} \quad (4\text{-}30)$$

接着，对滤波图像 FI 从高度方向求极值：从其起始像素点开始，沿高度方向连续提取三个相邻像素点，当中间像素点的值大于其相邻的上下像素点值时，则中间像素点是极值点；否则中间像素点不是极值点。同时，对于极值点，可使用滤波图像中对应点的像素值为其赋值，而非极值点被赋值为 0。由这些极值点和非极值点可计算高度方向的极值点图像 MI_H 定义为

$$\mathrm{MI}_H = \begin{bmatrix} \mathrm{MI}_H(0,0) & \cdots & \mathrm{MI}_H(0,W-1) \\ \vdots & & \vdots \\ \mathrm{MI}_H(H-1,0) & \cdots & \mathrm{MI}_H(H-1,W-1) \end{bmatrix} \quad (4\text{-}31)$$

式中，$\mathrm{MI}_H(x,y)$ 为极值点图像 MI_H 中像素点 (x,y) 的值，$\mathrm{MI}_H(x,y)$ 为

$$\mathrm{MI}_H(x,y) = \begin{cases} F_{\max}(x,y), & F_{\max}(x-1,y) < F_{\max}(x,y) > F_{\max}(x+1,y) \\ 0, & \text{其他} \end{cases} \quad (4\text{-}32)$$

从宽度方向上的极值点图像 MI_W 和高度方向上的极值点图像 MI_H 的像素点（0，0）处开始，连续提取每一个像素点，其最大值构成总的极值点图像 MI 定义如下

$$MI = \begin{bmatrix} MI(0,0) & \cdots & MI(0,W-1) \\ \vdots & & \vdots \\ MI(H-1,0) & \cdots & MI(H-1,W-1) \end{bmatrix} \quad (4\text{-}33)$$

式中，$MI(x,y)$ 表示极值点图像 MI 中像素点 (x,y) 的值，$MI(x,y)$ 定义如下

$$MI(x,y) = \max\{\mathrm{MI}_W(x,y), \mathrm{MI}_H(x,y)\} \quad (4\text{-}34)$$

可以从极值点图像获得边缘图像：从图像 MI 的像素点（0，0）开始，连续提取每个像素点的像素值，若其值大于预定阈值 T，则为其赋值 255，从而该点为边缘点；否则赋值为 0，该点为非边缘点。由所有的边缘点和非边缘点组成边缘图像 EI 定义为

$$EI = \begin{bmatrix} EI(0,0) & \cdots & EI(0,W-1) \\ \vdots & & \vdots \\ EI(H-1,0) & \cdots & EI(H-1,W-1) \end{bmatrix} \quad (4\text{-}35)$$

式中，$EI(x,y)$ 表示图像 EI 中像素点 (x,y) 处的像素值，$EI(x,y)$ 定义如下

$$EI(x,y) = \begin{cases} 255, & MI(x,y) > T \\ 0, & MI(x,y) \leq T \end{cases} \qquad (4\text{-}36)$$

图像 EI 就是 Kirsch 边缘检测所得到的边缘图像。

Kirsch 算子的 Matlab 程序如下：

```
%读出要处理的图像
clear
clc
close all
bw=imread ('w.jpg');
对图像进行预处理
%画出原始图像
%bw1=rgb2gray (bw);
figure (1)
imshow (bw)
title ('原始图像')
%对图像进行均值滤波处理
bw2=filter2 (fspecial ('average', 3), bw);
%figure (2)
%imshow (bw2)
%title ('均值滤波')
%对图像进行高斯滤波处理
bw3=filter2 (fspecial ('gaussian'), bw2);
%figure (3)
%imshow (bw3)
%title ('高斯滤波')
%利用小波变换对图像进行降噪处理
[thr, sorh, keepapp]=ddencmp ('den', 'wv', bw3); %获得除噪的缺省参数
bw4=wdencmp ('gbl', bw3, 'sym4', 2, thr, sorh, keepapp); %图像进行降噪处理
%figure (4)
%imshow (bw4)
%提取图像边缘
t=1000; %设定阈值
colormap (gray (256)); %设定调色板
bw5=double (bw4); %把图变为十进制数
[m, n]=size (bw5); %得到图像的大小（长和宽）
g=zeros (m, n); %定义一个大小为 S 的零矩阵
for i=2: m-1
for j=2: n-1
d1 = (5*bw5 (i-1, j-1) +5*bw5 (i-1, j) +5*bw5 (i-1, j+1) -3*bw5 (i, j-1) -3*bw5
(i, j+1) -3*bw5 (i+1, j-1) -3*bw5 (i+1, j) -3*bw5 (i+1, j+1)) ^2;
d2 = ((-3) *bw5 (i-1, j-1) +5*bw5 (i-1, j) +5*bw5 (i-1, j+1) -3*bw5 (i, j-1) +5*bw5
(i, j+1) -3*bw5 (i+1, j-1) -3*bw5 (i+1, j) -3*bw5 (i+1, j+1)) ^2;
d3 = ((-3) *bw5 (i-1, j-1) -3*bw5 (i-1, j) +5*bw5 (i-1, j+1) -3*bw5 (i, j-1) +5*bw5
(i, j+1) -3*bw5 (i+1, j-1) -3*bw5 (i+1, j) +5*bw5 (i+1, j+1)) ^2;
d4 = ((-3) *bw5 (i-1, j-1) -3*bw5 (i-1, j) -3*bw5 (i-1, j+1) -3*bw5 (i, j-1) +5*bw5
(i, j+1) -3*bw5 (i+1, j-1) +5*bw5 (i+1, j) +5*bw5 (i+1, j+1)) ^2;
d5 = ((-3) *bw5 (i-1, j-1) -3*bw5 (i-1, j) -3*bw5 (i-1, j+1) -3*bw5 (i, j-1) -3*bw5
(i, j+1) +5*bw5 (i+1, j-1) +5*bw5 (i+1, j) +5*bw5 (i+1, j+1)) ^2;
```

```
        d6 = ((-3)*bw5(i-1, j-1)-3*bw5(i-1, j)-3*bw5(i-1, j+1)+5*bw5(i, j-1)-3*bw5
(i, j+1)+5*bw5(i+1, j-1)+5*bw5(i+1, j)-3*bw5(i+1, j+1))^2;
        d7 = (5*bw5(i-1, j-1)-3*bw5(i-1, j)-3*bw5(i-1, j+1)+5*bw5(i, j-1)-3*bw5
(i, j+1)+5*bw5(i+1, j-1)-3*bw5(i+1, j)-3*bw5(i+1, j+1))^2;
        d8 = (5*bw5(i-1, j-1)+5*bw5(i-1, j)-3*bw5(i-1, j+1)+5*bw5(i, j-1)-3*bw5
(i, j+1)-3*bw5(i+1, j-1)-3*bw5(i+1, j)-3*bw5(i+1, j+1))^2;
        g(i, j)=round(sqrt(d1+d2+d3+d4+d5+d6+d7+d8)); %梯度模取整
        end
        end
        for i=1: m
        for j=1: n
        if g(i, j)>t
        bw5(i, j)=255;
        else
        bw5(i, j)=0;
        end
        end
        end
%显示边缘提取后的图像
figure(5)
imshow(bw5)
title('kirsch边缘检测')
```

图 4-24 显示了 Kirsch 边缘检测的结果：（a）为原始医学图像；（b）为检测阈值为 180 的边缘；（c）为检测阈值为 500 的边缘；（d）为检测阈值为 1000 的边缘。可以看出，阈值越低，图像边缘的连续性越好，细节越多，但噪声越高；阈值越高，图像边缘的连续性越差，细节越少，但噪声越低。只有在为不同类型的医学图像选择适当的阈值时才能获得。

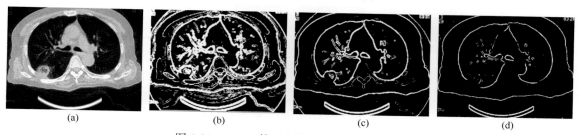

（a）　　　　　　　（b）　　　　　　　（c）　　　　　　　（d）

图 4-24　Kirsch 算子边缘检测过程实验结果

当对图像进行边缘检测后，就可以对图像进行锐化：首先需要对图像进行滤波，然后对滤波图像求极值得到极值点图像；再基于预设的阈值对极值点图像进行处理得到边缘图像，从而用于图像边缘检测。在极值图像中，图像的边缘点对应图像的极值点，滤波图像中对应点的滤波值对应极值点的像素值，它包含了图像的高频信息。因此将极值点图像乘以一个系数后再加上原始图像就可以得到一个新图像，这个新图像的高频信息得到了增强，同时，由于高频信息主要集中在边缘，因而相加后的图像边缘得到锐化。

增强图像边缘处的对比度，可通过基于微分的锐化和基于边缘检测的锐化来实现，但这两种方法存在着很大的差别：采用前者锐化后的图像，整体亮度得到了提高，但边缘趋向于增厚；而采用后者锐化后的图像，其整体亮度变化不大，而其边缘却更加细化了。

三、基于频域的高通滤波锐化方法

频域中滤波的理论基础是卷积理论。设图像函数 $f(x, y)$ 与滤波算子 $h(x, y)$ 的卷积为 $g(x, y)$，

即 $g(x,y) = h(x,y) * f(x,y)$，则根据卷积定理有

$$G(u,v) = H(u,v)F(u,v) \tag{4-37}$$

式中，$G(u,v)$，$H(u,v)$，$F(u,v)$ 分别是 $g(x,y)$，$h(x,y)$，$f(x,y)$ 的傅里叶变换；其中，$H(u,v)$ 是系统的传递函数。

在锐化的具体应用中，已知 $f(x,y)$ 可以得到 $F(u,v)$，若确定传递函数 $H(u,v)$，就可以求得频域的结果 $G(u,v)$，然后再求其傅里叶逆变换，就可以获得锐化后的结果 $g(x,y)$：

$$g(x,y) = F^{-1}\left[H(u,v)F(u,v)\right] \tag{4-38}$$

在医学图像处理过程中，常用高通滤波方法在频域对其进行锐化。

高通滤波是一种滤波方法，规则为高频信号能正常通过，而低于设定阈值的低频信号则被阻隔、减弱。因为医学图像中边缘和像素点灰度值的跳变，在频域上与高频信息直接相关，因而在频域内进行高通滤波处理，就可以使图像的边缘得到锐化。

在本节中，主要阐述三种类型的高通量滤波器：理想滤波器、巴特沃思和高斯滤波器。图 4-25 显示了这些滤波器的透视图、图像表示和横截面图像。从图像中可以很直观地看到，理想滤波器的跳变与高斯滤波器完全平滑之间的过渡滤波器是巴特沃思型滤波器。

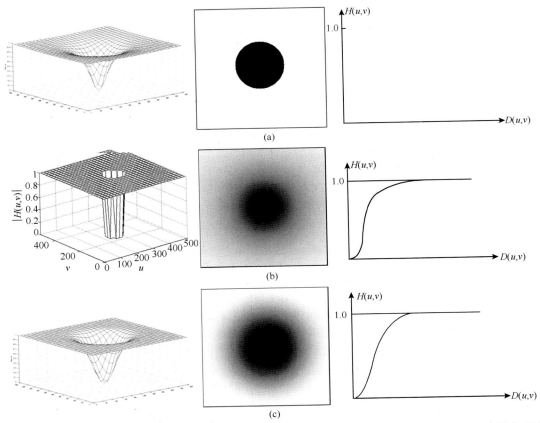

图 4-25　（a）典型高通滤波器的透视图、图像表示和横截面；（b）和（c）典型的巴特沃思和高斯高通滤波器的透视图、图像表示和横截面

理想高通滤波器的传输函数为

$$H(u,v) = \begin{cases} 0, & D(u,v) \leqslant D_0 \\ 1, & D(u,v) > D_0 \end{cases} \tag{4-39}$$

其函数图像和横截面图像无法通过真实电子设备实现，如图 4-25（a）所示。图 4-26 显示了基于理

想高通滤波器对图像处理后的结果。

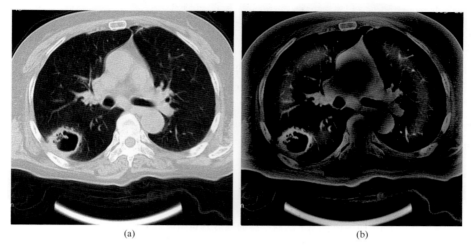

(a)   (b)

图 4-26 （a）原图像；（b）理想高通滤波器对图像处理后的结果（ $D_0 = 20$ ）

　　根据原点与频率停止点之间的距离 D_0，巴特沃思型高通滤波器的传输函数可定义为

$$H(u,v) = \frac{1}{1 + \left[D_0 / D(u,\ v) \right]^{2n}} \tag{4-40}$$

其中，$D(u,v) = \left[(u - M/2)^2 + (v - N/2)^2 \right]^{\frac{1}{2}}$，$M \times N$ 为图像大小，图像频率矩形的中心在 $(u,v) = (M/2, N/2)$ 处。函数图像和横截面显示在图 4-25（b）。这是物理上可行的高通滤波器。图 4-27 显示了基于巴特沃思高通滤波器对图像处理后的结果。

　　截止频率距原点的距离为 D_0 的高斯高通滤波器的传输函数满足：

$$H(u,v) = 1 - e^{-D^2(u,\ v)/2D_0^2} \tag{4-41}$$

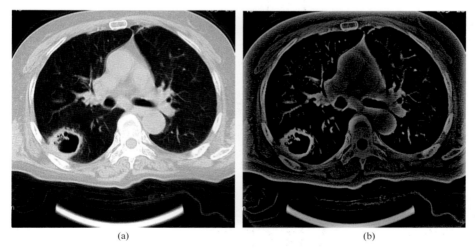

(a)   (b)

图 4-27 （a）原图像；（b）巴特沃思高通滤波器对图像处理后的结果（ $D_0 = 20$ ）

其中，$D(u,v) = \left[(u - M/2)^2 + (v - N/2)^2 \right]^{\frac{1}{2}}$。图 4-25（c）给出了它的横截面、图像和透视图。图 4-28 显示了基于高斯高通滤波器对图像处理后的结果。

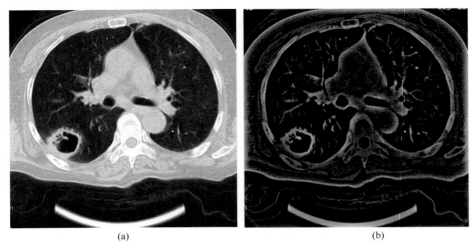

(a)　　　　　　　　　　　　　(b)

图 4-28　（a）原图像；（b）高斯型高通滤波器对图像处理后的结果（$D_0 = 20$）

与前两个滤波器相比，高斯高通滤波器的处理结果更平滑，对于微小物体和线条更清楚。高斯低通滤波器的差分可以构成高斯高通滤波器，这些不同的滤波器具有更多参数，可以更好地控制滤波器的形状。

（彭利红　刘海燕　刘雅楠）

参 考 文 献

关雪梅.2016. 几种图像平滑处理方法比较研究[J]. 牡丹江师范学院学报（自然科学版），（4）：31-33.

贺梦颖.2015. 医学图像的增强技术研究与仿真[D]. 中北大学硕士学位论文.

李钦弟，蔡利栋.2011. 一种基于非线性灰度变换的弱边缘检测方法[J]. 中国体视学与图像分析，16（3）：232-236.

梁婷.2017. 基于锐化滤波的医学图像增强处理研究[D]. 西安科技大学硕士学位论文.

聂生东，邱建峰，郑建立.2010. 医学图像处理[M]. 上海：复旦大学出版社.

王剑峰，赵晓容，李黎，等.2016. 基于中值滤波的图像平滑实验设计与 Matlab 实现[J]. 南京工业职业技术学院学报，16（1）：26-29.

第五章　医学图像分割

学习要求

记忆：图像边缘的一阶导数和二阶导数的特性，点检测与线检测。

理解：边缘连接方法，阈值处理基本流程，区域生长与区域分裂合并，分水岭分割算法，K均值聚类与C均值聚类分割方法，神经网络图像分割方法。

运用：灰度剖面线的一阶导数和二阶导数的计算，图像梯度计算，全局、迭代、局部、大津阈值处理方法，形态学腐蚀与膨胀、开闭运算。

第一节　概　　述

医学图像分割是将医学图像分割成具有特征性的区域并提取其中目标的图像处理技术。它在整个图像后处理中起着承上启下的重要作用，为后期图像特征提取、特征匹配、模式识别、计算机辅助诊断和参数的定量测量提供了数据基础和前提条件。目前，医学影像设备中的辅助诊断图像处理技术（如特征提取、目标分割与标记等技术）均用到图像分割技术，该技术为各种高级的特征匹配训练以及人工智能识别提供算法支持，使更大规模的人工智能技术进入医学影像领域成为可能。

案例 5-1

肿瘤是一种常见的恶性疾病，其边界轮廓包含着丰富的病变特征信息。临床医生通过这些病变轮廓特征信息进行分析，利用各类软件对病灶的形状、边界、面积和体积进行测量和计算。而这些软件背后所应用的就是图像分割技术，分割算法的好坏直接影响肿瘤边缘的划分和精度，进而对医生制定治疗方案产生影响。目前，肿瘤的自主分割仍是一个较难的问题，主要因为其结构特征变化较为复杂，对分割算法提出很高要求。

问题：

1. 目标图像特征包括哪些？
2. 我们所接触的图像分割技术有哪些？

图像分割技术被广泛应用到各个领域中（如军事、医疗、遥感、计算机视觉、模式识别等领域），近些年在医学影像中的应用也愈加广泛和成熟。目前，图像分割算法众多，多种相关算法融合发掘，这使得医学影像图像分割方法可选性增多。但医学图像在特征分割中更具复杂性、多样性和融合性等特点，这使得医学图像分割在特征点的选取上需要强调普遍性和准确性。而随着临床影像设备的发展，配置更先进功能的设备被应用在临床诊断中，如何更好地掌握这些技术，需要从对应的图像处理方法上进行理解，这样才能达到熟悉掌握和应用的目的。

本章首先对医学图像分割的背景、意义及基础知识进行了介绍，然后分别对多种常见医学图像分割算法原理进行了详细的介绍和案例展示。本章介绍医学图像分割算法均是基于灰度值的两个基本特性之一：不连续性和相似性。其中第一类特性的方法是以灰度突变为基础来分割一幅图像，如基于边缘检测的医学图像分割方法；第二类特性的方法是根据一组预定义的准则将一幅图像分割为相似的区域，如阈值处理、区域分割等方法。本章我们还将讨论基于形态学和模式识别的图像分割方法，该类方法极具吸引力，详细分析其原理并结合实例展示。最后，将引入医学图像分割效果评价，通过主观评价方法和客观评价方法的学习对图像分割效果进行综合评价。

第二节 医学图像分割基础

一、医学图像分割背景与意义

近些年，随着医学影像在临床应用的广度和深度不断增加，医学图像处理已成为医学影像领域中重要的研究方向之一。但由于医学图像种类繁多，常规医学影像包括核磁共振成像、计算机断层成像、超声成像等，各类医学图像成像原理和多模态参数不同，导致分割目标特征复杂，针对性较强。目前没有一种对所有医学图像都适用的全自动分割方法来满足临床需求，主要采用半自动分割技术。由于计算机科学技术的发展，半自动分割技术把计算机强大的数据处理和智能算法与医生的知识和经验高效地结合起来，通过指定方式完成图像目标分割。伴随着人工智能时代的到来，全自动分割方法被不断发掘和研究，该方法能够有效摆脱人为干扰因素，精确测量和定位感兴趣目标，但运算量较大，样本库尚不完善，分割速度和性能均需提高。

随着数字图像处理技术不断的深入研究和发展，各种图像后处理技术被越来越广泛地应用于医学研究、临床辅助诊断、病例分析、辅助手术操作以及医学影像信息处理等医学领域当中，而图像分割在整个图像后处理阶段处于核心地位，它的处理效果直接影响整个图像后处理的质量，所以医学图像分割具有较高的研究价值，具体体现在以下几个方面：①用于感兴趣目标区域提取，便于目标位置病灶分析和对比，以及医学图像配准与融合；②用于目标病灶、器官和组织的尺寸、体积或容积的计算与测量，精确进行目标区域的统计和分析，有助于医生诊断随访或制定病人治疗方案；③用于医学图像的三维重建和可视化，为医学器官、组织的 3D 打印技术提供可靠数据，有助于手术治疗及解剖教学研究；④用于目标分割后的图像数据收集，建立医学图像数据库，有助于智能识别算法的训练和研究，对未来人工智能诊断提供数据参考。

二、医学图像分割基础知识

医学图像分割就是根据医学图像中某种相似性特征将医学图像划分为若干互不连通区域的过程，同一区域内具备相同的特性及特征（如灰度、纹理、颜色、形状、位置、局部属性特征等）。令 R 表示一幅图像占据的整个空间区域。我们可以将图像分割视为把 R 分为 n 个子区域 $R_1, R_2, \cdots, R_n$ 的过程，满足：

（1）$\bigcup\limits_{i=1}^{n} R_i = R$；

（2）R_i 是一个连通集，$i = 1, 2, \cdots, n$；

（3）$R_i \bigcap R_j = \varnothing$，对于所有 i 和 j，$i \neq j$；

（4）$Q(R_i) = \text{TRUE}, i = 1, 2, \cdots, n$；

（5）$Q(R_i \bigcup R_j) = \text{FALSE}$，对于任何 R_i 和 R_j 的邻接区域。

其中，$Q(R_k)$ 是定义在集合 R_k 的点上的一个逻辑属性，并且 ϕ 表示空集；符号 $\bigcup$ 和 $\bigcap$ 分别表示集合的并和交；若 R_i 和 R_j 的并形成一个连通集，则我们说这两个区域是邻接的。

条件（1）是指分割所得到全部子区域的总和应能包括图中所有像素信息。条件（2）要求同一个子区域中的像素点应当以某种定义方式连接（即这些点必须是 4 连通或 8 连通的）。条件（3）指出各个子区域是互不重叠的，或者说一个子区域不能同时属于两个区域。条件（4）指出分割后的区域中的像素需满足的属性，即分割后得到属于同一个区域中的像素应该具有某些相同特性。条件（5）表示分割后得到的不同区域中的像素点应具备一些不同的特性。

通过上述知识了解到，分割后子区域需要满足以上 5 个条件，通常针对医学图像的分割算法是基于灰度值的两类特性之一：不连续性和相似性。图 5-1 显示原图经过阈值处理后进行区域分割。可以观察到图 5-1（a）中①位置周围区域相对均匀，具备灰度值相似性，所以我们在进行规则判断后将其周围相似区域统一标为白色;而②的位置与周围区域像素明显不同,其灰度值相似区域较少,利用阈值处理对其进行分割,将其附近区域标记为黑色。这也体现了其灰度边缘不连续的特性,进而达到边缘区分的目的。图 5-1(b)为阈值分割后进行黑白标记的二值化图像,能够明显区分组织边缘轮廓。

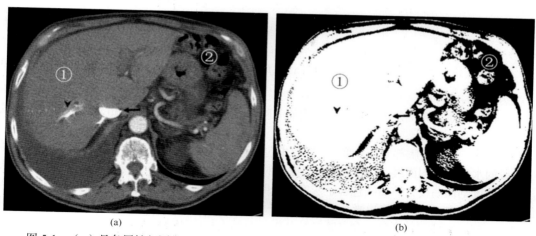

图 5-1 (a)具备属性相同的子区域标记;(b)将属性相同的子区域通过阈值处理进行分割

第三节 基于边缘检测的医学图像分割

图像分割最直接的方式就是检测目标特征边缘,它是利用局部特性不连续在其灰度局部变化较大的位置进行标记分割的方法。基于边缘检测分割方法的基本思想是先检测图像中目标特征的相关边缘点或线,再按照一定规则和方式连接成较为连续的边缘,进而形成目标轮廓完成区域分割。所以,我们感兴趣的三种图像特征是孤立点、线和边缘。边缘像素点是图像中灰度突变的像素,而边缘是连接的边缘像素的集合。

一、点、线和边缘检测

对于图像上局部灰度剧烈变化的点或线,正如在前面两节中所提到的方法,一般采用一阶微分和二阶微分的方式来进行检测处理。根据函数导数可以用差分来定义,化简差分的方法有很多种,但对于一阶导数任何近似和化简来说,我们要求:①在均匀恒定的灰度区域的一阶导数为零;②在灰度斜坡变化点处其一阶导数不为零;③在沿灰度斜坡点处其一阶导数也不为零。同样对于二阶导数的近似也有要求:①在均匀恒定的灰度区域的二阶导数为零;②在灰度斜坡的开始处和结束处其二阶导数不为零;③在沿灰度斜坡点数其二阶导数为零。我们所处理的图像均为像素矩阵,所以对于有限的像素点其对应的灰度变化也是有限的,并且在其发生变化的最短距离就是在两个邻接像素间的距离。

按照近似差分方法进行化简展开,得到一个一维函数 $f(x)$ 在点 x 处的导数近似,其结果为数字差分

$$\frac{\partial f}{\partial x} = f'(x) = f(x+1) - f(x) \tag{5-1}$$

作为一个二维变量的图像函数 $f(x, y)$ 来说,为了表示其统一性,这里采用偏微分,此时将处理两个空间方向的偏微分。所以,如果函数 f 只有一个变量时,$\partial f / \partial x = \mathrm{d}f / \mathrm{d}x$。

同理对式(5-1)关于 x 微分,我们可以得到一个二阶导数的表达式:

$$\frac{\partial^2 f}{\partial x^2} = \frac{\partial f'(x)}{\partial x} = f'(x+1) - f'(x)$$
$$= f(x+2) - f(x+1) - f(x+1) + f(x) \tag{5-2}$$
$$= f(x+2) - 2f(x+1) + f(x)$$

其中，$f'(x+1)$是按照式（5-1）关于点$x+1$展开，那么关于点x的二阶导数可以将上式中变量减 1，得到

$$\frac{\partial^2 f}{\partial x^2} = f''(x) = f(x+1) + f(x-1) - 2f(x) \tag{5-3}$$

观察式（5-1）和式（5-3）可以很容易证明符合一阶导数和二阶导数的条件，同时利用这两个式子可以很方便地计算一条图像灰度剖面线的一阶导数和二阶导数的值，分析观察计算结果及其分布，总结相对应的特性。

图 5-2（a）为一幅胸部 CT 图像，该图像中包含孤立的噪声点和边缘线段；（b）为通过图像中标记线段的水平灰度剖面线，其横坐标为图像中对应的水平坐标位置，纵坐标为对应位置点的灰度值。观察灰度剖面曲线，该曲线包含了灰度变化明显的台阶边缘（与骨骼位向邻近的边缘）、灰度变化相对明显的点（肺内气管边缘）、灰度变化平缓的斜坡边缘（肺内实质和纵隔边缘）。通过对简化后的灰度剖面线进行一阶导数和二阶导数分析，总结出相应的特性。

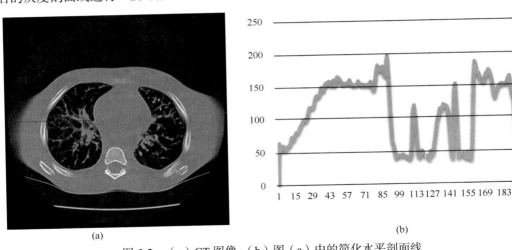

图 5-2　（a）CT 图像；（b）图（a）中的简化水平剖面线

图 5-3 为一条简化的剖面线灰度数值化后的曲线，通过一阶导数和二阶导数计算结果可以发现，对于均匀平缓的灰度斜坡来说，一阶导数会产生一个均匀的边缘，该边缘会比较"粗"；而二阶导数则会在斜坡两端产生较强的响应，这种响应就是二阶导数的"双边缘效应"，该特性可以用于定位边缘位置。对于灰度剖面线的孤立点来说，二阶导数相对于一阶导数会有更强烈的响应。而对于一条较细的灰度线条来说，其二阶导数比一阶导数的响应强度更大。可以利用这些性质来更好地进行点、线的边缘检测及定位。

总结以上特点，得到如下结论：①一阶导数在图像边缘检测中产生较粗的边缘；②二阶导数对孤立噪声点和细线等细节更加敏感，有较强的响应；③二阶导数会在灰度变化处产生双边缘响应；④二阶导数可以通过符号判断边缘过渡是从亮到暗还是从暗到亮。

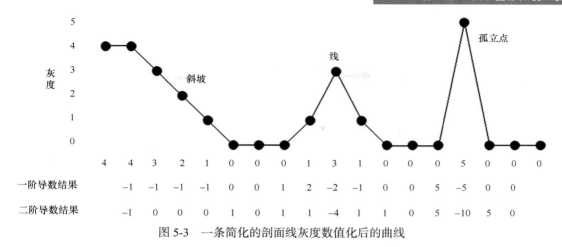

图5-3　一条简化的剖面线灰度数值化后的曲线

同时针对计算图像中对应点像素位置的一阶导数和二阶导数可以运用空间滤波器。图5-4为3×3空间滤波器模板，滤波器的计算过程是将模板系数与该模板覆盖的区域中对应的灰度值进行乘积求和。该乘积之和就是模板在该区域中心处的响应，参考式（5-4），计算模板响应强度 R 为

$$R = w_1 z_1 + w_2 z_2 + \cdots + w_9 z_9 = \sum_{k=1}^{9} w_k z_k \qquad (5\text{-}4)$$

其中，z_k 是对应位置像素的灰度，该像素的空间位置对应于模板第 k 个系数的位置，导数的计算可以利用对应的空间滤波器来进行简化计算。

w_1	w_2	w_3
w_4	w_5	w_6
w_7	w_8	w_9

图5-4　一个3×3空间滤波器

（一）孤立点检测

1	1	1
1	−8	1
1	1	1

图5-5　拉普拉斯3×3模板

根据上文讨论的结果，可以知道二阶导数对孤立的点响应强度要高于一阶导数，所以应以二阶导数为基础进行孤立点检测。对于二阶导数的模板可以选择较为典型的拉普拉斯模板。

利用图5-5的拉普拉斯模板进行点检测，计算该模板对应点的模板响应强度，如果响应的绝对值超过一个指定的阈值，那么就能确定模板中心位置处的点被检测到了。在之后的图像输出时，我们将这样的点标注为1，而未能满足条件的点则被标注为0，这样就能产生一幅标记后的二值图像。该判断条件可以用如下表达式表示

$$g(x, y) = \begin{cases} 1, & |R(x, y)| \geq T \\ 0, & \text{其他} \end{cases} \qquad (5\text{-}5)$$

其中，$g(x, y)$ 表示对应位置输出图像的灰度值；T 为一个非负的阈值。R 依据式（5-4）给出，该式能体现与模板的相关性，简单地衡量一个像素及其8邻域像素间的加权差。我们可以直观地观察该模板的系数分布，看到中心位置系数明显不同于周围相邻系数，使用这类模板可以很容易地检测出孤立点。在利用模板响应强度检测孤立点时，如果 R 值为0，则表示该点在灰度级为常数的区域。

（二）线检测

基于点检测的方法，我们讨论复杂度更高一些的线检测。相对于点检测来说，线检测需要考虑方向性的问题，同时根据前面性质总结可以知道，二阶导数能够比一阶导数产生更细的线，所以线检测模板可用二阶导数模板为基础进行改进，克服双线效应，达到方向一致性的特点。

孤立的点利用二阶导数拉普拉斯模板进行检测，观察发现其模板分布为各向同性，因此其响应与方向无关，所以检测特定方向（垂直方向、水平方向、±45°对角方向）的线就需要相对应的模板。使用图5-6（a）水平线检测模板进行图像滤波，最大响应会出现在与模板相对应的水平方向，如果图像在3×3区域内水平方向的灰度值高于其他位置，那么利用式（5-4）计算响应强度 R 结果明显高于其他方向模板。同理，图5-6（b）垂直线检测模板对于图像中垂直线有最佳响应；图5-6（c）+45°线检测模板对于图像中+45°方向的线有最佳响应；图5-6（d）–45°线检测模板对于图像中–45°方向的线有最佳响应。每个模板在相应方向上的系数更大，具备更强的抗干扰性，同时保证每个模板中的系数之和为零，保证在灰度均匀的区域中响应强度为零。利用图5-6四个方向的模板对图像中给定的点进行模板响应强度计算，哪个方向的模板响应强度 R 值最大，则该点可能与该方向的线最相似。

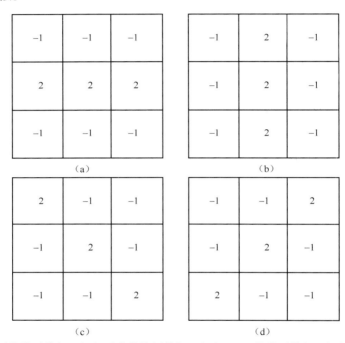

图5-6　（a）水平线检测模板；（b）垂直线检测模板；（c）+45°线检测模板；（d）–45°线检测模板

二、边缘模型

利用灰度值不连续性来区分边缘，进而进行图像分割。首先应了解边缘的类型，才能更有针对性地选择检测方法。本节通过介绍一些简单的边缘模型及其边缘特性来更好地进行边缘检测。

边缘模型按照其灰度剖面线可以分为台阶边缘和斜坡边缘。在实际中，通过各种设备采集到的图像边缘都有一定的模糊程度或噪声影响。此时的边缘类型近似于第四章中图4-21中的斜坡边缘，那么该边缘的模糊程度取决于采集设备机理的限制，而其噪声水平主要由成像系统的电子器件所影响，所以其模糊程度和噪声水平在实际图像中是客观存在的，称这类边缘为"实际边缘模型"。图4-21中的灰度斜坡斜度与模糊程度成反比，这类边缘线段不再是一条细线（1像素宽度）边缘。

由上述讨论和第四章图像边缘锐化图4-20可以得出结论：一阶导数的幅度可以用以检测图像中的某个点是否在边缘上，但同时可能会造成是边缘变粗；二阶导数的符号可用于确定一个边缘像素是位于该边缘暗的一侧还是亮的一侧。针对二阶导数的结论有两个附加性质：①对于图像的边缘，二阶导数生成两个值，我们称之为"双边性"，这条性质是我们不希望看到的特性；②二阶导数的零交叉点可以用于定位粗边缘的中心，利用该性质生成一个"细"边缘。目前我们仅关注在一维水平剖面上，但类似的结论可以应用在图像中任何方向上的边缘，利用刚讨论的结论对垂直边缘的剖面进行分析。

在实际的斜坡边缘模型中会有夹杂一些不同噪声水平的干扰，下面简单分析下噪声边缘的一阶导数和二阶导数的性质。通过不同标准差灰度级的加性高斯噪声对斜坡边缘的一阶导数和二阶导数进行对比分析，发现二阶导数对噪声的敏感性要明显强于一阶导数。当斜坡边缘附加上标准差较小的高斯噪声后，其对应一阶导数和二阶导数的轮廓仍能清晰观察。当在斜坡边缘上附加标准差较高的随机高斯噪声后，斜坡边缘的走势基本不变，其对应一阶导数变化较大，但轮廓相对清晰。而对应的二阶导数的变化更大，基本无法区分其正负值。在掌握这一结论后，我们更应注意噪声对边缘的影响。在实际应用中，使用导数之前的图像应增加图像平滑处理等手段来改善图像质量。

三、基本边缘检测

如前面所讲，可以利用一阶导数或二阶导数来检测灰度变化，进而达到定位边缘的目的，本节我们基于上述知识来讨论图像的梯度及其性质，并对比各类梯度算子的边缘检测效果。

（一）图像梯度

在一幅图像 f 的 (x,y) 位置寻找边缘的强度和方向，选择的工具就是梯度，用 ∇f 来表示，则用向量定义为

$$\nabla f = \mathbf{grad}(f) = \left[g_x / g_y \right] = \left[\frac{\partial f}{\partial x} \middle/ \frac{\partial f}{\partial y} \right] \tag{5-6}$$

那么该梯度向量有一个重要的几何性质，它可以指出 f 在位置 (x,y) 处的最大变化率方向，并且该方向与边缘方向垂直。

向量 ∇f 的大小表示为 $M(x,y)$，即

$$M(x,y) = \sqrt{g_x^2 + g_y^2} \tag{5-7}$$

它是梯度向量方向变化率的值。这里我们要知道，经过梯度计算后的 $M(x,y)$ 是 x 和 y 在 f 中的所有像素位置上变化时产生的，所以其大小与原图像相同，我们称其为梯度图像，或者简称其为梯度。

梯度向量的方向由下列对于 x 轴度量的角度给出

$$a(x,y) = \arctan\left[\frac{g_y}{g_x} \right] \tag{5-8}$$

如在梯度图像的情况那样，$a(x,y)$ 也是与由 g_y 除以 g_x 的阵列创建的尺寸大小相同的图像。任意点 (x,y) 处一个边缘的方向与该点处梯度向量的方向 $a(x,y)$ 正交。

案例 5-2

如图 5-7 所示，图像的局部边缘点及其梯度向量正交，由我们上文可知，其 x 方向的偏导 g_x 为 -2，y 方向的偏导 g_y 为 2。所以其梯度向量为

$$\nabla f = \left[g_x / g_y \right] = -1 \tag{5-9}$$

根据式（5-7）其该点的梯度大小为 $M(x,y) = 2\sqrt{2}$，进而可以利用式（5-8）求出其梯度向量的方向为 $a(x,y) = -45°$，那么它与 x 轴的夹角为 $135°$。

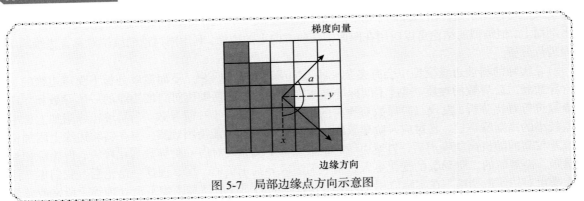

图 5-7　局部边缘点方向示意图

（二）梯度算子

通过计算每个像素点的 x 方向和 y 方向的偏导就能求出该点的梯度分量 g_x 和 g_y，再利用式（5-6）和式（5-7）计算出边缘的强度和方向。但该式的计算速度较慢，实现效果并不让人满意，所以在进行边缘检测时首先需要快速计算出梯度分量，采用模板滤波方式计算梯度偏导数，称该模板为梯度算子。

由前文可知梯度分量 g_x 和 g_y：

$$g_x = \frac{\partial f(x, y)}{\partial x} = f(x+1, y) - f(x, y) \tag{5-10}$$

$$g_y = \frac{\partial f(x, y)}{\partial y} = f(x, y+1) - f(x, y) \tag{5-11}$$

这两个公式的计算可以用图 5-8 一维模板来进行滤波处理。

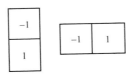

图 5-8　计算 g_x 和 g_y 的一维模板

当我们对对角线方向的边缘感兴趣的时候，需要另外的快速计算的模板，同样满足一阶导数的计算方式，罗伯特（Robert）交叉梯度算子（图 5-9）是最早尝试的二维模板之一，利用该算子进行图像滤波来实现导数的计算，但二维模板仍有一些不足之处。

-1	0		0	-1
0	1		1	0

图 5-9　Robert 交叉梯度算子

二维模板在使用上很简单，但是他们对于关于中心点对称的模板计算边缘方向不是很有用，其最小模板大小为 3×3。该模板考虑到中心点对称数据的性质，其携带更多关于边缘方向的信息。用大小为 3×3 的模板来近似偏导数的计算公式如下

$$g_x = \frac{\partial f}{\partial x} = (z_7 + z_8 + z_9) - (z_1 + z_2 + z_3) \tag{5-12}$$

$$g_y = \frac{\partial f}{\partial y} = (z_3 + z_6 + z_9) - (z_1 + z_4 + z_7) \tag{5-13}$$

利用式（5-10）可以推出 3×3 的模板公式（5-12），根据该式可以知道 x 方向的导数为模板区域的第三行和第一行的差，y 方向的导数为第三列和第一列的差。如图 5-10 所示，该模板是计算 3×3 区域中心 z_5 的偏导数。我们可以直观地发现其方向性相对二维罗伯特模板更优，称该模板为 Prewitt 算子。

−1	−1	−1		−1	0	1
0	0	0		−1	0	1
1	1	1		−1	0	1

图 5-10　Prewitt 算子

为了更好地抑制噪声的影响，将算子进一步改进，使模板中心位置处使用权值 2 可以平滑图像，如图 5-11 所示，改进后的模板称为 Sobel 模板。Prewitt 模板实现起来更为简单，而 Sobel 模板相比 Prewitt 模板来说，具有更好的噪声抑制的特点，在上文边缘模型中知道，噪声对导数的影响非常大，所以对于模板的噪声抑制特性显得尤为重要。无论是何种模板，都要满足模板的基本性质，即模板中系数之和为零，保证其恒定灰度区域的模板响应强度为零。

−1	−2	−1		−1	0	1
0	0	0		−2	0	2
1	2	1		−1	0	1

图 5-11　Sobel 算子

刚才我们讨论了利用梯度算子来分别检测梯度分量 g_x 和 g_y。然后用两个偏导数根据式（5-6）计算边缘强度和方向，在计算边缘强度时需要平方求和再开方，运算时间较长，实现效率并不高，所以在进行计算时经常采用一种近似绝对值的方法来实现梯度强度：

$$M(x, y) \approx |g_x| + |g_y| \tag{5-14}$$

该式不仅在计算效率上更有优势，而且能保持灰度级的相对变化。与此同时，该优点付出的代价是滤波器不再是各向同性（任意方向不变）的。但当使用 Sobel 和 Prewitt 这样的模板来计算梯度分量 g_x 和 g_y 时并不构成问题，因为这些模板仅对垂直和水平边缘才会给出各向同性的结果，只有在这两个方向上的边缘才会产生各向同性的结果。

图 5-12 为了对比两种梯度算子的边缘检测效果，对胸部 CT 图像进行边缘检测，（b）采用 Prewitt 算子进行边缘检测，而（c）采用 Sobel 算子进行边缘检测。通过对比不难发现，在相同条件下，Sobel 算子相对于 Prewitt 算子的边缘检测效果在噪声抑制上要更好，线条更流畅一些，一些支气管边缘信息能够被保留下来，但仍有断点和断线的存在，不过在信息的完整度上明显优于 Prewitt 算

子的检测结果。在对医学图像进行一些细节边缘提取时我们更倾向于 Sobel 算子。但是对于纵隔等外轮廓的边缘提取 Prewitt 算子效果会好些，它可以排除肺部气管纹理边缘的干扰，降低边缘定位难度。所以，要针对不同提取目标来选择最合适的算子，这就考验我们对目标特征的分析能力和对各类算子性质的理解能力。

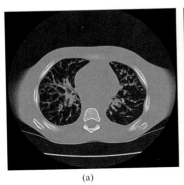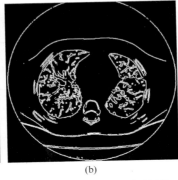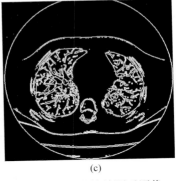

(a)   (b)   (c)

图 5-12   （a）胸部 CT 图像；（b）Prewitt 算子边缘检测后图像；（c）Sobel 算子边缘检测后图像

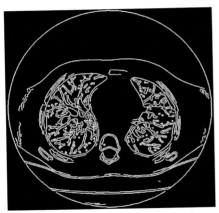

图 5-13   Canny 算子边缘检测图像

随着对梯度算子的不断深入研究，目前更先进更优化的算子不断涌现，这里给大家介绍一个在边缘检测中比较好用的边缘检测器——坎尼（Canny）算子。相对于上述两种算子，Canny 算子有如下几点优势：①检测错误率低，基本所有边缘都能被找到，而且没有伪边缘；②边缘定位准确，检测标记的边缘与真实边缘的中心距离最小；③单一边缘响应，检测后的边缘仅返回一个点，形成单一的边缘线条。上述的优点使得 Canny 算子可以检测定位到一个相对"完美"边缘，线条单一流畅且准确。实际上 Canny 边缘检测首先应用了一个高斯滤波器，在计算梯度幅值时应用了非最大抑制方法，最后采用一个双阈值处理和连接分析来进行边缘连接，通过这一系列方法使边缘线条达到上述三条优点的效果。那么有关边缘连接的方法我们后面一节会详细介绍。图 5-13 为图 5-12（a）胸部 CT 图像用 Canny 算子边缘检测后的效果，可以看出其边缘轮廓线条更加单一完整流畅。

（三）边缘连接

在了解各类梯度算子及其对应的边缘检测效果之后，我们发现无论哪种边缘检测算子，其边缘检测后的图像均会出现边缘间断的现象。所以一般在边缘检测算法之后会跟随边缘连接算法，一方面弥补边缘检测的不足，另一方面有利于后续图像定位分割。那么造成边缘间断的原因，从客观上来说有噪声、光照不均以及硬件设备等因素，从主观上来说主要是操作者在前期边缘检测算法选择上的影响。图 5-14 为经过边缘检测后的间断边缘图像，可以看到器官边缘不连续，同时出现离散的间断点。在此种情况下就需要结合实际图像分析，选择相应的边缘连接方法进行弥补。本节介绍两种比较有代表性的边缘连接方法：①局部处理法，该方法需

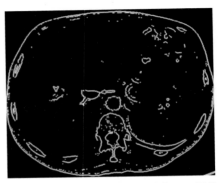

图 5-14   经过边缘检测后的腹部 CT 图像

要有关局部区域中边缘点的信息，明确了间断点为边缘上的点；②区域处理法，该方法要求区域边

界上的点已知，也就是明确间断点为边缘附近的点。

1. 局部处理法 局部处理是边缘连接方法里最简单的方法之一，根据本节前面所学的梯度强度和梯度方向的知识，进行边缘点相似性匹配，来完成同类型边缘点的划分，进而完成边缘连接的目的。将这些相似点连接起来，形成由共同满足这些准则的像素组成的一条边缘。

用于确定边缘像素相似性的两个主要性质是：①梯度向量的强度（幅值），由式（5-6）计算；②梯度向量的方向，由式（5-7）计算。图像中以点 (x, y) 为中心点的一个邻域的坐标集合。如果满足

$$\left|M(x,y)-M(x_0,y_0)\right| \leqslant E \qquad (5-15)$$

其中，E 为一个非负门限。

$$\left|a(x,y)-a(x_0,y_0)\right| < A \qquad (5-16)$$

其中，A 为一个非负角门限。由本节图像梯度知识我们知道，(x, y) 处的边缘方向垂直于该点处梯度向量方向。如果满足上述两种准则，既满足幅度要求，也同时满足梯度方向的要求，那么该点的像素与对比像素点相连。在图像中每个位置重复这一处理过程，并将已连接的点记录下来。该记录过程需要检验每个点所有的邻点，所以会付出很高的代价。因此采用如下简化方法，具体步骤如下。

（1）求出输入图像 $f(x,y)$ 的梯度幅度阵列 $M(x,y)$ 和梯度角度列阵 $a(x,y)$。

（2）图像二值化计算，其对应 (x,y) 处的值由下式给出：

$$g(x,y)=\begin{cases} 1, & M(x,y)>T_M \text{且} a(x,y)=A \pm T_A \\ 0, & \text{其他} \end{cases}$$

（3）扫描二值图像 g 的行，并在不超过指定长度 K 的每一行中填充（置1）所有缝隙（0的集合）。分别地处理各行，它们之间没有记忆。

（4）在其他方向 θ 上检测缝隙，按照步骤（3）水平扫描过程，再将结果以 $-\theta$ 旋转回来。

通常来说，如果目标边缘连接在水平或者垂直方向上，步骤（4）会比较简单，而在其他方向上图像旋转的会付出很高计算代价。因此，在要求多角度方向上的连接时，把步骤（3）和步骤（4）组合成单个放射状扫描过程更为实用。

2. 区域处理法 局部处理法是将已知的边缘间断点进行插值连接，而区域处理法是针对目标边缘区域的连接像素的方法，所连接结果是该区域边界的近似。对于该处理方法是函数近似，我们针对已知点拟合一条二维曲线。该方法对多边形边缘连接效果突出，因为在保持边界相对简单的情况下，可以很容易把握基本形状特征。下面我们来具体看下其连接规则。

区域处理的连接基本方法，可用以下例子来简单描述其连接过程的机理。图 5-15 显示了一条非闭合曲线点的集合，其中端点标记为 A 和 B，该两点为多边形的顶点。通过计算连接点 A 和点 B 的直线的参数，然后计算其他点到这条直线的垂直距离，并选择产生最大的距离点，如果该距离超过指定阈值 T，则标为顶点 C。然后建立从点 A 到点 C 和从点 C 到点 B 的直线，继续计算点 A 至点 C 之间的点到 AC 的最大距离，如果超过阈值 T，则标记为顶点 D，同理计算点 C 至点 B 之间的点到 CB 的最大距离，如果超过阈值 T，则标记为顶点 E，继续这一迭代过程，直到没有点满足阈值测试为止。最终将各顶点顺序连接，拟合成与实际边缘相近似的曲线形状。

根据我们的连接规则，可以发现两个关键步骤。第一个是要确定两个起始点。对于一条非闭合的曲线，它的起始点相对容易确定，就是非闭合曲线的两个端点；而对于一条闭合曲线来说，它的起始点相对较难确定，一般选择多边形距离最远的两个端点为起始点。第二个是在端点连接时必须按一定方向（顺时针方向或逆时针方向）顺次排序连接。这样才能做到使每个符合规则的点不遗漏，对于闭合曲线来说才能形成合理的闭合多边形。那么针对闭合曲线的连接过程，基本上与非闭合曲线相同，按照上边提到的两个关键步骤，按规则逐一将选中的点存放在计算机堆栈当中，最后当存储的点首尾重合时，区域连接完成。

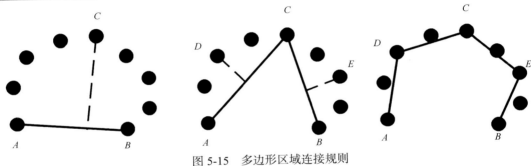

图 5-15　多边形区域连接规则

第四节　基于阈值处理的医学图像分割

阈值处理作为图像分割算法中最主要的处理方法，被广泛应用在各领域的图像处理技术当中。阈值处理具有实现简单，特征选取直观，计算速度快等特点。而医学图像绝大部分是灰度图像，其目标特征更符合阈值处理的要求，易于根据特征选择相适应的阈值。同时，在各类图像分割算法中经常采用多算法结合处理，形成优势互补，而阈值处理的特点可以很容易被添加到各类算法中，使得算法效果明显增强，运算效率较高。所以阈值处理在众多医学图像分割方法中处于核心地位。

一、阈值处理基础知识

在介绍具体的阈值处理算法前，我们需要掌握一些阈值处理的基本知识。首先我们要明确阈值处理是基于灰度值或灰度值特性来将目标区域进行划分的处理方法，需要对阈值的分类、阈值的选取方法和影响因素有一定的了解，这样才能更好地对相应的阈值处理算法进行理解和分析。

（一）阈值处理的基本流程

阈值处理是根据目标的灰度值分布特征，选择能够区分目标和背景的灰度阈值（或灰度局部特性），以此阈值与原图灰度值进行对比判断，最终将满足条件的像素点进行标记输出，进而达到图像目标分割的目的。那么针对灰度阈值处理，其具体流程如图 5-16 所示。

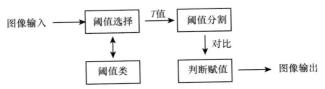

图 5-16　阈值处理的基本流程

根据阈值处理流程我们可以知道，阈值处理主要分为两大部分：阈值选择和阈值分割。在第一部分阈值选择时根据目标特征选择合适的阈值类型，根据式（5-17）可以选择的阈值类型，判断出是何种阈值处理方法。

$$T = \left[x, y, p(x, y), f(x, y) \right] \tag{5-17}$$

这里 $f(x, y)$ 表示点的灰度级，$p(x, y)$ 表示此点的局部性质。当 T 取决于 $f(x, y)$ 时，阈值门限就是全局的；当 T 取决于 $f(x, y)$ 和 $p(x, y)$ 时，阈值就是局部的；当 T 取决于 x 和 y 时，阈值就是可变的或自适应的。

第二部分阈值分割是在阈值选择之后，确定了阈值类型并且已知阈值 T 的具体值，通过式（5-18）完成阈值对比判断，进而对符合条件的像素点进行赋值，分割后的图像 $g(x, y)$ 可以由下式给出

$$g(x,y) = \begin{cases} 1, & f(x,y) > T \\ 0, & f(x,y) \leqslant T \end{cases}$$　　　　　　（5-18）

（二）灰度直方图的阈值分割

灰度直方图作为阈值处理中的一个重要工具，经常被用作阈值的初步判断。在全局阈值处理和局部处理的阈值判断上，经常通过对灰度直方图观察来确定阈值范围，区分特征目标的灰度值区间。它与本章第三节中提到的灰度剖面线类似，经常作为数据特征的观察和判断方法，所以在本节阈值处理应用中我们应熟练掌握灰度直方图的各类应用。

首先，根据灰度直方图的分布我们可以看到明显的波峰和波谷，如图 5-17 所示，两个波峰间存在波谷，所谓的波峰分布其实就是图像中的灰度像素分布较为集中的区域，一般为我们图中的目标或背景。再根据分布的比例我们能够确定高灰度值波峰是目标对象还是背景区域，所以对象和背景就是靠波谷来分割开来，那么波谷位置就是我们阈值所在区间。也就是说，当波谷越深，其对应的阈值区间越窄，我们能够更好确定阈值 T 的具体值。

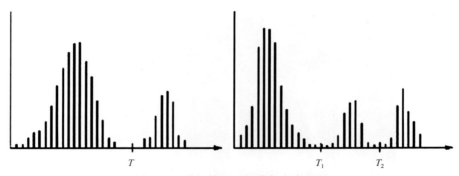

图 5-17　单阈值和双阈值灰度直方图

根据上述对灰度直方图功能的描述，可知灰度直方图能够简单的判断一幅图像的质量。如果灰度直方图分布为波峰波谷较明显，同时能够明显地区分出来，说明该图像的对象和背景分割明确，非常适合用阈值处理的方法进行图像目标分割。如图 5-17 显示的双阈值灰度直方图，尽管有两个以上的目标对象，但是其灰度直方图分布可以很轻松地划分出区分两个对象的阈值 T_1 和 T_2，这样就能够按照式（5-19）进行有效的分割，并标记目标对象区域，形成分割后图像 $g(x,y)$。

$$g(x,y) = \begin{cases} a, & f(x,y) > T_2 \\ b, & T_1 < f(x,y) \leqslant T_2 \\ c, & f(x,y) \leqslant T_1 \end{cases}$$　　　　　　（5-19）

（三）阈值处理中的影响因素

阈值处理中的影响因素主要包括噪声作用和光照作用。在医学图像处理中，由于成像原理的原因，其主要的影响因素为噪声作用。在医学图像处理中，噪声的产生大部分是由其成像系统的电子元件干扰所导致，所以这部分影响因素是不可避免的，也是我们在后期图像处理中所必须面对的问题。那么在一些光学成像系统中，光照不均是其图像质量的主要影响因素，我们在阈值处理过程中应采取对应手段来解决该影响因素。

首先，噪声作用对一幅图像的灰度直方图的影响非常大，一幅可以明显区分对象和背景的灰度直方图，在添加了高斯噪声后可以明显改变其走势，使得波峰和波谷变缓甚至消失，这对于阈值处理过程中的阈值选取十分不利。通过实验发现，当噪声方差越大，对原始图像的灰度直方图的影响就越明显，所以在进行阈值处理之前，应当选择合适的滤波器对图像进行噪声滤波处理，进而提高阈值处理的效果。

其次，光照不均对图像的阈值处理影响也是不容忽视的，一幅受光照不均影响的图像，其灰度直方图也很难区分波峰和波谷位置，无法轻易区分对象和背景。光照不均对原图灰度值的改变非常大，所以在阈值处理前需采用一些方法来补偿光照不均所带来的影响。具体方法有三种：第一种方法是直接校正光照不均区域，采用反向光照模式进行补偿，将图像与相反模式相乘来校正；第二种方法是通过顶帽变换处理来校准全局的光照不均；第三种方法是采用局部（可变）阈值处理来处理非均匀区域，该方法我们在下文中会详细讨论。

二、全局阈值分割

（一）基本全局阈值处理

全局阈值分割是针对整幅图像的单个阈值处理。当待分割目标和背景像素的灰度分布变化区别明显时，可以使用此类分割方法。该方法计算简单且效果明显，如图 5-18（b）所示，根据式（5-18）能够快速实现整幅图像阈值的分割和标记。所以，对于全局阈值分割的关键在于如何选择合适的阈值 T。

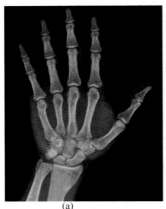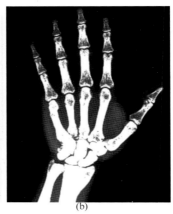

(a)　　　　　　　　　　　　(b)

图 5-18 （a）手部 DR 图像；（b）全局阈值处理后的图像

在阈值处理的基础知识中我们知道，灰度直方图作为阈值选取的重要工具被应用在各类阈值处理中。当直方图中目标对象和背景之间存在一个清晰且区间较小的波谷时，此时阈值很好选取，只需确定灰度直方图波谷位置对应的灰度值即为阈值 T。全局阈值处理计算简单且效率高，同时医学图像大部分为灰度图像，所以该方法非常适合应用在医学图像中高密度组织的分割和标记，也满足临床应用中快速准确的要求。

案例 5-3

以图 5-18(a) 的手部 DR 图像的全局阈值处理为例。观察图 5-19，为手部 DR 图像的灰度直方图，通过该直方图灰度分布可以看出明显区分为三个主要灰度区间。根据原图 5-18（a）进行分析，灰度区间最低的波峰集中区域为图像背景，从直方图波谷灰度值 50～150 为人手肌肉及其他低密度组织部分，而灰度区间最高的波峰集中区域为人手骨骼部分。所以通过对图像的分析，想要将人手骨骼部分进行分割标记，应选取灰度阈值区间在 100～150，最终通过实验筛选选

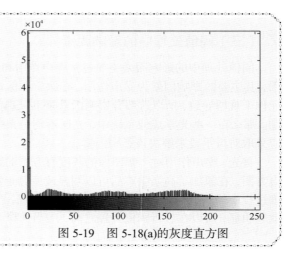

图 5-19 图 5-18(a)的灰度直方图

择灰度阈值为 130。我们将高于灰度阈值 130 的位置进行标记，赋值为 1，得到阈值分割后的图像 5-18(b)，可以看到分割标记后的手部骨骼区域轮廓明显增强，同时也加强了骨骼内部的高明密度信号。因此，该方法可以应用在明显的高密度区域标记和各类金属置入物的标记。

通过该例子处理过程我们发现，阈值分割的过程非常简单，但是确定灰度阈值比较依赖原图的灰度直方图，而且当灰度直方图波峰波谷位置不清晰的时候，很难确定灰度阈值，只能大概确定一个阈值区间，所以我们需要一种方法可以准确计算出阈值位置。

（二）迭代阈值处理

那么针对全局阈值分割中无法自动确定阈值的问题，在全局阈值分割方法的基础上通过迭代算法将阈值区间逐步缩小，逐渐逼近一个准确的阈值 T，这一过程我们称为迭代阈值法。下面介绍迭代阈值算法的自动估计阈值过程。

（1）根据图像灰度直方图选择一个初始全局阈值 T。

（2）将初始阈值 T 代入式（5-18）中分割该图像。此时将产生两个灰度区域：G_1 由灰度值大于 T 的所有像素组成，G_2 由所有灰度值小于等于 T 的像素组成。

（3）对两个区域 G_1 和 G_2 的像素分别计算平均灰度值 m_1 和 m_2。

（4）重新计算一个新的阈值 T：

$$T = \frac{1}{2}(m_1 + m_2)$$

（5）重复步骤（2）到步骤（4），直到连续迭代中的 T 值间的差小于预定参数 ΔT 为止。

通过基本全局阈值的学习，我们知道当一个目标对象与背景区分明显时，其灰度直方图具有一个清晰的波谷，此时的初始阈值 T 很好选取，同时能够很快满足 ΔT 的要求。通常 ΔT 越大，算法执行的迭代次数越少。ΔT 越小，算法执行的迭代次数越多，精度相对越高。初始阈值 T 一般选择图像的平均灰度较好。利用迭代阈值分割方法将图 5-18（a）的手部 DR 图像进行分割。

案例 5-4

观察图 5-20 迭代阈值分割图像，与图 5-18（b）进行对比发现，手指骨骼的分割更加准确清晰，但是手掌部分的骨骼没有全局阈值分割效果明显。按照迭代阈值处理方法，计算其最终阈值 T 为 71.9。通过观察灰度直方图 5-19，本图实际上为多目标阈值处理问题。该灰度直方图存在三个波峰两个波谷，第一个波峰为背景灰度区间，第二个波峰为手部肌肉组织灰度区间，第三个波峰为手部骨骼灰度区间。第一个波谷为区分背景和目标的阈值区间，第二个波谷为区分第一目标和第二目标的阈值区间，也就是区分手部肌肉组织和骨骼的阈值区间。而通过迭代计算得出的阈值 71.9 为第一波谷位置，也就是区分背景和目标的灰度阈值区间，所以会产生图 5-20 这样的分割结果。这也说明迭代阈值处理并不能区分多目标而自动选取一个更加清晰合理的阈值，但可以自动产生一个准确的阈值，经该阈值分割后的图像能够明显区分高低密度组织部分。

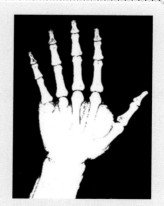

图 5-20　迭代阈值分割图像

三、局部阈值分割

正如前面所讨论的问题，噪声和非均匀光照对阈值处理中的阈值选取影响非常大，直接影响阈值处理算法的性能。面对这个问题，一般在预处理阶段会采用一些滤波或者光照补偿等处理，但是并不能达到阈值分割的效果。在这种情况下，需要一种更高级的阈值处理，可以根据局部区域范围的阈值进行划分，这就涉及可变阈值问题。本小节我们讨论这种局部阈值处理技术。

局部阈值分割主要有两种方法。一种方法是基于图像灰度 $f(x,y)$ 中的 (x,y) 的位置信息的局部阈值处理。将图像划分为不重叠的矩形区域，选择的矩形区域要足够小，以满足每个小矩形区域是近似均匀的。然后计算每个小矩形区域的阈值，并进行小矩形区域内的阈值处理，最后进行区域合并形成完整的处理后图像。该方法主要用于补偿光照或反射不均，并且被分割目标单一的图像，这类图像应用该方法效果较好。那么由于成像原理的因素，医学图像受此类干扰较小，所以该方法很少用于医学图像分割。

另一种方法是基于局部图像特性的可变阈值处理。这种方法与第一种方法相比适应性更强，更为通用。第一种区域细分方法只是针对 (x,y) 区域阈值信息，而本方法是针对图像中每一点 (x,y) 的阈值，该阈值是以一个或多个在点 (x,y) 邻域计算的特性为基础的，也就是说该阈值是每一点像素的局部特性组合。虽然阈值的计算有些费力，但是如今的计算机硬件水平的发展可以有效弥补这个问题。下面我们来具体描述该阈值的计算过程。

这里的阈值主要与图像中每一点邻域内像素的标准差和均值有关。这两个量对局部阈值描述非常有用，因为它们是局部对比度和平均灰度的描述。令 σ_{xy} 和 m_{xy} 表示一幅图像中点 (x,y) 为中心的邻域 S_{xy} 所包含的像素集合的标准差和均值。下面是该局部阈值的具体表现形式

$$T_{xy} = a\sigma_{xy} + bm_{xy} \tag{5-20}$$

其中，a 和 b 是非负常数，且

$$T_{xy} = a\sigma_{xy} + bm_G \tag{5-21}$$

其中，m_G 是全局图像均值。分割后的图像计算公式如下

$$g(x,y) = \begin{cases} 1, & f(x,y) > T_{xy} \\ 0, & f(x,y) \leq T_{xy} \end{cases} \tag{5-22}$$

其中，$f(x,y)$ 是输入图像。利用该式对图像中所有像素位置进行对比求值，并在每个像素点 (x,y) 处使用邻域 S_{xy} 中的像素计算标准差和均值，进而求出不同的阈值 T_{xy}。

使用以点 (x,y) 的邻域计算出的参数为基础的属性，有效的权值可显著增强局部阈值处理的自适应性：

$$g(x,y) = \begin{cases} 1, & Q = \text{TRUE} \\ 0, & Q = \text{FALSE} \end{cases} \tag{5-23}$$

其中，Q 是以邻域 S_{xy} 中像素计算的参数为基础的一个属性。例如，基于局部均值和标准差的属性 $Q(\sigma_{xy}, m_{xy})$：

$$Q(\sigma_{xy}, m_{xy}) = \begin{cases} \text{TRUE}, & f(x,y) > a\sigma_{xy} \text{和} f(x,y) > bm_{xy} \\ \text{FALSE}, & \text{其他} \end{cases} \tag{5-24}$$

式（5-22）是式（5-23）的一种特殊情况，它是在 $f(x,y) > T_{xy}$ 时令 Q 为真，而在其他情况下 Q 为假得到的。此时该局部属性仅简单地基于每一点的灰度值。

> **案例 5-5**
> 　　图 5-21（a）为之前基本全局阈值处理和迭代阈值处理使用的手部 DR 图像，我们继续使用该图像进行局部阈值处理。观察分割结果，与前两种方法进行对比并总结分割效果和适用情况。
> 　　图 5-21（d）显示了一幅经过局部阈值分割后的图像。通过对比全局阈值分割和迭代阈值分割结果，局部阈值分割能够把手部骨骼高密度区域很清晰地分割出来。图 5-21（a）有三个主要的灰度级，因此该图属于双阈值分割问题，我们用大小为 3×3 的邻域对图像进行局部标准差和均值计算，同时也采用了腐蚀算子对干扰进行剔除，最终确定 T 值对图像完成局部阈

值分割。从分割结果来看，在面对这类多目标多阈值的分割问题时，局部阈值处理效果要明显优于前两种阈值分割方法。而医学图像从空间上来讲属于离散数字矩阵，目标特征分布具有明显的不连续性，所以会经常面对多目标和多阈值问题。局部阈值分割对局部区域内的灰度变化具有敏感的反馈和判断，所以在面对多目标分割问题上能够有效地进行分割。

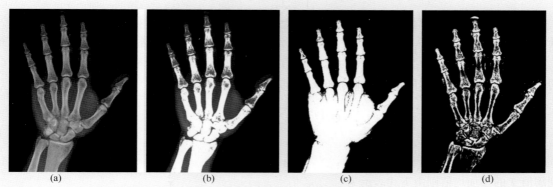

图 5-21　（a）手部 DR 图像；（b）全局阈值分割结果；（c）迭代阈值分割结果；（d）局部阈值分割结果

四、大津阈值分割

大津阈值分割方法也被称为最大类间方差法，也经常简称为 Otsu 方法。最大类间方差法是由日本学者大津于 1979 年提出的，是一种自适应的阈值确定的方法。它是按图像的灰度特性，将图像分成背景和目标两部分。背景和目标之间的类间方差越大，说明构成图像的两部分的差别越大，当部分目标错分为背景或部分背景错分为目标都会导致两部分差别变小。因此，使类间方差最大的分割意味着错分概率最小。在对该方法进行分析时会用到概率密度函数（PDF）和概率论相关知识来简化该方法。最大类间方差法有一个重要的特性，就是他完全以在一幅图像的直方图上执行计算为基础，而直方图是很容易得到的一维阵列。

令一幅像素大小为 $M \times N$ 的图像中 L 个不同灰度级为 $\{0,1,2,\cdots,L-1\}$，n_i 表示灰度级为 i 的像素数。那么图中像素总数 $MN = n_0 + n_1 + n_2 + \cdots + n_{L-1}$。图 5-22 为目标图像归一化直方图，假设我们选择阈值 T（$0 < T < L-1$），阈值 T 将图像分为两部分：背景区域 C_1 和对象区域 C_2，C_1 区域由小于阈值 T 的灰度值像素组成，即 $[0, T]$ 内的所有像素；C_2 区域由大于阈值 T 的灰度值像素组成，即 $[T, L-1]$ 内的所有像素。由概率密度函数 PDF 可知：

$$p_i = \frac{n_i}{MN} \tag{5-25}$$

$$\sum_{i=0}^{L-1} p_i = 1, \quad p \geqslant 0 \tag{5-26}$$

此时，p_i 表示在直方图中灰度为 i 的概率。图像灰度中被分配到区域 C_1 的概率为 $P_1(T)$，分配到区域 C_2 的概率为 $P_2(T)$，那么有

$$P_1(T) = \sum_{i=0}^{T} p_i \tag{5-27}$$

$$P_1(T) + P_2(T) = 1 \tag{5-28}$$

$$P_2(T) = \sum_{i=T+1}^{L-1} p_i = 1 - P_1(T) \tag{5-29}$$

那么分配到区域 C_1 的像素的平均灰度值为

$$m_1(T) = \sum_{i=0}^{T} iP(i/C_1)$$
$$= \sum_{i=0}^{T} iP(C_1/i)P(i)/P(C_1) \qquad (5\text{-}30)$$
$$= \frac{1}{P_1(T)} \sum_{i=0}^{T} ip_i$$

其中，$P(i/C_1)$ 表示在 C_1 区域中灰度 i 的概率；该式第二行是第一行根据贝叶斯公式展开得到；第三行是由于第二行中 $P(C_1/i)$ 的概率为 1，而 $P(i)$ 就是直方图灰度 i 的概率 p_i，$P(C_1)$ 就是区域 C_1 的概率，也就是 $P_1(T)$。同理，分配到区域 C_2 的像素的平均灰度值为

$$m_2(T) = \sum_{i=T+1}^{L-1} iP(i/C_1)$$
$$= \frac{1}{P_2(T)} \sum_{i=T+1}^{L-1} ip_i \qquad (5\text{-}31)$$

到阈值 T 的累加均值则由下式表示为

$$m(T) = \sum_{i=0}^{T} ip_i \qquad (5\text{-}32)$$

而整幅图像的平均灰度则由下式表示为

$$m_G = \sum_{i=0}^{L-1} ip_i \qquad (5\text{-}33)$$

根据前面公式以及平均灰度的概率分配则有

$$P_1 m_1 + P_2 m_2 = m_G \qquad (5\text{-}34)$$

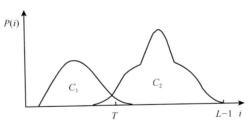

图 5-22　目标图像归一化直方图

我们引入可分性度量 η 来评价阈值 T 的分割质量，该度量由全局方差 σ_G^2 和类间方差 σ_B^2 构成：

$$\eta = \frac{\sigma_B^2}{\sigma_G^2} \qquad (5\text{-}35)$$

$$\sigma_G^2 = \sum_{i=0}^{L-1} (i - m_G)^2 p_i \qquad (5\text{-}36)$$

$$\sigma_B^2 = P_1(m_1 - m_G)^2 + P_2(m_2 - m_G)^2 \qquad (5\text{-}37)$$

该表达式可以根据式（5-28）和式（5-34）代入化简，同时引入式（5-29）～式（5-33）来进行简化计算得到下式

$$\sigma_B^2 = P_1 P_2 (m_1 - m_2)^2$$
$$= \frac{[m_G P_1 - m]^2}{P_1(1 - P_1)} \qquad (5\text{-}38)$$

通过该式简化结果可以发现，最终只需计算 m 和 P_1 两个参数，而全局均值参数 m_G 只需计算一次。

同时观察式（5-38）第一行可以看出，两个均值 m_1 和 m_2 彼此隔得越远，σ_B^2 越大，这表明类间方差是类之间的可分性度量，当 $\eta=0$ 时，表示图像中的灰度级相同，仅存在一类像素，其单个类的可分性为零。由于 σ_G^2 是一个常数，最大化这一度量等价于最大化 σ_B^2。我们目标是确定阈值 T，也就是确定最大化类间方差时的 T 值。我们将 T 引入公式

$$\eta(T)=\frac{\sigma_B^2(T)}{\sigma_G^2} \qquad （5-39）$$

$$\sigma_B^2(T)=\frac{\left[m_G P_1(T)-m(T)\right]^2}{P_1(T)\left[1-P_1(T)\right]} \qquad （5-40）$$

所以最佳阈值 T^*，使得 $\sigma_B^2(T)$ 最大化，计算所有满足条件的 T 值，并选取使 $\sigma_B^2(T)$ 大的 T 值。当 η 越大时，说明构成图像两部分的差别越大，这样目标被错分为背景或背景被错分为目标的概率变小，此时为最佳阈值 T^*。

通过下面的例子来观察 Otsu 最佳阈值分割的具体处理效果。图 5-23（a）为一幅胸部 CT 图像，图 5-23（b）为经过 Otsu 最佳阈值处理后的图像，观察该图可以发现，原图的肺部气管及纵隔等高密度区域被分割标记出来。

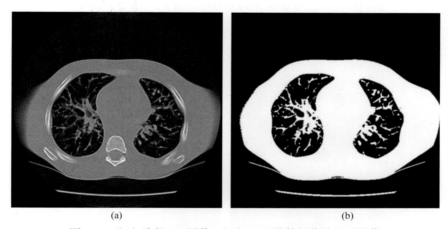

(a)　　　　　　　　　　　　　　(b)

图 5-23　（a）胸部 CT 图像；（b）Otsu 最佳阈值处理后图像

通过计算图 5-23（a）的最大类间方差的 T 值为 94，利用式（5-18）将图像进行分割，得到图像如图 5-23（b）所示。利用该方法我们可以得到肺内气管中的高密度信息以及纵隔内的面积信息，将该方法进行改进可以用于观察肺部结节和计算肺内容积等辅助诊断工具。但目前单从 Otsu 最佳阈值处理后的图像来看还无法达到该要求，我们需要在该阈值处理的基础上进行改进才能分割出更多细节，把边缘轮廓标记得更加清晰，这样我们的阈值分割效果可能会更好。在之后的利用边缘改进阈值处理中会详细介绍如何实现这一过程。

五、利用边缘改进阈值分割

基于阈值处理的基本知识，我们得到如下结论：如果直方图的波峰是高、窄、对称的，同时被较深的波谷分开，则有很大的机会去选取一个"较好"的阈值。如果一个大背景区域上的一个小物体（或小背景大物体）组成的图像的直方图将会有一个较大的波峰，由于背景像素过度集中，而目标像素区域在阈值的选择过程中很容易被平均或剔除掉，这可能直接导致阈值处理失败。所以针对这种小区域应该加以标记或在分割的过程中逐步缩小到目标区域。

根据前面几节的知识，我们知道边缘检测对图像灰度变化区域十分敏感。同时不同的边缘算子

对细小的变化仍可以做出准确的判断，这些细小的边缘也是十分重要的图像信息，所以应当将这类细节边缘与原图进行结合判断，同时对结合后的图像再次进行阈值分割，此时的边缘细节像素不会丢失，也能得到相应的阈值分割图像。我们可以先用本章第三节中讨论的任何一种方法来计算一幅边缘图像，该边缘算子选择时应考虑目标的实际特征。再将边缘图像与原图进行结合，此时的图像中的目标特征被加强标记。之后再根据不同阈值分割特点，选择合适的阈值 T 对结合后的图像进行阈值分割。下面来看一个实际分割的例子。

继续对图 5-23（a）胸部 CT 图像进行处理分析，图 5-24（a）为图 5-23（a）的边缘检测图像，使用的边缘检测算子为 Canny 算子，该算子的特点在上文中已经详细介绍，不再赘述。现将边缘检测后的图像与原始图像进行信息叠加，得到一幅细节信息被加强的图像 5-24（b）。针对这幅图像进行阈值处理，分割出全部所需的目标。分别采用大津阈值分割和局部阈值分割两种阈值分割方法对加强图像进行分割处理，分别得到处理结果图像如图 5-24（c）和（d）所示。同是使用大津阈值分割法，图 5-24（c）保留的细节信息要明显多于图 5-23（b）。这说明前期增强的细节信息被保留下来，表明我们前期图像信息叠加的预处理方式有助于图像阈值处理的效果。再来详细观察图 5-24（d），是图 5-24（b）经过局部阈值分割之后的图像。可以看到细节边缘轮廓被完整地保留下来，同时在轮廓内部的高密度和强变化的局部区域也被标记出来。根据该方法的处理效果，我们可将此类方法延伸到多种图像分割应用中，比如，一些辅助诊断标记和置入物标记的应用。

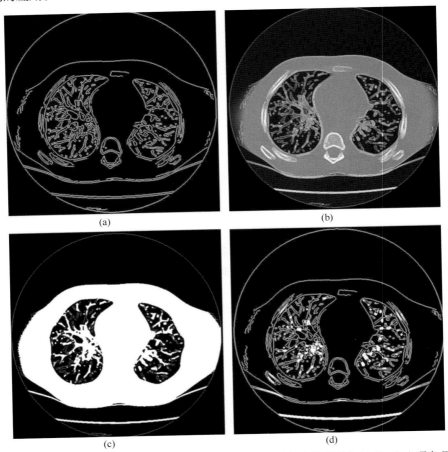

(a)　　　　　　　　　　(b)

(c)　　　　　　　　　　(d)

图 5-24　（a）胸部 CT 图像 Canny 边缘检测结果；（b）胸部 CT 图与边缘图叠加结果；（c）叠加图像的大津阈值分割结果；（d）叠加图像的局部阈值分割结果

目前各类图像分割方法众多,而阈值处理方法作为一种简单有效的图像分割方法经常被穿插应用在各类图像分割方法中。所以我们应当熟悉各类基本图像分割方法,再结合相应的优点进行算法改进。根据不同目标的不同特点,将算法进行有效的改进或者结合,有时候可以取得不错的效果。而阈值处理算法计算过程简单直接,很容易添加到各类算法中,所以我们要灵活应用各类阈值分割算法,并针对各种实际医学图像的特征进行算法的改进。

第五节　基于区域的医学图像分割

对医学图像分割的目的是将一幅图像划分为我们想要的多个区域,每个目标区域有其独有特征。本章第三节的边缘分割方法是基于灰度级的不连续特性来寻找区域间的边界,第四节的阈值分割方法是基于图像的像素特性(灰度值或其局部特性)分布的阈值处理来达到目标区域划分。那么本节来讨论两种可以直接寻找目标区域为基础的分割方法——区域生长分割法和区域分裂与合并。

一、区域生长分割法

区域生长顾名思义是按照预先设定的生长规则以像素点或子区域为"种子"进行生长,生长的过程就是按照生长规则将性质相似的邻域像素添加到种子区域,最终形成生长区域。

首先我们来看区域生长中"种子"的选择,通常我们根据目标特征性质来选择一组或多组起始点。根据生长规则把相同特性的像素分配给各个区域,在这个区域中满足如下特性的像素点可以作为种子(或子区域)。

(1)完备性:每个种子(或子区域)均属于区域内。

(2)连通性:每个种子(或子区域)都是一个连通区域。

(3)独立性:对于任意两个种子(或子区域)均无交集。

(4)单一性:每个(或子区域)内的灰度级相等。

(5)互斥性:任意两个种子(或子区域)的灰度级不等。

在生长规则中需要把握两个问题:一个是相似性准则,另一个是终止规则。相似性准则是将满足条件性质的像素纳入生长区域,那么相似性准则的选择不仅取决于我们的目标特征,也受目标图像的数据类型影响。例如,在医学影像中,就是基于灰度级和空间特性的描绘对子区域进行分析,在医学上的病灶判断也是根据局部区域内的灰度值变化和空间关系变化来进行分析。而终止规则就是当不再有像素满足加入该区域的条件时,区域生长就会停止。在区域生长和终止的过程中不仅要考虑灰度值、纹理等这些局部条件,也要考虑像素的变化过程和相互关系,以及正在生长的区域的形状。下面我们来看区域生长算法的具体描述过程。

输入一幅图像,其矩阵表示为 $f(x, y)$; $S(x, y)$ 表示一个种子生长区域的矩阵,在该区域中种子点位置处为 1,其他位置处为 0; Q 表示在每个位置 (x, y) 处的相关属性。那么一个基于 8 连通的区域生长算法过程如下。

(1)首先在 $S(x, y)$ 区域中搜索全部连通分量,将每个连通分量腐蚀为一个像素;并将这些被腐蚀后的像素标记为 1,把区域内所有其他像素标记为 0。

(2)对坐标 (x, y) 处条件属性 $f_Q(x, y)$ 进行判断,如果输入图像在该坐标处的相关属性满足给定的属性 Q ,则令 $f_Q(x, y) = 1$,否则令 $f_Q(x, y) = 0$ 。

(3)图像 $g(x, y)$ 是这样形成的:把 f_Q 中 8 连通种子点的所有 1 值点,添加到 $S(x, y)$ 中的每个种子点。

(4)利用不同的区域标记将 $g(x, y)$ 中的每个连通分量进行区分,标出每个不同的连通分量就是由区域生长得到的分割图像。

　　下面通过两个区域生长的实际例子来观察该算法的分割效果。这两个例子的原始图像相同，都选择一幅胸部 CT 图像作为处理对象。但是选择的初始种子点的位置不同，图 5-25(a)和图 5-26(a)为待分割的原始图像添加不同种子位置的图像。图 5-25（a）所选择的初始种子点 $S(x,y)$ 的区域在纵隔及其周围灰度值近似连通处。图 5-25（b）是通过区域生长算法将满足属性条件的像素纳入生长区域，使用灰度差作为一种相似性度量，则将满足该相似性度量的每个位置 (x,y) 进行标记，此时我们将满足条件的像素置 1。图 5-25（c）是将确认生长区域后的图像进行腐蚀处理，修正生长区域中的干扰空洞的影响。图 5-25（d）是将标记后的生长区域在原图中进行定位，采用的运算是将处理后生长区域与原图进行叠加。

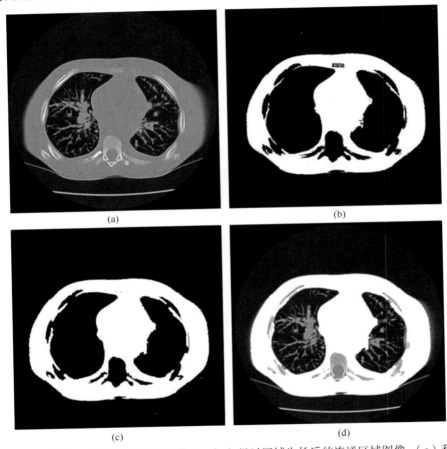

图 5-25　例 1：（a）胸部 CT 图像的种子初始位置；（b）经过区域生长后的连通区域图像；（c）利用腐蚀处理后区域生长图像；（d）原图经过区域生长后的标记图像

　　再来看同一幅不同种子起始点图像的处理结果，图 5-26（a）显示其种子点位置在肺部气管区域。图 5-26（b）也是经过区域生长之后进行区域标记的图像，将满足条件属性的连通区域进行置 1。图 5-26（c）是在图 5-26（b）基础上进行腐蚀操作，提出空洞等干扰区域。最终将该生长区域与原图对应位置进行叠加运算，得到图 5-26（d）的结果，对原图完成分割标记。通过最终区域生长分割效果来看，初始种子点的选择对最终分割结果影响较明显，针对不同的生长法则即相似性度量也会对生长区域的最终形成有一定影响，总体来说区域生长适合分割目标连通性较好的图像，结合其他图像增强方法效果更好。那么对于医学图像处理来说，结合以上算法分割效果来看，可以扩展到很多临床应用功能。该算法可以作为一种临床辅助定位工具，帮助使用者筛查目标点（种子区域）的相似连通区域及其边界，有助于确定目标的大小。

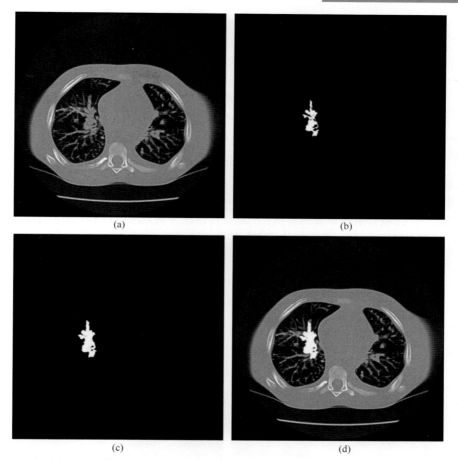

图 5-26 例 2：（a）胸部 CT 图像的种子初始位置；（b）经过区域生长后的连通区域图像；（c）利用腐蚀处理后区域生长图像；（d）原图经过区域生长后的标记图像

二、区域分裂与合并

上文我们学习了区域生长算法的基本知识，也讨论了该方法的具体算法过程和分割效果。本小节我们来学习讨论另一种基于区域的分割方法即区域分裂与合并，该方法是将目标图像细分为多个不相交的区域，然后根据规则条件合并或再分裂这些区域。下面我们先来了解分裂与合并的基础知识。

用 R 来表示一幅图像区域，对图像 R 进行分裂与合并操作来完成区域目标的搜索和分割。图像的分裂方法是将图像进行四等分，并将各区域分为越来越小的区域。那么在进行分裂前，应确定一个判定属性 Q。首先将图像 R 进行区域四等分，并对每一个区域进行属性 Q 判定，如果不满足属性 Q，使得 $Q(R) = \text{FALSE}$，则将该区域继续细分为四个子区域，继续对子区域进行属性 Q 判定，直到满足属性 Q，即 $Q(R) = \text{TRUE}$，则停止分割。我们通常用四叉树节点图来表示这一分割过程，如图 5-27 所示。图中每个节点对应待分割的区域，不满足条件的区域节点则被继续向下延伸。

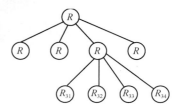

图 5-27 区域四叉树分裂示意图

在完成分裂过程后，我们需要考虑相同性质的邻域进行合并。这个合并过程也是在弥补分割过程中的不足，在每次四等分的过程中相邻区域会有同时满足属性 Q 的情况，即 $Q(R_j \cup R_k) = \text{TRUE}$，

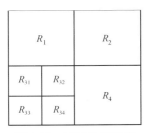

图 5-28　区域分割图像

这时需要将这些符合属性条件的邻接区域进行合并，分裂及合并效果如图 5-28 所示。

经过对分裂与合并过程的讨论，结合分裂合并示意图，我们将该过程总结如下步骤。

（1）当待分割图像 R 不满足条件 $Q(R) = \text{FALSE}$ 时，将图像 R 分裂为 4 个大小相等且不相交的区域。

（2）当满足条件 $Q(R) = \text{TRUE}$ 时，不再继续分裂。

（3）对无法进一步分裂时，对满足条件 $Q(R_j \cup R_k) = \text{TRUE}$ 的邻接区域 R_j 和 R_k 进行聚合。

（4）当无法满足聚合条件时，停止操作。

下面根据一个区域分裂和聚合的实例，来观察讨论该分割方法的效果。首先选择一幅 CT 图像进行处理，如图 5-29（a）所示为一幅胸部 CT 图像。

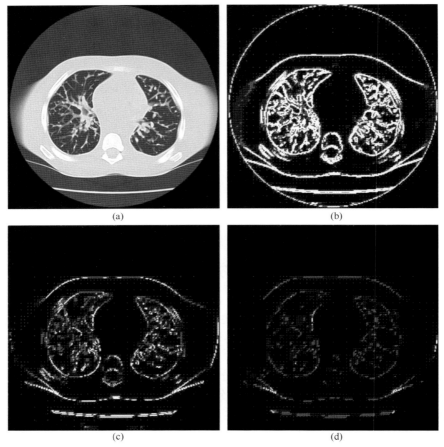

(a)　　(b)　　(c)　　(d)

图 5-29 （a）胸部 CT 图像；（b）阈值为 0.1 时分裂与合并分割结果；（c）阈值为 0.3 时分裂与合并分割结果；（d）阈值为 0.5 时分裂与合并分割结果

利用前面所提到的分裂与聚合方法对该图进行处理，那么本算法采用的分裂条件 Q 为区域内的灰度值的最大灰度与最小灰度的差值 T。如果该区域有大于 T 值的像素存在则将进行下一步分裂。本例当中灰度值经过归一化处理，分别采用 T 值为 0.1、0.3、0.5 三种条件进行对比。图 5-29（b）是 T 值为 0.1 时进行分裂和合并处理的图像，该图经过该方法进行分割后，可以明显看到类似块状的分割效果，该阈值处理结果可以保留目标大部分信息。图 5-29（c）是 T 值为 0.3 时进行分裂和聚合处理的图像，用该阈值处理的结果可以看到信息保留相对较弱，但主要轮廓信息仍在，块状分割效果更加明显。图 5-29（d）是 T 值为 0.5 时进行分裂和聚合处理的图像，该阈值的处理效果相对前两者较弱，只能保留原图中变化较明显的边缘区域，块状分割效果在三者中最明显。

第六节 基于形态学的医学图像分割

一、形态学运算基础

形态学（morphology）是生物学的一个分支，是一门研究动植物结构和形态的学科。数学形态学（mathematical morphology）在这里也可以用于从医学图像中提取表示区域形状的图像成分的工具，如骨架、凸壳和边界等。形态学技术对于图像预处理或图像后处理也有着不同的研究，如形态过滤、细度和切割。

集合理论是数学形态学的表达语言，形态学是解决大量图像处理问题的有力而一致的方法。数学形态学中的集合代表了图像中的一组不同对象。在二值图像中，图像的完整形态描述是黑白色像素的集合，讨论中的集合是二维整体空间（Z^2）的元素，在二维整数空间中，集合的多元组（二维向量）就是元素，并且坐标（x, y）中的黑色像素（或白色，根据先前的协议）是这些多元组的坐标。Z（Z^3）空间中的分量集可用于表示灰度级数字图像。像素坐标是集合中每个元素的两个分量，图像的其他属性包括更大维度空间中的集合，如颜色和随时间变化的分量。

接下来将学习数学形态学中的知识。这里学习的许多概念公式可以在 n 维欧几里得空间（E 的 n 次方）进行修改。学习从二值图像开始，Z^2 的元素是图像的不同分量。

从现在开始，重点优先级将发生变化。过去图像处理主要集中在输入和输出，并且都是图像。此后关注的重点是处理方法，输入是图像，输出是从这些图像中提取的属性，例如，实现提取图像"内涵"的目的所必需的数学基础是形态学工具和与之相关的概念。

（一）集合论的几个基本概念

令 A 为一个 Z 中的集合。如果 $a = (a_1, a_2)$ 是 A 的元素，则将其写成

$$a \in A \tag{5-41}$$

同样，如果 a 不是 A 的元素，则写成

$$a \notin A \tag{5-42}$$

不包含任何元素的集合称为空集，用符号 $\varnothing$ 表示。

这些集由两个大括号表示：$\{\cdot\}$。本节中提到的集合是对象的像素坐标或图像中描述的其他感兴趣的特征。例如，当写出形如 $C = \{w | w = -d, d \in D\}$ 的表达式时，所表达的意思是：集合 C 是元素 w 的集合。而 w 是通过用 -1 与集合 D 中的所有元素的两个坐标相乘得到的。

如果集合 A 的每个元素又是另一个集合 B 的一个元素，则 A 称为 B 的子集，表示为

$$A \subseteq B \tag{5-43}$$

集合 A 和集合 B 的并集表示为

$$C = A \cup B \tag{5-44}$$

这个集合包含集合 A 和集合 B 的所有元素。同样，集合 A 和集合 B 的交集表示为

$$D = A \cap B \tag{5-45}$$

这个集合包含的元素同时属于集合 A 和 B。

如果集合 A 和集合 B 没有共同的元素，则称为不相容的或互斥的。此时，

$$A \cap B = \varnothing \tag{5-46}$$

集合 A 的补集是不包含于集合 A 的所有元素组成的集合，表示为

$$A^c = \{w \mid w \notin A\} \tag{5-47}$$

集合 A 和集合 B 的差表示为 $A-B$，定义为

$$A-B = \{w \mid w \in A, w \notin B\} = A \bigcap B^c \tag{5-48}$$

可以看出，这个集合的元素属于集合 A，而不属于集合 B。图 5-30 说明了上面的概念。集合运算的结果在图中以灰色显示。

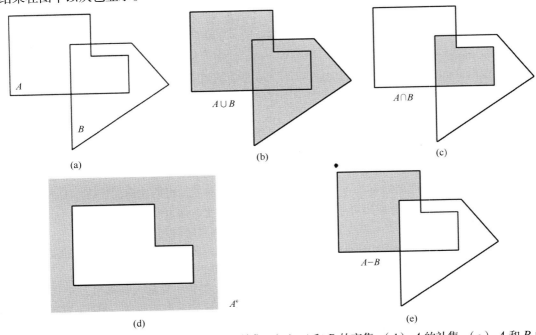

图 5-30　（a）两个集合 A 和 B；（b）A 和 B 的并集；（c）A 和 B 的交集；（d）A 的补集；（e）A 和 B 的差

需要另外两个定义来广泛应用于形态学，但它们通常不在聚集体的基本元素中找到。集合 B 的反射，表示为 $\hat{B}$，定义为

$$\hat{B} = \{w \mid w = -b, \quad b \in B\} \tag{5-49}$$

集合 A 平移到点（z_1, z_2），表示为 $(A)_z$，定义为

$$(A)_z = \{c \mid c = a + z, \quad a \in A\} \tag{5-50}$$

这两个定义如图 5-31 所示。

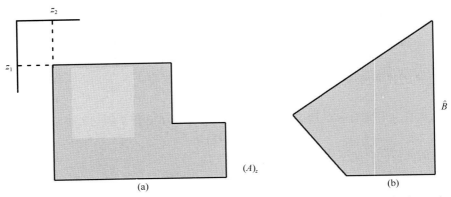

图 5-31　（a）集合 A 平移到 z；（b）集合 B 的反射（集合 A 和集合 B 来自图 5-30）

（二）二值图像的逻辑运算

本节讨论的形态学概念可以对应许多应用和二值图像。虽然本质上是简单的逻辑运算，形态图像处理算法可以作为一个强大的补充工具。在下面的讨论中，重点是逻辑操作和与图像相关的二值像素。

图像处理中使用的主要逻辑操作是或、与和非（求补），所有操作的性质如表 5-1 所示。相关操作在功能上是完美的，其他逻辑操作是通过它们之间的组合形成的。

表 5-1　三种基本的逻辑运算

p	q	p 与 q $(p*q)$	p 或 q $(p+q)$	非 p $(\bar{p})$
0	0	0	0	1
0	1	0	1	1
1	0	0	1	0
1	1	1	1	0

在图像的两个或更多个对应像素之间逐个像素地执行逻辑运算（"非"操作除外，其仅涉及单个图像的像素）。两个二进制变量的"与"仅在两个变量均为 1 时执行，当两个输入图像的两个对应像素均为 1 时，结果仅为 1 操作"与"的结果图像是 1。图 5-32 说明了逻辑图像操作的不同示例，图中黑色表示二进制 1、白色表示二进制 0（在本节中，我们使用两个约定的表达式有时会颠倒黑色（黑色或灰色）白色（白色）两个值的含义，具体取决于给定上下文中更清晰的表达式）。使用定义中的定义很容易构造其他逻辑运算。例如，异或运算为当 两个像素不同时等于 1，否则为零。该操作与"或"操作不同，"或"操作在一个或两个像素为 1 时，结果为 1。"非"-"与"操作可以选择字段中 B 存在 A 不存在的黑色像素。

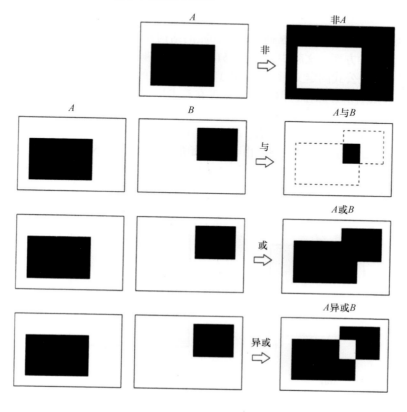

图 5-32 二值图像之间的逻辑运算

要注意刚刚讨论的逻辑操作与上文中讨论的组操作之间存在关联,并且逻辑操作是使用二进制变量,通常情况并非如此。在这种情况下,当对象是二进制变量时,类似集合中的交集操作可以被认为是"与"操作。诸如"相变"和"与"之类的术语(甚至它们的符号)通常在各种著作中交替使用,用于表示一般或二进制值的组合操作,通常它们的含义在讨论的背景下可以被很好地理解。

二、膨胀与腐蚀

通过详细研究两种类型的操作——膨胀和腐蚀,来讨论形态学操作,这两种操作是形态学处理的基础。事实上,本章讨论的许多形态学算法都是建立在这两个基本算法之上的。

(一)膨胀

由于 A 和 B 是 Z^2 中的集合,A 被 B 膨胀定义为

$$A \oplus B = \{ z | (\hat{B})_z \bigcap A \neq \varnothing \} \tag{5-51}$$

以得到 B 相对于它自身原点的映像,并且 z 对映象进行位移作为这个公式的基础。所有位移 z 的集合是 B 将 A 膨胀,这样,A 和 $\hat{B}$ 最少有一个元素是重叠的。根据这种解释,式(5-51)可以重写为

$$A \oplus B = \{ z | [(\hat{B})_z \bigcap A] \subseteq A \} \tag{5-52}$$

与在其他形态学运算中一样,集合 B 通常称为膨胀的结构元素。

在当前关于形态学方面的文献中,式(5-51)并不是膨胀定义的唯一形式。当结构元素 B 被认为是卷积模型时,膨胀公式的定义形式(5-51)比其他形式的定义更直观。这是区分其他形式定义的优点。虽然扩展基于聚合操作,但卷积是基于在算术运算中,基本卷积处理类似于关于 B 原点的卷积处理,然后逐渐移动 B 以能够在集合(图像)A 上滑动。

图 5-33(a)显示了一个简单的集合。图 5-33(b)显示了一个结构元素及其映像(黑点表示元素的原点),结构元素与其图像相同。由于 B 原始的对称性,图 5-33(c)的虚线表示初始设置为参考,实线表示 $\hat{B}$ 原点的位移 z 限制。$\hat{B}$ 和 A 超出此限制,因此,该边界内的所有点都构成了使用 B 进行的 A 的膨胀。图 5-33(d)显示了一个结构元素,设计用于在垂直方向上比在水平方向上更大的扩展。图 5-33(e)显示了该结构元件的膨胀结果。

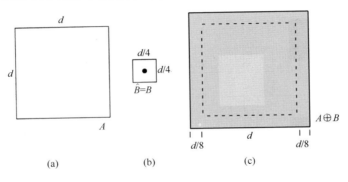

(a)　　　　　(b)　　　　　(c)

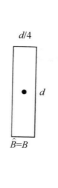

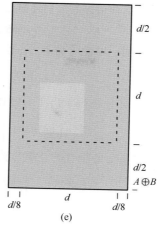

图 5-33 （a）集合 A；（b）方形结构元素（黑点为中心）；（c）B 对 A 的膨胀以阴影显示；（d）拉长的结构元素；（e）使用这个元素进行的 A 膨胀

（二）腐蚀

对 z 中的集合 A 和集合 B，使用 B 对 A 进行腐蚀，用 $A\ominus B$ 表示，并定义为

$$A\ominus B = \left\{ z \mid (B)_z \in A \right\} \qquad (5\text{-}53)$$

该公式表明腐蚀的使用是所有 B 中包含于 A 的点 z 的集合 z 平移。如在膨胀的情况下，式（5-51）不是腐蚀定义的唯一形式。由于与式（5-51）相同的原因，式（5-53）优选用于实际形态学应用。

图 5-34 说明了与图 5-33 的相似之处。图 5-34（c）显示前面的集合 A 是虚构的线条，阴影区域划分的 B 原点的后续位移的限制。集合 A 超出此限制不再完全包括这些套件。因此，在此限制范围内（即在阴影区域内），点位置构成使用 B 对 A 腐蚀。图 5-34（d）呈现一个细长的结构元素和图 5-34（e）这个元素的腐蚀 A 结果，这条直线就是对原始集合的腐蚀结果。

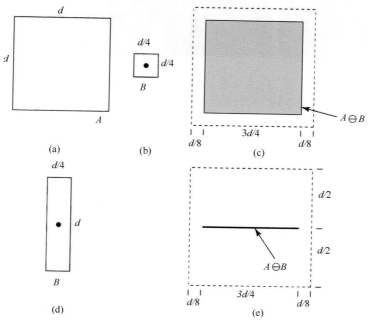

图 5-34 （a）集合 A；（b）方形结构元素；（c）由 B 对 A 腐蚀，如阴影所示；（d）拉长的结构元素；（e）使用这个元素对 A 腐蚀

膨胀和腐蚀对于集合求补运算和反射运算是彼此对偶的。即

$$\left(A\Theta B\right)^{c}=A^{c}\oplus\hat{B} \tag{5-54}$$

这个结果得到了适当的证明，以说明确定形态学表达有效性的典型方法。自腐蚀的定义有

$$\left(A\Theta B\right)^{c}=\left\{z\middle|\left(B\right)_{z}\in A\right\}^{c}$$

如果集合 $(B)_z$ 包含于集合 A ，则 $(B)_z \cap A^{c}=\varnothing$ ，此时上述公式变为

$$\left(A\Theta B\right)^{c}=\left\{z\middle|\left(B\right)_{z}\cap A^{c}=\varnothing\right\}^{c}$$

但是，满足 $(B)_z \cap A^{c}=\varnothing$ 的 z 的集合的补集是满足 $(B)_z \cap A^{c}\neq\varnothing$ 的集合。因此

$$\left(A\Theta B\right)^{c}=\left\{z\middle|\left(B\right)_{z}\cap A^{c}\neq\varnothing\right\}=A^{c}\oplus\hat{B}$$

这是从式（5-51）得出的最后一点，结论得证。

例 5.1 使用形态学腐蚀操作，去除如图 5-35 所示图像中小于指定数值的部分。

腐蚀的最简单用途之一是消除二值图像的不相关细节（指定值）。如图 5-35（a）所示，二值图像包括具有长度的正方形 1，3，5，7，9 和 15（像素）。假设只剩下最大的正方形并消除其他正方形，图像可能会被略微更小的结构元素腐蚀在这个例子中，选择尺寸为 13×13 像素的结构元素。图 5-35（b）说明了这种结构元素的使用，它允许通过扩展恢复三个方块的原来 15×15 像素尺寸。用于腐蚀的结构元素（通常，扩展不能完全恢复被破坏的物体）。实际使用了三个图形的表达式，我们给出的不是先前的声明。在结构元素中起作用的元素与相关对象具有相同的二进制值。

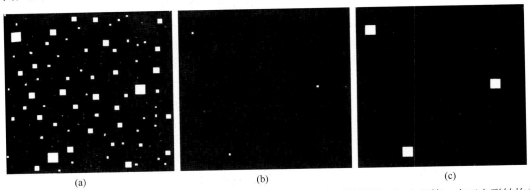

图 5-35 （a）图像内部边长为 1，3，5，7，9 和 15（像素）的正方形的图像；（b）用第一个正方形结构元素（一边有 13 像素）对（a）进行腐蚀；（c）使用相同的结构元素对（b）进行膨胀

三、开操作与闭操作

由于图像使用的膨胀，腐蚀减少了图像。本小节研究了另外两个重要的形态学操作：开操作和闭操作。通常从细粒中去除物体。突起、中断和狭窄的轮廓是平滑的并且可以开放地操作。同样使轮廓线更平滑，但是与开操作不同，可以减少断裂并且可以实现紧密的中断，可以填充轮廓线中的断裂并移除小孔。

使用结构元素 B 对集合 A 进行开操作，表示为 $A\circ B$ ，定义为

$$A\circ B=\left(A\Theta B\right)\oplus B \tag{5-55}$$

因此，用 B 对 A 进行开操作就是用 B 对 A 腐蚀，然后用 B 对结果进行膨胀。

同样，使用结构元素 B 对集合 A 的闭操作，表示为 $A\bullet B$ ，定义为

$$A\bullet B=\left(A\oplus B\right)\Theta B \tag{5-56}$$

这个公式说明，使用结构元素 B 对集合 A 的闭操作就是用 B 对 A 进行膨胀，然后用 B 对结果进行

腐蚀。

　　一个简单的几何解释（图 5-36）是关于开操作的。假设将一个（扁平的）"转球"看成是结构元素 B 。通过 B 中的点完成 $A \circ B$ 的边界，即 B 中的点所能到达的 A 边界的最远点是 B 在 A 的边界内转动时。得出了集合论的一个公式是这个开操作的几何拟合特性。这个公式说明通过求取 B 在拟合 A 时的平移的并集可以用 B 对 A 进行开操作得到。也就是说，一个拟合操作可以用开操作表示：

$$A \circ B = \bigcup \{(B)_z \mid (B)_z \subseteq A\} \tag{5-57}$$

这里 $\bigcup\{\}$ 表示大括号中所有集合的并集。

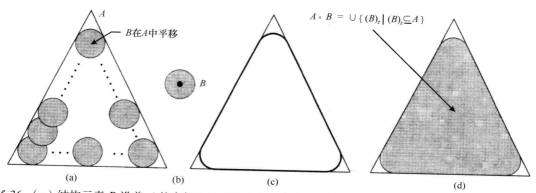

图 5-36　（a）结构元素 B 沿着 A 的内部边界转动（点表示 B 的圆心）；（b）结构元素 B ；（c）粗线是开操作的外部边界；（d）完全开操作（阴影部分）

　　类似的几何解释适用于闭操作，这些操作仅在边界外部转运 B（图 5-37）。开和闭的操作是一个对偶操作，因此，在闭操作运算中，超出边界的外部动球是一回事，$(B)_z \bigcap A \neq \varnothing$ 当且仅当对包含 w 的 $(B)_z$ 进行的所有平移都满足时成立，$A \cdot B$ 的一个元素点 w 。图 5-37 说明了闭操作的这一基本几何性质。

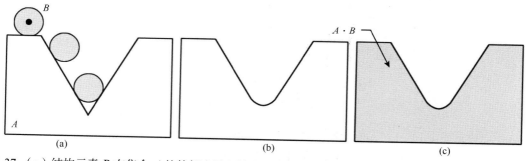

图 5-37　（a）结构元素 B 在集合 A 的外部边界上转动；（b）表示闭操作的外部边界；（c）完全的闭操作（阴影部分）

　　例 5.2　对形态学上的开操作和闭操作的简单说明。

　　图 5-38 中对开操作和闭操作进行了较为详细的描述。（a）显示了集合 A ，（b）显示了腐蚀过程中圆盘结构元素的位置。腐蚀完成后，得到如图 5-38（c）所示的连接图。注意，两个主要部件之间的桥梁已经消失。该部件的宽度比结构件的直径小；换句话说，整个部分不能完全包含结构元素。对于最合适的两个部分，情况也是如此。拆除不能调整的盘的突出部分。（d）显示了腐蚀后骨料的膨胀操作，（e）表示开操作的最终结果。注意，向外的方向角变为圆形，向内的方向角不受影响。

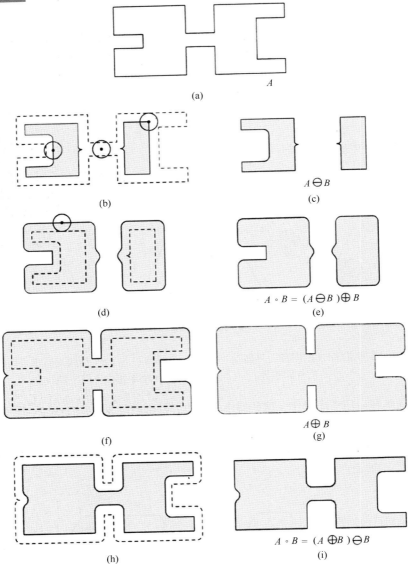

图 5-38 形态学开操作和闭操作

结构元素是图 5-38（b）中各部分显示的小圆，黑点是结构元素的中心。

类似地，图 5-38（f）～（i）显示了使用相同结构元素对 A 的闭操作的结果。我们注意到向内方向角度变圆并且方向角度向外拐角没有变化。在 A 最左边的入侵部分尺寸明显缩小，因为圆盘不能调整到这个位置。还应该注意到，不同的部分在借助于圆形结构元件打开和关闭集合 A 的操作之后，所获得的物体被平滑地处理。

开操作和闭操作是一对关于集合求补和图像对偶操作，正如这里的膨胀和腐蚀，即

$$\left(A \bullet B\right)^{c} = \left(A^{c} \circ \hat{B}\right) \qquad (5-58)$$

开操作满足下列性质：

（1）$A \circ B$ 是 A 的子集合（子图）；

（2）如果 C 是 D 的子集，则 $C \circ B$ 是 $D \circ B$ 的子集；

（3）$(A \circ B) \circ B = A \circ B$。

同样，闭操作也满足下列性质：

（1）A 是 $A \cdot B$ 的子集（子图）；

（2）如果 C 是 D 的子集，则 $C \cdot B$ 是 $D \cdot B$ 的子集；

（3）$(A \cdot B) \cdot B = A \cdot B$。

注意，操作应用的两个条件（3）不会改变单个应用程序之后由一组执行的开操作或闭操作的数量。

例 5.3 形态学滤波的开操作和闭操作的使用。

形态学操作可用于构建类似于空间滤波概念的滤波器。被噪声污染的部分指纹图像如图 5-39（a）所示。噪声在这里就像一个发光元素，在黑色背景和明亮的指纹部分上的一个模糊元素。我们的目标是消除噪声及其对打印的影响，并尽量减少图像失真。一个形态过滤器形成一个操作为此目的，可以使用闭操作然后开操作。

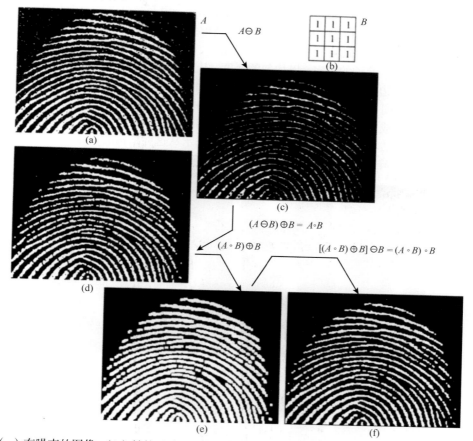

图 5-39 （a）有噪声的图像；（b）结构元素；（c）腐蚀图像；（d）A 的开操作；（e）开操作的膨胀；（f）开操作的闭操作

图 5-39（b）显示了所使用的结构元件。图 5-39 的其余部分显示了过滤操作的每个步骤。图 5-39（c）显示了通过结构元素对 A 的腐蚀结果。背景噪声在开操作腐蚀期间完全消除了，因为在这种情况下，图像的噪声部分的物理尺寸小于结构元件的尺寸。噪声元素的大小（黑点）指纹内容增加。原因是当目标具有腐蚀性时，这些项目被视为增加大小的内部限制。这种增加被图 5-39（c）中的膨胀所抵消，结果如图 5-39（d）所示，指纹中包含的噪声成分被减少或完全消除。

上述两个操作包括构成了用 B 对 A 的开操作。注意到图 5-39（d）的开操作的实际效果是消除了背景和指纹中的所有噪声。但是，指纹之间会出现新的中断。为了避免这些不良影响，在操作模式下进行了扩展，如图 5-39（e）所示。大多数中断已经恢复，但是指纹已经放大，可以通过腐蚀进行补偿。图 5-39（f）所示的结果是图 5-39（d）中开操作的闭操作，去除噪声像素的最终结果相对干净。但是这种方法有缺点，即一些指纹还没有完全修复，这种情况是可以有限地得到改进的，仅仅是因为在这个过程中没有连续性的条件。

四、分水岭分割方法

本小节讨论形态学的分水岭分割方法。

（一）基本概念

在分水岭的基础上观看三维图像，其中的两个坐标和一个灰度级关于这样的"地形"的解释其他级别的概念的三个点：①属于局部最小值的点；②当某一点放置一滴水时，它必然会落到一个最低点；③当水处于某一位置时，它会等概率地流向最小值点，满足条件②的点的总和被称为"分水岭"。满足条件③的点的集合是地形表面线的峰值，被称为"分割线"或"分水线"。

基于这些概念的分割算法的主要目的是寻找分水线，基本的想法很简单：假设一个孔在每个区域的最小值开始挖而水是流动的洞穴，以均匀的速度，从底部到水面上是不同的汇聚盆地，建大坝防止聚合，这些水坝的边界对应于分水岭的分割线，因此通过分水岭算法提取（连续）边界线。

这些想法可以通过图 5-40 作为补充，图 5-40（a）显示出标尺的简单的灰度级图像，图 5-40（b）是地形图，其中峰高是成正比的灰度级值，方便解释，结构的后部是遮盖起来的，这是为了不与灰度级值相混淆，三维表达对一般地形学是很重要的。防止水从这些结构的边缘流出，想象一个完整的地形图包围的最高值峰坝是由灰度值图像的最大值来确定的。

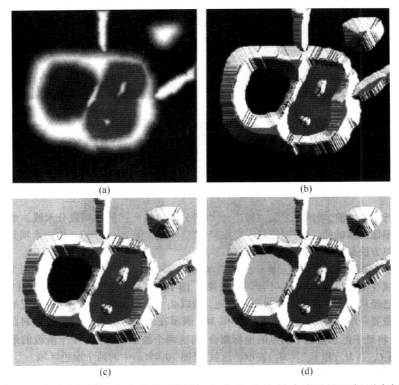

图 5-40　（a）原图像；（b）地形俯视图；（c）和（d）被水淹没的两个不同阶段

假定一个孔设置在各区域的最小值，将水从腔体以均匀的高度的速率流动，如暗区在图 5-40（b）中所示，从低到高淹没整个地形。图 5-40（c）说明水以浅灰色表示的第一阶段，并覆盖对应于图中的暗背景区域，图 5-40（d）和图 5-41（a）表明，该水升起在第一盆地和第二盆地，由于水继续上升，水最终会从一个盆地流到另一个盆地中。图 5-41（b）表示溢出第一迹象，水有效地从左盆地流动到右盆地，并在两者之间形成一个短"坝"（组成一个像素的）。如图 5-41（c）所示，地图上显示所述两个流域中，一条更长的坝，另一条水坝在右上角。这条水坝阻止了盆地中的水和对应于背景的水的聚合，这个过程不断延续，直到达到最大值水位（对应于图像中的灰度的最大值）的坝。其余部分对应于分水线，这是分割的结果。

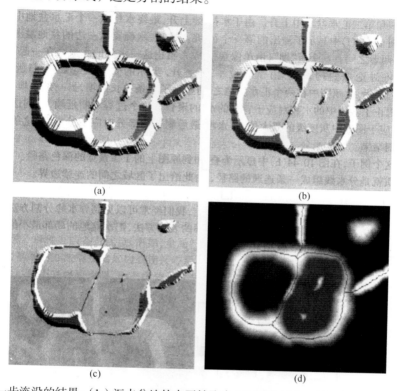

图 5-41 （a）进一步淹没的结果；（b）汇水盆地的水开始聚合（它们之间有一条短水坝）；（c）长一些的水坝；（d）最后的分水线（分割）

对于这个例子，在图 5-41（d）中显示为叠加到原图上的 1 像素宽的深色路径。注意，一条重要的性质就是分水线组成一条连通的路径，提供了一个连续的边界区域的通信路径。

分水岭分割方法的主要应用是从背景中提取几乎相同的对象。在灰度级上变化较小的区域，梯度值也较低。在实践中往往存在分离方法的盆地，作为图像它与梯度之间有较大的关系，在这种表示方法中，汇水盆地的局部最小值可以与对应于相关对象减小的梯度值相关联。

（二）水坝构造

先要考虑如何构造分水岭分割方法所需的水坝或分水线。以二值图像为基础的是水坝的构造，二维整数空间 Z^2 是属于这种图像的。使用形态膨胀是构造水坝分离二维点集的最简单方法。

图 5-42 说明了构造水坝的基本点是如何使用形态膨胀的。淹没步骤的第 $n-1$ 步时的图像是两个汇水盆地的部分区域在图 5-42（a）显示。淹没的下一步（第 n 步）的结果在图 5-42（b）显示。水从一个盆地溢出到另一个盆地，所以为了阻止这种情况的发生而建造水坝，在两个截获极小值中包含的点的坐标集合用 M_1 和 M_2 表示，是为了与紧接着要介绍的符号相一致。将这两个溢出的第 $n-1$ 阶段的最小值联系起来的是处于汇水盆地中的点的坐标集合，这就是图 5-42（a）中的两个黑色区域，用 $C_{n-1}(M_1)$ 和 $C_{n-1}(M_2)$ 表示。

用 $C[n-1]$ 表示这两个集合的联合。有两个连通分量的是图 5-42（a），而有一个连通分量的是图 5-42（b）。前面两个分量被包含在这个连通分量中，并用虚线表示。一个连通分量由两个连通分量变成这个事实说明，淹没的第 n 步两个汇水盆地中的水聚合了，此时的连通分量用 q 表示。注意，可以通过使用"与"操作（$q \cap C[n-1]$）从 q 中提取出来第 $n-1$ 步中的两个连通分量。同时，构成了一个单一的连通分量是属于独立的汇水盆地的所有点。

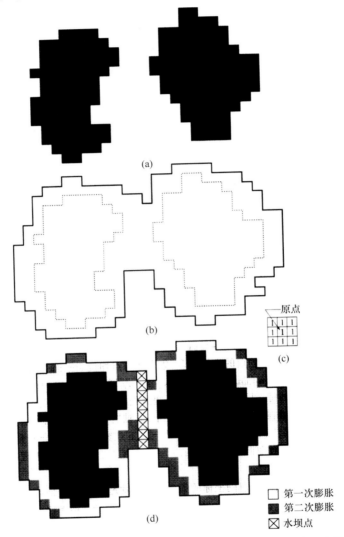

图 5-42　（a）在淹没的第 $n-1$ 阶段淹没的汇水盆地的两个部分；（b）淹没的第 n 阶段，显示出两个盆地间的水已经溢出（为了显示清晰，水用白色表示而不是黑色）；（c）用于膨胀的结构元素；（d）扩展的结果和水坝的构造

假设通过使用图 5-42（c）显示的结构元素膨胀得到图 5-42（a）的每个连通分量，在两个条件下：① q 的约束限制了膨胀（这意味着结构元素的中心只能定位于 q 中是在膨胀过程中）；②不能执行膨胀是在引起集合聚合的那些点上（成为单一的连通分量）。图 5-42（d）表明每个初始连通分量的边界是在首轮膨胀（浅灰色表示）中使用。需要留心的是，每个点在膨胀过程中都满足条件①。没有应用于任何点是在条件②在膨胀处理中，因此每个区域的边界都进行了均匀扩展。

在第二次膨胀（中等灰度表示）中，当几个不满意的点满足条件②时，图中显示了断开的周长。显然，只有那些满足上述两个条件的点才能写出一条路径。图 5-42（d）路径的由交叉点表示 1 像素的宽度的连通路径，希望这条路径组成在淹没的第几阶段得到的水坝，这种水平淹没水坝，水坝构造来自大于路径中所有点的图像中灰度值的最大值。所有坝的高度通常设置为 1 加上最大允许值图像中的灰度。这使得在水位上升的情况下可以防止水穿过大坝的一部分。应特别注意这样建造的大坝是连接的一个元素，也就是我们想要划分的边界。换句话说，这种方法消除了中断分离线的问题。

虽然上述讨论的过程通过一个简单的例子来说明，但用于处理更复杂情况的方法却完全相同，包括使用图 5-42（c）所示的 3×3 对称结构元素。

■ （三）分水岭分割算法

令 $M_1, M_2, \cdots, M_R$ 为表示图像 $g(x, y)$ 的局部最小值点的坐标的集合。令 $C(M_i)$ 为一个点的坐标的集合，这些点位于与局部最小值 M_i（回想无论哪个汇水盆地内的点都组成一个连通分量）相联系的汇水盆地内。符号 min 和 max 代表 $g(x, y)$ 的最小值和最大值。最后，令 $T[n]$ 表示坐标 (s, t) 的集合，其中 $g(x, y) < n$，即

$$T[n] = \{(s, t) \mid g(s, t) < n\} \tag{5-59}$$

在几何上，$T[n]$ 是 $g(x, y)$ 中的点的坐标集合，集合中的点均位于平面 $g(x, y) = n$ 的下方。

整数量从 $n = \min + 1$ 到 $n = \max + 1$ 是随着水位不断增加，图像中的地形会被水漫过。算法需要知道处在水位之下的点的数目，是在水位漫过地形的过程中的每一阶段。就概念上讲，假设 $T[n]$ 中的坐标被"标记"为黑色并处在 $g(x, y) = n$ 平面之下；被标记为白色是所有其他坐标。当水位以任意增量 n 增加时，从上向下观察 xy 平面，可以看到一幅二值图像。函数中低于平面 $g(x, y) = n$ 的点与图像中黑色点对应。这种解释对于理解下面的讨论很有帮助。

汇水盆地中点的坐标的集合可以用 $C_n(M_i)$ 表示，与第 n 阶段被淹没的最小值有关的是这个盆地。参考前一段的讨论，$C_n(M_i)$ 也可以被看成是由下式给出的二值图像：

$$C_n(M_i) = C(M_i) \cap T[n] \tag{5-60}$$

换句话说，如果 $(x, y) \in C(M_i)$ 且 $(x, y) \in T[n]$，则在位置 (x, y) 有 $C_n(M_i) = 1$；否则 $C_n(M_i) = 0$。对于这个结果在几何上的解释很简单，只需在水溢出的第 n 阶段使用"与"算子将 $T[n]$ 中的二值图像分离出来即可。$T[n]$ 是与局部最小值 M_i 相联系的集合。

接下来，令 $C[n]$ 表示在第 n 阶段汇水盆地被水淹没部分的合集：

$$C[n] = \bigcup_{i=1}^{R} C_n(M_i) \tag{5-61}$$

然后令 $C[\max + 1]$ 为所有汇水盆地的合集：

$$C[\max + 1] = \bigcup_{i=1}^{R} C(M_i) \tag{5-62}$$

可以看出，处于 $C_n(M_i)$ 和 $T[n]$ 中的元素在算法执行期间是不会被替换的，而且这两个集合中的元素的数目与 n 保持同步增长。因此，$C[n-1]$ 是集合 $C[n]$ 的子集。根据式（5-60）和式（5-61），$C[n]$ 是 $T[n]$ 的子集，所以 $C[n-1]$ 是 $T[n]$ 的子集。从这个结论可以得出重要的结果，$C[n-1]$ 中的每个连通分量都恰好是 $T[n]$ 的一个连通分量。

找寻分水线的算法开始时设定 $C[\min + 1] = T[\min + 1]$，然后算法进入递归调用，假设在第 n 步时，已经构造了 $C[n-1]$。根据 $C[n-1]$ 求得 $C[n]$ 的过程如下：令 Q 代表 $T[n]$ 中连通分量的集合。然后，对于每个连通分量 $q \in Q[n]$，有下列三个条件：

（1）$q \cap C[n-1]$ 为空；

（2）$q \cap C[n-1]$ 包含 $C[n-1]$ 中的一个连通分量；

（3）$q \cap C[n-1]n$ 包含 $C[n-1]$ 多于一个的连通分量。

根据 $C[n-1]$ 构造 $C[n]$ 取决于这三个条件。当符合条件（1），将 q 并入 $C[n-1]$ 构成 $C[n]$ 是当遇到一个新的最小值时。符合条件（2）是当 q 位于某些局部最小值构成的汇水盆地中时，此时将 q 合并入 $C[n-1]$ 构成 $C[n]$。符合条件（3）是当遇到全部或部分分离两个或更多汇水盆地的山脊线的时候。水位趋于一致使进一步的注水导致不同盆地的水聚合在一起。因此，为阻止盆地内的水溢出必须在 q 内建立一座水坝（如果涉及多个盆地就要建立多座水坝）。正如之前的解释，一条 1 像素宽度的水坝能够构造出来，是需要用 3×3 个 1 的结构元素膨胀 $q \cap C[n-1]$，并且需要将这种膨胀限制在 q 内的。

改善算法效率可以通过使用与 $g(x, y)$ 中存在的灰度级值相对应的 n 值；确定这些值及其最小值和最大值可以根据 $g(x, y)$ 的直方图。

第七节　基于模式识别的医学图像分割算法

一、基于 K 均值聚类的医学图像分割

在模式识别理论中，模式类是一组具有共同特征的模式，模式可以被认为包括一个或多个特征。模式识别的目的是区分不同的模式。从图像分割的角度来看，图像区域就是不同特征模式的"对象"，具有各自不同的特征，将感兴趣的对象从具有不同特征的模式中分离出来的过程，就是在模式识别下的图像分割。借助模式识别中的识别技术对感兴趣的"区域"进行"分类"，这是一种图像分割的有力手段。

K 均值算法是基于划分的最经典的聚类算法，其原理相对简单。算法如下所述：

（1）适当选择初始的 K 类各自的中心。

（2）对第 i 次迭代期间的样本，求其到 K 个中心的距离，然后将其归类为最近中心所在的类别。

（3）通过均值方法更新类别的中心值。

（4）所有 K 个聚类中心在经过（2）、（3）步骤迭代后，数值不再更新，结果迭代，否则继续。

K 均值算法中，距离的定义和初始中心的选择对于 K 均值在图像分割中的应用是最重要的。对于灰度图像，关注欧氏距离和像素之间的几何距离是无意义的，因此就 K 均值算法而言，主要任务是重新定义 K 均值算法中的"距离"。图像是一个短的二维矩阵，不适合选择初始中心和计算"距离"。为简化计算，我们首先将灰度图像 $I(M*N)$ 转换为 X 矩阵（$M*N$，1）。该像素之间的"距离"被定义为亮度的差。一般通常使用均匀选择来确定初始中心（跨过一定数量的像素点，确定某一个点作为中心）。使用 K 均值聚类处理的医学图像如图 5-43 所示。在选取初始聚类的时候，传统的 K 均值算法通常使用任意选择模式，这就使得 K 均值算法产生的局部最优解并非整体最优解，聚类结果由于初始聚类中心的不同而不同，且准确率也不一致。

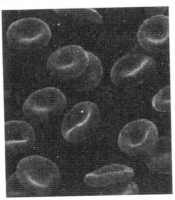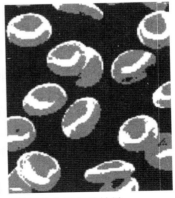

图 5-43　K 均值聚类法医学图像分割实验结果

二、基于模糊 C 均值聚类的医学图像分割

模糊 C 均值（FCM）是一种聚类方法，它允许一个数据属于两个或多个聚类。这种方法（由 Dunn 于 1973 年开发，1981 年由 Bezdek 改进）经常用于模式识别。它基于以下目标函数的最小化：

$$J_m = \sum_{i=1}^{N} \sum_{j=1}^{C} u_{ij}^m \left\| x_i - c_j \right\|^2, \quad 1 \leqslant m < \infty \qquad (5\text{-}63)$$

其中，m 是任何大于 1 的实数；u_{ij} 是集群 j 中 x_i 的隶属度；x_i 是 d 维测量数据的第 i 个；c_j 是集群的 d 维中心；$\|*\|$ 是表示任何测量数据与中心之间相似性的任何规范。

通过上面显示的目标函数的迭代优化来执行模糊划分，更新成员资格 u_{ij} 和集群中心 c_j：

$$u_{ij} = \frac{1}{\sum_{k=1}^{C} \left(\dfrac{\left\| x_i - c_j \right\|}{\left\| x_i - c_k \right\|} \right)^{\frac{2}{m-1}}}, \quad c_j = \frac{\sum_{i=1}^{N} u_{ij}^m \cdot x_i}{\sum_{i=1}^{N} u_{ij}^m} \qquad (5\text{-}64)$$

当 $\max_{ij} \left\{ \left| u_{ij}^{k+1} - u_{ij}^k \right| \right\} < \varepsilon$ 时，迭代停止。其中，ε 是 0 和 1 之间的终止标准；k 是迭代步骤。该过程收敛于 J_m 的局部最小值或鞍点。

该算法由以下步骤组成。

（1）初始化 $U = \left[u_{ij} \right]$ 矩阵，得到 $U^{(0)}$。

（2）在 k 步用 $U^{(k)}$ 计算中心向量 $C^{(k)} = \left[c_j \right]$；$c_j = \dfrac{\sum_{i=1}^{N} u_{ij}^m \cdot x_i}{\sum_{i=1}^{N} u_{ij}^m}$。

（3）更新 $U^{(k)}$，$U^{(k+1)}$

$$u_{ij} = \frac{1}{\sum_{k=1}^{C} \left(\dfrac{\left\| x_i - c_j \right\|}{\left\| x_i - c_k \right\|} \right)^{\frac{2}{m-1}}}$$

（4）如果 $\left\| U^{(k+1)} - U^{(k)} \right\| < \varepsilon$，则停止；否则，返回第（2）步。

如前所述，数据通过隶属函数绑定到每个集群，该函数表示该算法的模糊行为。为此，只需构建一个名为 U 的适当矩阵，其控制因子为 0 到 1 之间的数字，并表示数据与集群中心之间的隶属度。

为了更好地理解，可以考虑一个简单的一维示例。给定某个数据集，假设将其表示为分布在轴上。

如图 5-44 所示，可以确定有两个数据密集的两个聚类，用 "A" 和 "B" 来表示。在如前所述的 K 均值算法中，每个数据与特定的质心相关联，因此，这个聚类过程如图 5-45 所示。

在模糊 C 均值方法中，相同的给定数据不仅仅属于定义良好的集群，而是可以放在中间位置。在这种情况下，隶属函数遵循更平滑的线以指示每个数据可以属于具有不同隶属系数值的若干簇。

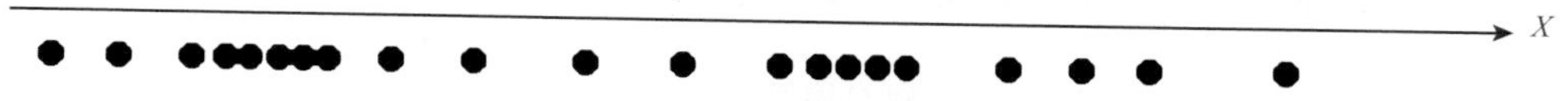

图 5-44　一维数据集合

在图 5-46 中，显示为箭头所指的标记点的数据更多地属于"B"群集而不是"A"群集。$m = 0.2$ 的值表示对于这样的数据的"A"的隶属度。现在，我们不使用图形表示，而是引入矩阵 U，其因子是从隶属函数中获取的：

$$U_{N \times C} = \begin{bmatrix} 1 & 0 \\ 0 & 1 \\ 1 & 0 \\ \cdots & \cdots \\ 0 & 1 \end{bmatrix} \qquad U_{N \times C} = \begin{bmatrix} 0.8 & 0.2 \\ 0.3 & 0.7 \\ 0.6 & 0.4 \\ \cdots & \cdots \\ 0.9 & 0.1 \end{bmatrix} \qquad (5\text{-}65)$$

（a）   （b）

式（5-65）中，矩阵（a）表示 K 均值算法；矩阵（b）表示模糊 C 均值方法；行数表示要处理的数据个数；列数表示集群的数量。对于图 5-44 给出的数据集合，有 2 列（$C = 2$ 个簇）和 N 行，其中 C 是簇的总数，N 是数据的总数。矩阵内元素用 u_{ij} 表示。

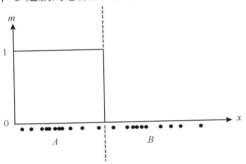

图 5-45   一维数据的 K 均值聚类过程

图 5-46   一维数据的模糊 C 均值聚类过程

在 K 均值算法中矩阵（a），系数总是单一的。这样表明每个数据只能属于一个集群。矩阵内元素用 u_{ij} 还具有以下性质。

（1）$u_{ij} \in [0,1], \quad \forall i, j$ $\qquad (5\text{-}66)$

（2）$\sum_{j=1}^{C} u_{ij} = 1, \quad \forall i$ $\qquad (5\text{-}67)$

（3）$0 < \sum_{i=1}^{N} u_{ij} < N, \quad \forall N$ $\qquad (5\text{-}68)$

使用模糊 C 均值聚类处理后的医学图像如图 5-47 所示。

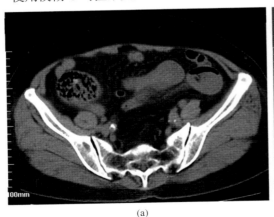
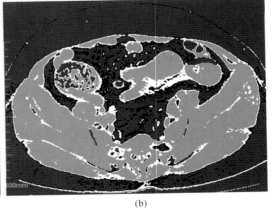

(a)   (b)

图 5-47   使用模糊 C 均值聚类处理后的医学图像

（a）原始图像；（b）处理后图像

三、基于神经网络的医学图像分割

神经网络是由大量计算单元（称为神经元）组成，这些计算单元都是非线性元素，与大脑神经元相同的互联方式组织起来协同工作。按照此种工作方式所得到的模型有很多不同的名称，包括分布式并行处理模型（PDP）、神经形态系统、神经计算机、神经网络、分层自适应网络模型等。使用神经网络工具，可以通过模式集合训练，自适应地导出判别函数系数。

（一）两个模式类的感知器

在这种基本形式中，感知器"学习"了线性判别功能，将两个线性分离的训练集合一分为二，如图 5-48 所示。

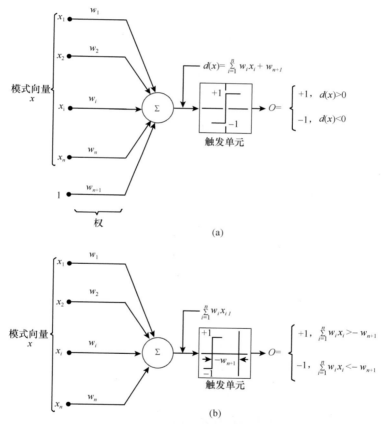

图 5-48　两类模式的感知器模型的等效描述

这个基本装置的响应基于输入值的加权和，即

$$d(\boldsymbol{x}) = \sum_{i=1}^{n} w_i x_i + w_{n+1} \tag{5-69}$$

系数 $w_i, i = 1, 2, \cdots, n, n+1$ 被称为权值，输入元素在输入门限元件之前相加并进行修正。在神经网络中，权值与大脑神经系统中的神经突触是很类似的。

当 $d(\boldsymbol{x}) > 0$ 时，门限元件将感知器输出置为 $+1$，这意味着模式 $\boldsymbol{x}$ 被识别并被归类 ω_1；当 $d(\boldsymbol{x}) < 0$ 时，情况正好相反；当 $d(\boldsymbol{x}) = 0$ 时，$\boldsymbol{x}$ 在分离两类模式的判别平面上，无法给出确定的条件。感知器获得确定的判别边界条件是通过式（5-69）强制为 0 获得的，即

$$d(\boldsymbol{x}) = \sum_{i=1}^{n} w_i x_i + w_{n+1} = 0 \tag{5-70}$$

这是 n 维模式空间中的超平面方程。从几何角度来看，前 n 个系数确定超平面的方向，而最后的系数是从原点和超平面之间的距离成比例。于是 $w_{n+1} = 0$ ，则超平面通过模式空间的原点。同理，$w_j = 0$ ，则超平面平行于 x_j 轴。

在图 5-48（a）中，$d(\boldsymbol{x})$ 的符号决定着门限元素的输出：

$$\mathrm{OUT} = \begin{cases} +1, & \sum_{i=1}^{n} w_i x_i > -w_{n+1} \\ -1, & \sum_{i=1}^{n} w_i x_i < -w_{n+1} \end{cases} \tag{5-71}$$

图 5-48（b）中显示的实现组态等同于图 5-48（a）中所显示的实现组态，唯一的差别是门限函数表示为 $-w_{n+1}$ ，且不再有常量 1 输入。

此外还有一个常用公式是通过添加第 $n+1$ 个元素来扩展模式向量的，该第 $n+1$ 个元素始终为 1 ，独立于其他类成员。由一个模式向量 $\boldsymbol{x}$ 通过令 $y_i = x_i, i = 1, 2, \cdots, n$ ，再增加元素 $y_{n+1} = 1$ 得到扩展的模式向量 $\boldsymbol{y}$ 。式（5-69）变成

$$d(\boldsymbol{y}) = \sum_{i=1}^{n} w_i y_i = \boldsymbol{w}^{\mathrm{T}} \boldsymbol{y} \tag{5-72}$$

$\boldsymbol{y} = (y_1, y_2, \cdots, y_n, 1)^{\mathrm{T}}$ 现在是一个扩展模式向量，并且 $\boldsymbol{w} = (w_1, w_2, \cdots, w_n, w_{n+1})^{\mathrm{T}}$ 称为权重向量。上式在使用符号方面更为简便。

（二）训练算法

1. 线性可分离类 对于两个可分离的线性训练集，可以根据简单的迭代算法获得权重向量。对于分别属于类 ω_1 和 ω_2 扩展了模式向量的两个训练集，设 $\boldsymbol{w}(1)$ 为一个任选类的初始权重向量迭代的第 k 步后，如果 $\boldsymbol{y}(k) \in \omega_1$ ，且 $\boldsymbol{w}^{\mathrm{T}}(k) \boldsymbol{y}(k) \leqslant 0$ ，则用下式替代 $\boldsymbol{w}(k)$ ：

$$\boldsymbol{w}(k+1) = \boldsymbol{w}(k) + c\boldsymbol{y}(k) \tag{5-73}$$

其中，c 是一个正的补偿增量。相反，如果 $\boldsymbol{y}(k) \leqslant \omega_2$ ，且 $\boldsymbol{w}^{\mathrm{T}}(k) \boldsymbol{y}(k) \geqslant 0$ ，则用下式替代 $\boldsymbol{w}(k)$ ：

$$\boldsymbol{w}(k+1) = \boldsymbol{w}(k) - c\boldsymbol{y}(k) \tag{5-74}$$

否则，令 $\boldsymbol{w}(k)$ 不变：

$$\boldsymbol{w}(k+1) = \boldsymbol{w}(k) \tag{5-75}$$

在该算法中，模式仅在训练过程的第 k 步被错误分类时才会改变 $\boldsymbol{w}$ 。如果校正增量 c 为正，则现在是常数，有时会将此算法划分为固定增量校正规则。

当通过机器循环对两类的整个训练没有出现错误时，则算法就收敛。如果模式的两个训练集合是线性可分离的，那么固定增量校正规则在有限步内收敛。

2. 不可分离的类 然而，线性可分离类模式并不是一个常见的模式类。自 20 世纪 60 年代以来，大量研究者转向不可分离模式类的研究。学者沿着神经网络训练方面的进展进行研究，许多具有历史意义的不可分离模式的处理方法被提了出来。

准则函数：

$$J(\boldsymbol{w}) = \frac{1}{2}\left(r - \boldsymbol{w}^{\mathrm{T}} \boldsymbol{y}\right)^2 \tag{5-76}$$

式中，r 为期望的响应（当 $r = +1$ 时，表明扩展训练模式向量 $\boldsymbol{y}$ 属于类 ω_1 ；当 $r = -1$ 时，表明 $\boldsymbol{y}$ 属于类 ω_2 ）。准则函数的目标是当 $r = \boldsymbol{w}^{\mathrm{T}} \boldsymbol{y}$ 时，沿着 $J(\boldsymbol{w})$ 的梯度反方向逐渐调整 $\boldsymbol{w}$ ，就可以找到对应正确分类的函数最小值。设 $\boldsymbol{w}(k)$ 为第 k 次迭代的权重向量，则逆梯度算法表示为

$$w(k+1) = w(k) - \alpha \left[\frac{\partial J(w)}{\partial w} \right]_{w=w(k)} \quad (5\text{-}77)$$

式中，$w(k+1)$ 是 w 的新值，并且 $\alpha > 0$ 给出校正量。由式（5-76）可得

$$\left[\frac{\partial J(w)}{\partial w} \right] = -(r - w^{\mathrm{T}} y) y \quad (5\text{-}78)$$

把上式代入式（5-77）可得

$$w(k+1) = w(k) - \alpha \left[r(k) - w^{\mathrm{T}}(k) y(k) \right] y(k) \quad (5\text{-}79)$$

迭代所用的初始权重向量 $w(1)$ 是任意的。

在权重向量表达式里，权重增量定义为

$$\Delta w = \alpha e(k) y(k) \quad (5\text{-}80)$$

式中

$$e(k) = r(k) - w^{\mathrm{T}}(k) y(k) \quad (5\text{-}81)$$

当模式 $y(k)$ 存在时，$e(k)$ 是由权重向量 $w(k)$ 产生的误差。

在式（5-81）中，若把 $w(k)$ 变成 $w(k+1)$，但模式保持不变，则误差写成

$$e(k) = r(k) - w^{\mathrm{T}}(k+1) y(k) \quad (5\text{-}82)$$

相应的误差变化量则为

$$\begin{aligned}
\Delta e(k) &= \left[r(k) - w^{\mathrm{T}}(k+1) y(k) \right] - \left[r(k) - w^{\mathrm{T}}(k) y(k) \right] \\
&= -\left[w^{\mathrm{T}}(k+1) - w^{\mathrm{T}}(k) \right] y(k) \\
&= -\Delta w^{\mathrm{T}} y(k)
\end{aligned} \quad (5\text{-}83)$$

由于 $\Delta w = \alpha e(k) y(k)$，于是有

$$\Delta e = -\alpha e(k) y^{\mathrm{T}}(k) y(k) = -\alpha e(k) \| y(k) \|^2 \quad (5\text{-}84)$$

由上可知，由于有因子 $\alpha \| y(k) \|^2$ 的存在，使得权重的变化减少了误差。下一个输入模式使用因子 $\alpha \| y(k+1) \|^2$，开始一个新的自适应循环过程，减少下一个的误差，如此持续迭代。

α 的值控制着迭代收敛速度和稳定性。故 $0 < \alpha < 2$ 是稳定性的要求。在实际运算中，α 的范围在 $0.1 < \alpha < 1.0$ 之间。当模式类为可以分离类时，运用上面推导算法获得的解，也会产生一个分离超平面。从感知器训练的方向来看，存在一个均方误差解，并不意味着会真有一个解。这种不确定性是在可分离和不可分离的情况下，使用这个特殊公式中的收敛算法所要付出的代价。

上面讨论的这两个感知器训练算法可以推广到两类以上和非线性判别函数领域。鉴于先前做出的历史评价，再去寻找多类训练算法也没有太大的价值。

第八节 医学图像分割效果评价

图像分割算法作为图像后处理中一个最基本也是最为核心的环节，其算法种类众多，也被应用在多个领域和多种场景中。尤其是近年随着模式识别技术的快速发展，各类智能算法被不断应用在图像分割中，分割效果有了明显的提升。随着分割效果的不断精进，一些医学影像设备中增加了部分先进的图像处理功能，这些功能包括图像效果增强和辅助诊断及定位等。同时在医学影像设备的不断发展和医学图像分割算法的不断改善过程中，我们的图像处理效果的评价标准也在不断提高，但是分割效果的基本评价仍然可以按照主观评价和客观评价进行分类。

一、主 观 评 价

那么所谓图像分割的主观评价就是以人的视觉效果作为评判标准。观察者在进行评价之前，根据事先规定的评价标准和应用要求或者自身经验和兴趣，对测试图像的分割质量进行评价，并按照评价标准和要求给出评价质量分数。医学图像的质量评价大多属于主观评价，需要观察者有一定的从业经验。所以在评价过程中对观察者的选择和评价尺度的选择要有一定的要求。这两项也成为影响评价结果的重要因素。目前综合考虑这两点因素，提出一种综合处理方法即平均主观分数法。

在讨论平均主观分数法之前，我们先来了解主观评价的两种方式：绝对评价和相对评价。绝对评价是由观察者们根据事先规定的应用要求或者自身经验、兴趣、爱好，对测试图像按视觉效果进行评价，并选择观察结果的平均质量作为该分割结果图像的最终质量。观察者对分割图像质量的优劣用数字打分，通常分为五个图像质量级别，如表 5-2 所示。

表 5-2   绝对评价

图像分割质量级别	观察者视觉效果	对应分数
1 级	非常好的分割质量	5 分
2 级	较好的分割质量	4 分
3 级	中等分割质量	3 分
4 级	差的分割质量	2 分
5 级	最差的分割质量	1 分

相对评价则是由观察者将相同的原始图像按照分割效果进行对比，将分割效果从好到坏进行质量排序，通常分为七个图像质量级别，如表 5-2 所示。

表 5-3   相对评价

图像分割质量级别	观察者视觉效果	对应分数
1 级	最好的分割质量	7 分
2 级	高于该批平均水平的分割质量	6 分
3 级	稍高于该批平均水平的分割质量	5 分
4 级	平均水平的分割质量	4 分
5 级	稍低于该批平均水平的分割质量	3 分
6 级	低于该批平均水平的分割质量	2 分
7 级	最差的分割质量	1 分

在了解该两类主观评价方法后，我们来讨论一种综合处理方法即平均主观分数法，该方法目前在主观评价方法中应用较多。它利用了观察者的经验，同时结合了客观评价中的合理方法，对图像分割质量的效果评价较为合理。下面我们看下具体的实现步骤。

假设 m 为评价图像质量的级别 $m = 1, 2, \cdots, M$，S_m 为 m 级图像质量的得分，H_m 为判定图像属于 m 级的观察者人数，则被观察的分割结果图像总得分为

$$\sum_{m=1}^{M} S_m \cdot H_m \qquad （5-85）$$

观察者总数则为

$$\sum_{m=1}^{M} H_m \qquad （5-86）$$

那么，平均主观质量分数则为

$$\overline{S} = \frac{\sum_{m=1}^{M} S_m \cdot H_m}{\sum_{m=1}^{M} H_m} \qquad (5\text{-}87)$$

二、客 观 评 价

图像分割质量的客观评价是利用数学模型或参数指标对图像分割的效果进行定量描述,摆脱人为主观因素对评价过程的束缚,使得评价结果更加客观、稳定,是一类可靠的分割评价方法。客观评价方法不但可以对分割结果进行评判,还可以不借助计算而直接对算法效果进行分析和评判。因此客观评价作为一类能够定量测定图像分割质量的客观方法具有重要的意义,并且必将成为图像分割评价方法研究的主要趋势。

那么对于客观评价来说主要分为性能刻画和性能比较。性能刻画是指对分割算法在不同应用情况、不同参数组合情况以及输入图像的类型、内容、复杂度等不同时所表现出的性能进行评估。而性能比较则是对不同算法在相同情况下对分割效果进行比较,对算法性能优劣给予评估,主要用于改进或选择合适的分割算法来满足应用要求。那么二者是有相互关联和相互影响的,性能刻画使得我们对算法本身性能的理解和认识更为全面和深刻,而性能比较使我们对算法的性能刻画更具目的性和适用性。为达到分割评价的目的,对进行分割评价的研究方法有以下四点基本要求:

(1)通用性,即评价方法可以对各种类型的分割算法进行准确的评价。

(2)客观性,即评价方法必须摆脱主观评价的人为因素影响。

(3)可定量,即评价方法能以量化的形式给出直观的评价结果,以便将结果进行比较。

(4)典型性,即所采用的图像必须能代表本领域图像的特点,使评价结果具有参考价值。

无论是哪种客观评价方法,对分割算法性能或者分割效果进行评价都需要有一套评价准则或评价指标做指导。对于图像质量以及分割效果进行评价均需要采用合理的评价方法和客观的评价指标。而评价方法和评价指标主要依赖所选择的评价准则。我们知道在各类图像分割算法当中,区分边缘和区域的判定依据就是各类分割准则,所以无论是在分割过程中还是效果评判中,准则的选择都十分重要。因此,各种评价准则的参数选择、效果分析和对比成为分割评价方法研究的重点,在整个性能评判过程中起着关键性的作用。评价准则的重要性体现在两方面:首先,能够在理论上通过分析各项参数指标,来对分割算法特性和分割算法效果进行评价;其次,可以通过参数计算或参数模型对比等实验方法对分割结果进行客观定量的评价,进而决定分割算法的性能。所以选择合适的评价准则尤为重要,那么如何制定一个合理的评价准则成为我们进行质量评价的关键。一般一个好的评价准则要具备以下四点要求。

(1)普适性,即对各种类型的输入图像的分割结果进行评价都能给出恰当的结论,避免对某种分割结果分辨不清给出错误评价结论的问题。

(2)无假设,即评价对象不做任何人为假设。

(3)可比性,即评价结果必须用数字等形式量化表示,以便在不同评价结果间进行比较和评估。

(4)自适应判别精细划分,即对某幅图像有两种不同的分割结果,前者的多个分割区域的并集与后者重叠,我们称前者为后者的精细化分。由于各自的理解不同,对精细划分的认识也不同,也就是说可能有多种精细划分结果同时存在,但都认为是可取的和正确的。

我们知道图像质量客观评价中的三种类型:全参考、部分参考和无参考。在这些图像质量评价方法中,一些方法和参数对分割效果的评价也有一定参考价值。我们可以借助其中的客观参数变量来对分割效果进行评判,例如,全参考中的信噪比和均方误差,以及无参考当中的均值、标准差、熵等对图像信息完整性和视觉可接受性进行定量描述和比较。那么本章在进行各类分割算法介绍的时候,均采用实例进行算法效果展示,每个实例所用的图像大多相同,这也方便我们通过计算对比其分割效果。在每个实例后都会有分割效果的简单评价,同时我们可以根据各类算法的具体参数进行对比分析，通过调整参数后的结果找出最佳参数范围。

随着图像处理技术在各领域的广泛应用，以及理论研究不断深入，其分割性能和分割效果的评估已成为一项很有意义和亟待解决的研究课题。目前的医学图像分割效果的评估仍主要依赖于人为主观判断，如果可以将主观期望加入到分割效果的评价过程中，再结合客观数据进行判断，其评价结果将更加准确和可靠。同时将客观评价数据结合到临床图像质量判断，起到临床辅助筛选作用，可以有效指导临床工作人员获取高质量的图像。

（魏昊业　周鸿锁　魏　玲）

参 考 文 献

刘衍琦, 詹福宇, 蒋献文, 等. 2017. MATLAB 计算机视觉与深度学习实战[M]. 北京: 电子工业出版社.

聂生东, 邱建峰, 郑建立, 等. 2009. 医学图像处理[M]. 上海: 复旦大学出版社.

邱建峰, 聂生东. 2013. 医学影像图像处理实践教程[M]. 北京: 清华大学出版社.

杨杰. 2010. 数字图像处理及 MATLAB 实现[M]. 北京: 电子工业出版社.

Gonzalez R C, Woods R E. 2011. 数字图像处理[M].3 版. 北京: 电子工业出版社.

Gonzalez R C, Woods R E, Steven L. 2013. 数字图像处理的 MATLAB 实现[M]. 北京: 清华大学出版社.

第六章 医学图像配准与融合

学习要求

记忆：医学图像配准的概念、方法分类与评估；医学图像融合的概念、方法分类及评价指标。

理解：医学图像配准的步骤、各种空间变换、插值方法与相似性测度；常用的医学图像配准与融合方法。

运用：能够用基于特征点的方法对医学图像进行配准操作，并在此基础上进行医学图像的融合。

案例 6-1

多模态或多参数成像技术是指由两种或多种技术结合在一起，在疾病诊疗中具有重要作用。磁共振成像技术由于其无辐射、分辨率高、多参数成像等优点被广泛应用于临床医学与医学研究中。常规磁共振成像主要具有采集观察解剖结构的 T1 加权像和 T2 加权像，功能磁共振成像可反映人体功能方面信息以及病变导致的功能变化，主要包括弥散加权成像（DWI）、弥散张量成像（DTI）、灌注成像（PWI）、磁敏感加权成像（SWI）、波谱成像（MRS）和血氧饱和依赖成像（BOLD）等。为保证诊断的准确性，需要将解剖像和功能像融合在一起进行分析。在进行解剖像和功能像扫描时，常设置相同的扫描层面、FOV（field of view）和层厚等参数，目的是将两种图像进行配准，使其空间位置一致，确保后期的融合能够顺利进行。图 6-1 给出了不同磁共振成像及其融合图。

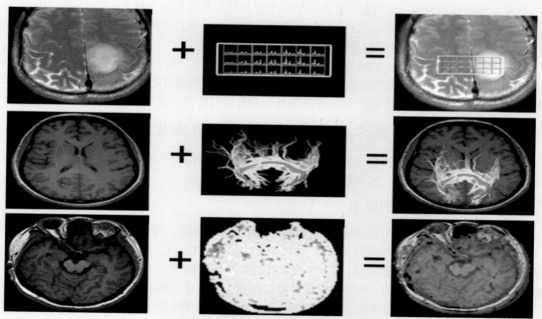

图 6-1　不同磁共振成像及其融合图

最左列为磁共振解剖成像，从上至下分别为 T2 加权像、T1 加权像和 T1 加权像；中间列为磁共振功能成像，从上至下分别为磁共振波谱（MRS）图、弥散张量纤维束（DTT）图和脑血流量（CBF）图；最右列为融合像。

问题：

1. 磁共振解剖成像与功能成像各包含哪些成像方式？
2. 磁共振解剖成像与功能成像的优缺点是什么？
3. 在将解剖像和功能像融合之前，需要进行什么操作？为什么？

本章从医学图像配准与融合的应用背景及临床应用讲起,主要介绍医学图像配准与融合的基本概念、方法分类、常用的实现方法及评价等内容。

第一节　概　　述

一、医学图像配准与融合的应用背景

随着计算机技术的飞速发展,与其密切相关的医学成像技术也是日新月异。由于成像原理的不同,各种成像技术和检查方法各有其优势与不足。例如,CT 和 X 射线具有较高的空间分辨率,对高密度的骨组织能提供清晰的图像,但对病灶本身的显示较差;而 MRI 虽然其空间分辨率不及 CT,但对人体软组织能够清晰成像,有利于病灶范围的确定。又如,PET 和 SPECT 能够提供人体组织或器官的功能和代谢的图像,但对解剖结构的描述较差;而 MRI、CT 和 X 射线对人体解剖结构描述较好,但又缺乏人体的功能信息。因此在疾病的检查和诊断中,并非一种成像技术可以适用于人体所有的器官,也不是一种成像技术能取代另一种成像技术,它们之间应该是相辅相成、相互补充的。为了提高诊断准确率,需要综合利用患者的各种图像信息。

根据医学图像所提供信息的不同,可以将医学图像分为两大类:解剖结构图像(如 MRI、CT、X 射线图像等)和功能图像(如 SPECT、PET、fMRI 等)。这两类图像各有其优缺点:解剖结构图像以较高的分辨率提供了脏器的解剖形态信息,但无法反映脏器的功能情况;而功能图像虽然分辨率较差,但它提供的脏器功能和代谢信息是解剖图像所不能替代的,而这些信息是疾病特别是肿瘤早期诊断的重要依据。

随着人工智能的发展,目前医学影像学的一个发展趋势是信息融合技术,充分利用不同类型的医学图像特点,将多幅图像结合起来,在一幅图像上同时表达来自人体的多方面信息,为医生的临床诊断提供更加全面、直观的判断依据,以提高疾病的检出率。

待融合图像常常来自不同的成像设备,这些设备在分辨率、成像角度和方位等方面各不相同,导致不同图像中相应组织的位置、大小等存在差异。因此在图像融合之前首先需要对图像进行配准操作。医学图像配准是医学图像融合的先决条件,只有经过配准,才能实现更好地融合。

二、医学图像配准与融合的临床应用

医学图像配准和融合具有重要的临床应用价值,其不仅可以用于精准诊疗,还可用于外科手术计划与放射治疗计划的制定,基于影像的脑功能研究等方面。

（一）在精准诊疗中的应用

医学图像融合技术的突破促进了多模态医学影像设备的发展。PET-CT 的出现是医学影像学的又一次革命,堪称"现代医学高科技之冠"。PET-CT 是将 PET 与 CT 完美融为一体,由 PET 提供病灶详尽的功能与代谢等分子信息,而 CT 提供病灶的精确解剖定位,一次显像可获得全身各方位的断层图像,具有灵敏、准确、特异及定位精确等特点,可一目了然地了解全身整体状况,主要应用于肿瘤、脑和心脏等领域重大疾病的早期发现和诊断。PET-MRI 是继 PET-CT 之后出现的又一融合成像系统,它集成了 MRI 成像和 PET 各自的优点,相比 PET-CT 而言,可以提供低辐射、更高组织分辨率、更多的组织参数信息。多种模态数据融合能够实现更好的协同效应,取长补短,从而提供更加丰富和准确的病理生理结构信息,达到精准诊疗。

（二）在外科手术中的应用

了解病变与周围组织的关系对制定手术方案,决定手术是否成功至关重要。脑肿瘤患者一般是采用外科手术切除肿瘤。患者的生活质量和生存时间与病灶的切除程度密切相关。如果对病灶过度切除，会造成对病灶周围重要功能区域的损害，而这种损害是不可逆转的，严重影响患者的生活质量；反之如果对病灶切除不够，残余病灶会严重影响患者的生存时间。最大限度地切除病灶，同时使主要的脑功能区域（如视觉、语言和感知运动皮层等）得以保留是外科手术的目标。为此，在手术前，一般要利用 CT 或 MRI 获取患者的脑肿瘤结构信息，利用 PET 或 fMRI 获取患者脑肿瘤周围的脑功能信息，然后对结构成像和功能成像进行配准与融合。在完成对脑肿瘤及其周围功能区精确定位的基础上，制定出外科手术计划，是对患者进行精确手术的基础。

（三）在放射治疗中的应用

在肿瘤的治疗过程中大约 70% 的患者是需要进行放射治疗的，放射治疗的目的是最大限度地把放射能量集中在靶位上，从而使周围正常组织的损害最小。在制定放疗计划时，一般是对 CT 图像和 MRI 图像进行配准与融合。其中 CT 图像用于精确计算放射剂量，MRI 图像用于描述肿瘤的结构。PET 图像和 SPECT 图像可以对肿瘤的代谢、免疫及其他生理方面进行识别和特性化处理，整合的图像可以用于改进放射治疗计划或立体定向活检手术。此外，放射治疗后扫描的 MRI 图像中，坏死组织往往表现为亮区，很容易与癌症复发混淆。可以把 MRI 图像与 PET 或 SPECT 图像进行配准，以区分坏死组织（没有代谢）与肿瘤复发（通常表现为高代谢）。

（四）在基于影像的脑功能研究中的应用

近年来，对于脑科学的重视程度逐年增加。2013 年美国推出了"脑计划"，目标包括探索人类大脑工作机制、开发大脑不治之症的疗法等。欧盟和日本也在 2013 年、2014 年相继发布了各自的"脑计划"。中国科学家在 2013 年就开始酝酿中国的"脑计划"，2016 年 3 月发布的"十三五"规划纲要将"脑科学与类脑研究"列入国家重大科技项目。随着脑计划的实施，影像技术特别是 fMRI 成为大脑研究最重要的一种手段。由于每个人大脑的大小和形状是不同的，存在个体差异，扫描的图像在空间中的坐标也不同，研究时必须要先消除个体差异，统一坐标，才能进行后续的统计分析。这时就必须采用图像配准方法，将所有个体大脑在空间上一一对齐，把所有的数据变换到一个共同空间来处理。

第二节　医学图像配准技术

一、医学图像配准的概念

医学图像配准（medical image registration）是指对于一幅医学图像寻求一种（或一系列）空间变换，使它与另一幅医学图像上的对应点达到空间上的一致。这种一致是指人体上的同一解剖点在两张图像上有相同的空间位置（位置一致，角度一致、大小一致）。配准的结果应使两幅图像上所有的解剖点或至少是所有具有诊断意义的点及手术感兴趣的点都达到匹配。

图 6-2 给出了医学图像配准示意图。对同一个患者扫描的脑部 CT 图像和 MRI 图像，由于 CT 图像主要反映的是骨组织信息，而 MRI 图像主要反映的是软组织信息。要将这两幅图像一起分析，就要将其中的一幅图像进行空间变换（包括平移、旋转、放大），使它与另一幅图像对齐，这一对齐过程就是配准。其中保持不动的 MRI 图像叫作参考图像，做变换的 CT 图像称为浮动图像。将配准后的 CT 图像与 MRI 图像进行融合就可以得到既反映骨组织又反映软组织的融合图像。

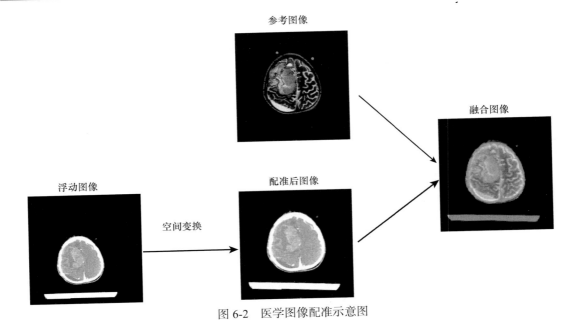

图 6-2 医学图像配准示意图

二、医学图像配准方法的分类

目前医学图像配准方法的分类没有一个统一的标准，比较流行的是 1993 年 Antoine Maintz 等提出的七种分类方法。

（一）基于图像维数的分类

根据图像维数的不同，可以将医学图像配准方法分为 2D/2D 配准、2D/3D 配准以及 3D/3D 配准。2D/2D 配准通常是指两个断层间的图像配准；2D/3D 配准通常指空间图像和投影图像（或者是单独的一个层面）间的配准；3D/3D 配准指两个三维空间图像间的配准。

（二）基于医学图像模态的分类

根据医学图像模态的不同，可以分为单模态医学图像配准和多模态医学图像配准。单模态医学图像配准是指待配准的两幅图像来自同一种成像设备。一般应用在生长监控、减影成像等。多模态医学图像配准是指待配准的两幅图像来自不同的成像设备，主要应用于神经外科的诊断、手术定位及放疗计划设计等。例如，将 MRI、CT、DSA 等解剖图像与 SPECT、PET 和 EEG 等功能信息相互结合，可以对癫痫进行手术定位。另外，由于 MRI 适用于肿瘤组织的轮廓描述，而通过 CT 可以精确计算剂量，因此，在放疗中常将二者进行配准。多模态医学图像配准是医学图像配准的重要研究内容。

（三）基于空间变换性质的分类

根据空间变换的不同，可分为基于刚体变换的配准、基于仿射变换的配准、基于投影变换的配准和基于曲线变换的配准。其中刚体变换是指只包括平移和旋转；仿射变换将平行线变换为平行线；投影变换将直线映射为直线；曲线变换则将直线映射为曲线。

（四）基于用户交互性的分类

根据用户参与的程度，可分为自动配准、半自动配准和交互配准。自动配准是用户只需提供相应的算法和图像；半自动配准是用户需初始化算法或指导算法（如拒绝或接受配准假设）；交互配准是用户在软件的帮助下进行配准。

（五）基于图像特征的分类

根据配准所利用的图像特征的不同，可以分为基于外部特征的配准和基于内部特征的配准。基于外部特征的配准是指在研究对象上设置一些标记点（这些标记点可以是立体定位框架、在颅骨上固定的螺栓或在表皮上加的可显像的标记等），这些标记点能在不同的成像模式中显示，然后再用自动、半自动或交互式的方法利用标记将图像进行配准。基于内部特征的配准主要包括三个：基于标记的配准方法、基于分割的配准方法、基于像素特性的配准方法。基于标记的配准方法分为基于解剖知识的标记（如利用人体特殊的解剖结构，一般由人工直接描述）和基于几何知识的标记（如运用数学知识得到大量的点、线、面的曲率，角落特征等）。基于分割的配准指通过图像分割获得一些配准标志。基于像素特性的配准方法是把图像内部的灰度信息值作为配准的依据，又可分为两种：一是把图像灰度信息约简成具有一定的尺度和方向的集合（如力矩主轴法）；二是在配准过程中使用整幅图像的灰度信息（如互相关法、最大互信息等）。

（六）基于配准过程中变换参数确定方式的分类

根据配准过程中变换参数确定方式可以分为两种，一种是通过直接计算公式得到变换参数的配准，另外一种是通过在参数空间中寻求某个函数的最优解得到变换参数的配准。前者完全限制在基于特征信息（如小数目的特征点集、二维曲线、三维表面）的配准中；后者所有的配准都变成一个能量函数的极值求解问题。

（七）基于主体的分类

根据主体的不同，可分为：①同一患者（intrasubject）的配准。是指将来自同一个病人的待配准图像，用于任何种类的诊断中；②不同患者（intersubject）的配准，是指待配准图像来自不同的患者，主要用在三维头部图像（MRI、CT）的配准中，既可以基于分割也可以基于灰度，变换方式多为非线性的曲线变换，有时也采用刚性变换；③患者与图谱（atlas）的图像配准，是指待配准图像一幅来自患者，一幅来自图谱，主要用于收集某些特定结构、大小和形状的统计信息。目前典型的数字化医学图谱是法国 Talairach 和 Tournoux 制作的 Talairach-Tournoux 图谱（TT atlas）。图谱和实际图像配准后，能更直观和方便地应用图谱中的信息。

三、医学图像配准的基本步骤

医学图像配准一般由以下三个步骤组成：

（1）对待配准图像 A 与参考图像 B，首先提取两幅图像的特征信息组成特征空间。

（2）根据特征空间确定一种空间变换 T，使待配准图像 A 经过该变换后与参考图像 B 能够达到所定义的相似性测度。

（3）在确定变换的过程中，还需采取一定的搜索策略也就是优化措施使相似性测度更快更好地达到最优值。

并不是所有的配准过程是按上述步骤进行的，比如，一些自动配准方法，一般不包括特征提取步骤。另外步骤（2）和（3）在实际计算中也是彼此交叉进行的。

图 6-3 给出了医学图像配准的流程。

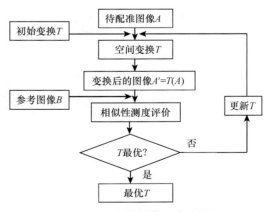

图 6-3 医学图像配准流程

四、医学图像配准的理论基础

（一）特征空间

特征空间是从参考图像和待配准图像中提取可用于配准的特征。理想的特征空间应该使特征提取简单快捷，特征数据量合适，特征匹配计算量少，配准精度高，算法鲁棒性强。特征空间一般分为以下三种：基于特征点的特征空间、基于特征曲线或曲面的特征空间、基于像素或体素的特征空间。基于特征点的特征空间是选取图像上有几何意义或者有解剖意义的点组成的特征空间；基于特征曲线或曲面的特征空间是选取感兴趣区域的轮廓曲线或者曲面作为特征空间；基于像素或体素的特征空间是用整幅图像的像素或者体素作为特征空间。特征空间的选取需要依据具体的图像特点，配准时间和精度以及配准方法。对配准速度要求高且图像的几何或解剖特征明显的情况下，可选择基于特征点的特征空间。如果只想对图像感兴趣区域进行配准，需要提取感兴趣区域的曲面或者轮廓曲线，选择基于特征曲线或曲面的特征空间。如果是用整幅图像的灰度和位置信息作为特征，就需要选择基于像素或体素的特征空间。

（二）空间变换

图像 A 和图像 B 的配准就是寻找一种映射关系 T，使得图像 A 上的每一点在图像 B 上都有唯一的点与之对应。这种映射关系表现为一组连续的空间变换，例如，对整幅图像应用相同的空间变换，则称之为全局变换（global transformation）；否则，称之为局部变换（local transformation）。根据图像变换形式的不同，有线性变换（linear transformation）和非线性变换（non-linear transformation）两种。线性变换包括刚体变换（rigid transformation）、仿射变换（affine transformation）和投影变换（projective transformation）。空间变换示意图如图 6-4 所示。

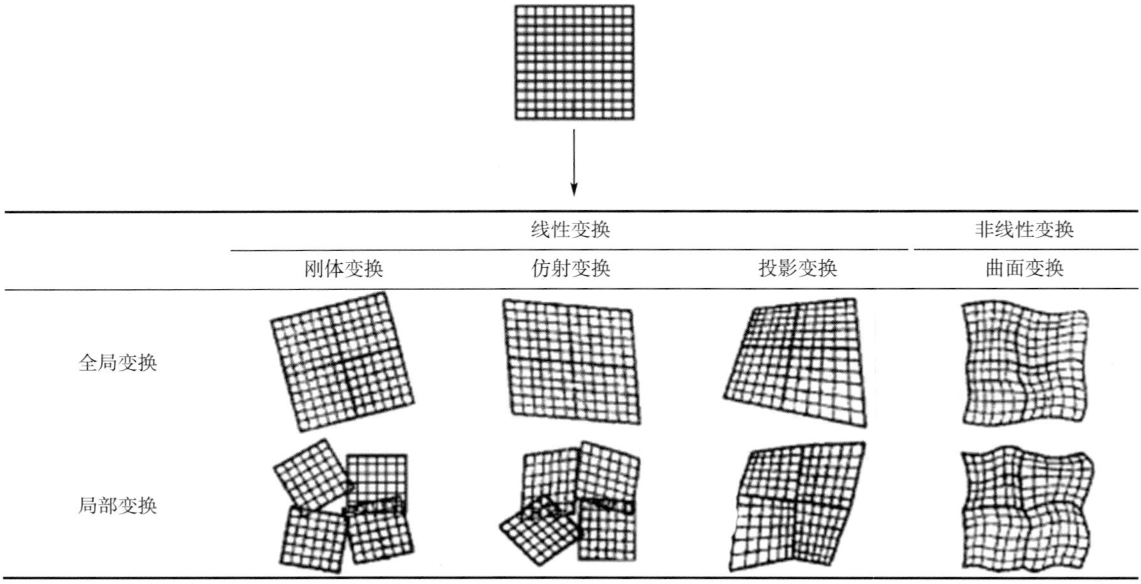

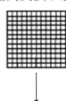

	线性变换			非线性变换
	刚体变换	仿射变换	投影变换	曲面变换
全局变换				
局部变换				

图 6-4　空间变换示意图

1. 刚体变换　刚体变换是指图像中任意两点间的距离在变换前后保持不变。例如，人体的头部由坚硬的颅骨支撑，在处理时可忽略头部皮肤的微小变形，将整个人脑看作是一个刚体（所谓刚体，是指物体内部任意两点间的距离保持不变）。两幅图像之间的刚体变换可用式（6-1）来描述：

$$V = sRU + T$$

（6-1）

其中，s 是比例变换因子；$T=(t_x,t_y,t_z)'$ 是图像之间沿 x，y，z 方向上的平移量；R 是 3×3 的旋转矩阵，满足约束条件

$$R^{\mathrm{T}}R = I, \quad \det(R) = 1 \tag{6-2}$$

其中，R^{T} 是矩阵 R 的转置；I 是单位矩阵。

相对笛卡儿坐标系的三个坐标轴，R 有三种不同的形式：

$$R_x = \begin{pmatrix} 1 & 0 & 0 \\ 0 & \cos\theta_x & \sin\theta_x \\ 0 & -\sin\theta_x & \cos\theta_x \end{pmatrix} \tag{6-3}$$

$$R_y = \begin{pmatrix} \cos\theta_y & 0 & -\sin\theta_y \\ 0 & 1 & 0 \\ \sin\theta_y & 0 & \cos\theta_y \end{pmatrix} \tag{6-4}$$

$$R_z = \begin{pmatrix} \cos\theta_z & -\sin\theta_z & 0 \\ \sin\theta_z & \cos\theta_z & 0 \\ 0 & 0 & 1 \end{pmatrix} \tag{6-5}$$

其中，θ_x，θ_y，θ_z 分别表示绕 x，y，z 坐标轴的旋转角度。

案例 6-2

图像采集中的运动校正。

功能磁共振成像为研究脑的认知、心理活动、生理功能及病理状态提供了有力工具，已成为脑科学和生命科学研究的重要方法。在功能数据扫描采样过程中，采集时间点多（＞150 期），扫描时间长（＞7 分钟），被试头部的微小移动很难避免，包括头部物理运动（左右摆动、点头）和头部生理运动（心跳、脑脊液），导致后续的数据分析不准确，因此需要对图像进行运动校正，确保不同时间序列图像的空间位置完全对应。

由于未产生结构间相对位置的改变，头部运动校正可分解为平移（translation）和旋转（rotation）两部分的刚体变换，基本思想是通过迭代计算头部平移、旋转参数，使参考图像与后续序列图像的不匹配度最小化，实现所有序列的配准。图 6-5 最上面一行是在时间点 1 正常采集的图像，中间一行为时间点 2，被试头部发生运动时采集到的图像，最下面一行是经过运动校正后的图像。图 6-6 给出了运动参数的计算结果，其中，（a）是沿 x，y，z 方向上的平移量，（b）是分别绕 x，y，z 坐标轴的旋转角度。

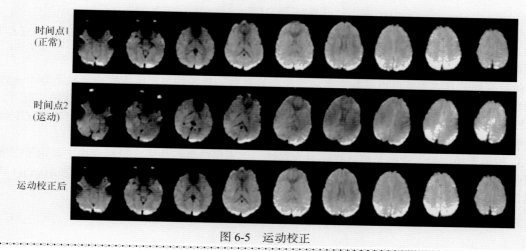

图 6-5 运动校正

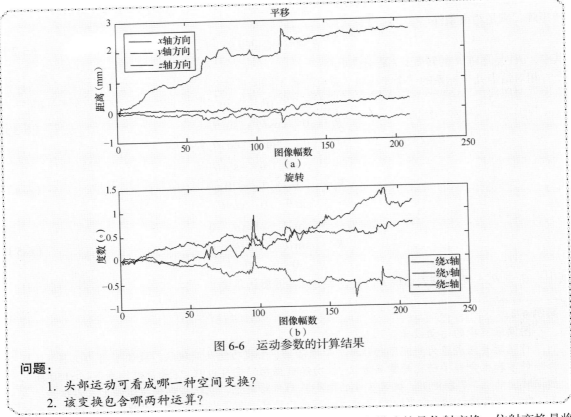

图 6-6　运动参数的计算结果

问题：
1. 头部运动可看成哪一种空间变换？
2. 该变换包含哪两种运算？

2. 仿射变换　当式（6-2）的约束条件不满足时，式（6-1）描述的是仿射变换。仿射变换是将直线映射为直线，并保持平行性。在笛卡儿坐标系下，二维仿射变换的旋转矩阵 R' 表示为

$$R' = \begin{pmatrix} m_{11} & m_{12} & m_{13} \\ m_{21} & m_{22} & m_{23} \\ 0 & 0 & 1 \end{pmatrix} \tag{6-6}$$

三维仿射变换的旋转矩阵 R' 表示为

$$R' = \begin{pmatrix} m_{11} & m_{12} & m_{13} & m_{14} \\ m_{21} & m_{22} & m_{23} & m_{24} \\ m_{31} & m_{32} & m_{33} & m_{34} \\ 0 & 0 & 0 & 1 \end{pmatrix} \tag{6-7}$$

仿射变换的具体表现可以是各个方向尺度变换系数一致的均匀尺度变换或变换系数不一致的非均匀尺度变换及剪切变换等。均匀尺度变换多用于使用透镜系统的照相图像，在这种情况下，物体的图像和该物体与成像的光学仪器间的距离有直接的关系，一般的仿射变换可用于校正 CT 台架倾斜引起的剪切或 MRI 梯度线圈不完善产生的畸变。

3. 投影变换　投影变换是将直线映射为直线，但不保持平行性质。投影变换主要用于二维投影图像与三维体积图像之间的配准。二维投影变换按照式（6-8）与式（6-9）将图像 $A(x_1, y_1)$ 映射至图像 $B(x_2, y_2)$：

$$x_2 = \frac{a_{11}x_1 + a_{12}y_1 + a_{13}}{a_{31}x_1 + a_{32}y_1 + a_{33}} \tag{6-8}$$

$$y_2 = \frac{a_{21}x_1 + a_{22}y_1 + a_{23}}{a_{31}x_1 + a_{32}y_1 + a_{33}} \tag{6-9}$$

其中，变换参数 a_{ij} 是依赖于图像本身的常数。

与投影变换类似的变换方式称为透视变换。透视变换是投影变换的子集。一些医疗设备（如内镜、显微镜等）获取的图像都是通过将三维物体投影到二维平面，由此产生的几何变换称为透视变换。

4. 非线性变换　非线性变换是把直线变为曲线，反映的是图像中组织或器官的严重变形或位移。典型的非线性变换多为多项式函数，如二次函数、三次函数、薄板样条函数、指数函数等。非线性变换多用于使解剖图谱变形来拟合图像数据或对有全局性形变的胸、腹部脏器图像的配准。

基于二阶多项式函数的非线性变换可以用如下公式来描述：

$$x_2 = a_{00} + a_{01}x_1 + a_{02}y_1 + a_{03}z_1 + a_{04}x_1^2 + a_{05}xy + a_{06}xz + a_{07}y_1^2 + a_{08}yz + a_{09}z^2$$

$$y_2 = a_{10} + a_{11}x_1 + a_{12}y_1 + a_{13}z_1 + a_{14}x_1^2 + a_{15}xy + a_{16}xz + a_{17}y_1^2 + a_{18}yz + a_{19}z^2 \qquad (6\text{-}10)$$

$$z_2 = a_{20} + a_{21}x_1 + a_{22}y_1 + a_{23}z_1 + a_{24}x_1^2 + a_{25}xy + a_{26}xz + a_{27}y_1^2 + a_{28}yz + a_{29}z^2$$

式（6-10）共涉及 30 个变换参数。

基于薄板样条函数的变换可以表示为仿射变换与径向基函数的线性组合：

$$f(X) = AX + B + \sum_{i=1}^{n} W_i U(|P_i - X|) \qquad (6\text{-}11)$$

其中，X 是坐标向量；A 与 B 定义的是一个仿射变换；U 是径向基函数，在二维图像配准中：

$$U(r) = r^2 \log r^2 \qquad (6\text{-}12)$$

$$r = \sqrt{x^2 + y^2} \qquad (6\text{-}13)$$

对于三维图像的配准

$$U(r) = |r| \qquad (6\text{-}14)$$

$$r = \sqrt{x^2 + y^2 + z^2} \qquad (6\text{-}15)$$

（三）参数的优化搜索

配准的空间变换参数根据求解方式可分成两类：一是根据获得的数据利用联立方程组直接计算得到的，二是根据参数空间的能量函数最优化搜索得到的。前者完全限制在基于特征信息的配准应用中；后者所有的配准都变成一个能量函数的极值求解问题。因此图像配准问题本质上是多参数优化问题，所以优化算法的选择至关重要。

常用的优化算法有 Powell 法、梯度下降法、遗传算法、模拟退火法、下山单纯形法、Levenberg-Marquadrt 法等。下面简要介绍最为常用的三种搜索方法：Powell 法、梯度下降法和遗传算法。

1. Powell 法　Powell 法是 Powell 于 1964 年首先提出的，是一种传统的确定性优化方法，又称方向加速法，是利用共轭方向加快收敛速度的性质形成的一种搜索方法。该方法不需要对目标函数进行求导，当目标函数的导数不连续的时候也能应用。因此 Powell 法是一种十分有效的直接搜索法，其基本过程是：对于 n 维极值问题，首先沿着 n 个坐标方向求极小，经过 n 次之后得到 n 个共轭方向，然后沿 n 个共轭方向求极小，经过多次迭代后便可求得极小值。

2. 梯度下降法（gradient descent algorithm）　梯度下降法在求最小化过程中直接利用梯度信息，沿着起始点梯度方向的反方向，求出最小值点，然后移动到最小值点，再重复上面的过程，直到前后点函数值的差小于给定的误差值，则结束迭代过程。

3. 遗传算法（genetic algorithm）　遗传算法是美国 Michigan 大学 Holland 教授于 1975 年首先提出来的，是一种通过模拟达尔文自然进化过程搜索最优解的方法，在求解优化问题时，遗传算法将优化问题当作一个生存环境，问题的一个解当作生存环境中的一个个体，以目标函数值或其变化形式来评价个体对环境的适应能力，模拟由一定数量个体所组成的群体的进化过程，优胜劣汰，最终获得最好的个体，即问题的最优解。它呈现出的是一种通用算法框架，该框架不依赖于问题的种类，因而具有较强的鲁棒性，特别是对于一些大型复杂非线性系统，表现出比其他传统优化方法更加独特和优越的性能。其隐含并行性和全局搜索特性，保证算法能够在大区域中作快速搜索，有较大把握寻找到全局最优解。

目前国内外研究中，最受关注的是 Powell 法，因为 Powell 法与遗传算法都是无需求导数的直接优化法，因此可以适用于搜索中的任何空间。遗传算法中的杂交和变异操作可以避免使算法陷入局部最优，从而有很强的优化能力，但是速度较慢，而 Powell 法的优化速度较快，但容易陷入局部最优。遗传算法中实现了并行计算。若以增加时间为代价来找到更多的命中参数，则遗传算法较为理想，尤其是在有能量约束时。对于参数相对较少的配准来说，一般还是选择 Powell 算法，以减少配准所需的时间。

在实际应用中，经常使用附加的多分辨率和多尺度方法加速收敛，降低需要求解的变换参数数目、避免局部最小值，并且多种优化算法混合使用，即开始时使用粗略的快速算法，然后使用精确的慢速算法。

（四）插值方法

在图像配准中，空间坐标变换后得到的像素坐标位置可能不在整数像素上，因此需要用灰度插值的方法对像素值进行估计。常用的插值方法有最近邻插值（nearest neighbor interpolation，NN）法、双线性插值（bilinear interpolation，BI）法和部分体积分布（partial volume distribution，PV）法。

1. 最近邻插值法　该方法是一种简单的插值算法，也称零阶插值。假设需要插值的点为 n，在二维图像中，临近该点落在坐标网格上的像素点分别为 n_1，n_2，n_3，n_4。最近邻插值是直接计算 n 与 n_1，n_2，n_3，n_4 之间的距离，并将与该点距离最小的点的灰度值赋给 n，如图 6-7 所示。计算公式如下

$$f(n) = f(v) , \quad v = \arg \min_{n_i}(d(n, n_i)) \tag{6-16}$$

这种方法简单快捷，但当邻近点之间的像素灰度差别很大时，会产生较大的误差。

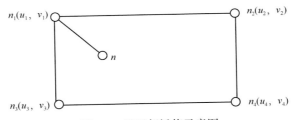

图 6-7　最近邻插值示意图

2. 双线性插值法　双线性插值法的核心思想是在两个方向分别进行一次线性插值。具体计算方法为：先沿着一个坐标轴方向使用线性插值方法求出两点的插值灰度，然后沿另一个坐标轴，利用这两个点对目标点进行线性插值来求灰度。计算方法如图 6-8 所示。计算公式为

$$f(n) = \sum_i \omega_i f(n_i) \tag{6-17}$$

其中，$f(n_i)$ 为各相邻点的灰度值；ω_i 为各相邻点的权重，与它们到 n 的距离成反比，表达式如下

$$\begin{cases} \omega_1 = (1-d_x) \cdot (1-d_y) \\ \omega_2 = d_x \cdot (1-d_y) \\ \omega_3 = d_x \cdot d_y \\ \omega_4 = (1-d_x) \cdot d_y \end{cases} \tag{6-18}$$

其中，d_x，d_y 分别是 n 与 n_1 之间沿 x，y 方向的距离。

双线性插值法由于考虑到直接邻近点对待插值点的灰度的影响，因此一般能得到令人满意的插值效果。但这种方法具有低通滤波性质，使高频分量受到损失。此外，由插值所得到的灰度值是经过数字计算出来的，一般不会是整数值，而且也有可能产生原始图像中所没有的灰度值，因此可能

会改变图像中的灰度分布，特别是当图像中有很多需要进行插值的像素点时。

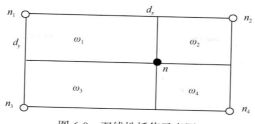

图 6-8　双线性插值示意图

3. 部分体积分布法　部分体积分布法是 Maes 等提出来的，是对双线性插值法的一个改进。主要是为了克服双线性插值法在图像中会产生新的灰度值而引起图像灰度分布发生变化的缺陷，以便得到比较光滑的目标函数，有利于优化搜索。

部分体积分布法是根据线性插值的权重分配原则，将每对像素对联合直方图的贡献分散到联合直方图中与之相邻的各个像素对上，这样联合直方图上各个像素对的频度值以小数增加，因此不会出现新的灰度值而破坏目标函数值分布的光滑性。部分体积分布法具体的计算公式为

$$h(f(u), f(v_i)) = h(f(u), f(v_i)) + \omega_i \tag{6-19}$$

其中，ω_i 为权重，其取值同双线性插值法。

实际上，部分体积分布法只是用灰度统计来代替插值，对基于灰度的配准方法来说，需要进行统计的是图像中的灰度信息而不是每点的灰度值，这意味着在处理的过程中不一定要得到每点的灰度值，因此部分体积分布法可以得到分布较好的目标函数。

（五）相似性测度

经过空间变换后，下一步的工作就是要找到一种合适的描述量，用以表征图像之间的相似性或差异性，这种描述量即为相似性测度。常用的相似性测度有以下三种。

1. 灰度均方差　设 $f_{ref}(x)$ 和 $f_{flo}(x)$ 分别为参考图像和浮动图像，两幅图像的灰度均方差可以表示为

$$F = \frac{1}{\|V\|} \int_{x \in V} (f_{ref}(x) - Q(f_{flo}(x)))^2 \, \mathrm{d}x \tag{6-20}$$

其中，V 表示参与计算的图像区域；$\|V\|$ 表示参与计算的像素总量；$Q(f)$ 表示对图像数据的变换。

灰度均方差作为相似性测度适用于单模态医学图像的配准问题，它的优点是易于理解且优化过程相对简单。

2. 归一化互相关　归一化互相关公式如下

$$R = \frac{\sum\limits_{(i,j) \in T} (I_{ref}(i,j) - \overline{I}_{ref})(I_{flo}(i,j) - \overline{I}_{flo})}{\sqrt{\sum\limits_{(i,j) \in T} (I_{ref}(i,j) - \overline{I}_{ref})^2 \sum\limits_{(i,j) \in T} (I_{flo}(i,j) - \overline{I}_{flo})^2}} \tag{6-21}$$

其中，$\overline{I}_{ref}$ 和 $\overline{I}_{flo}$ 分别是参考图像和浮动图像在 $(i,j) \in T$ 区域内的像素灰度平均值；R 为相关系数。

3. 互信息　在基于整幅图像信息的配准中，以互信息量作为相似测度的方法由于计算复杂度低、鲁棒性好等特性被越来越多的应用于医学图像的配准中。本章第三节将对基于互信息的医学图像配准方法做详细的介绍。

第三节　常用的医学图像配准方法

医学图像配准方法有很多，这些方法大体上可以分为两大类：基于特征的医学图像配准和基于

灰度的医学图像配准。下面重点介绍这两类常用的配准方法。

一、基于特征的医学图像配准

基于特征的医学图像配准首先要对待配准图像进行特征提取，然后利用提取到的特征完成两幅图像特征之间的匹配。由于图像中可以利用的特征有很多种，因而产生了很多基于特征的配准方法。常用到的图像特征有：点、直线段、边缘、轮廓、闭合区域、特征结构以及统计特征（如矩不变量、重心等）。

（一）基于特征点的配准

特征点是图像配准中最为常用的一个特征，分为外部特征点与内部特征点两种。

外部特征点是成像时固定在患者身体上的标记物，不同的显影物质使得标记物在不同成像时均能清楚可视和精确检测。这种方法的参数可用联立方程组直接计算得到，其空间变换利用的主要是刚体变换。临床上常使用的基于立体框架的配准方法就是将螺丝旋入头骨固定在患者的外颅表面，这种方法主要应用在神经外科手术的定位和导航（精度 1mm 之内）。因其精度最高，也被作为其他配准算法评估的金标准（gold standard）。这种标记物的固定对人体是侵入性的，目前也出现了很多非侵入性标记物，例如，为个体定制的泡沫面具，或用定位栓将特制的面具固定在患者头颅上，或用特制的牙套，或使用个体定制的鼻部支撑物和两耳的插件形成一种头部固定架，这些方法的配准误差均不超过 2mm。

内部特征点是一些有限的可明显识别的点集，内部特征点可以是由用户识别出的解剖点，也可以是一些几何点（如边缘点、角点、灰度的极值点、曲率的极值点、两个线性结构的交点或某一封闭区域的质心等）。内部特征点主要是利用刚体变换或仿射变换，如果特征点数目足够多，也可以利用更复杂的非刚体变换。识别出来的标记点集与原始图像信息量相比是稀疏的，这样参数优化相对比较快。

（二）基于直线的配准

图像中除了点特征，另外一个易于提取的特征是直线。Hough 变换是提取图像中直线的一种最有效方法。Hough 变换可以将原始图像中给定形状的直线变换到变换域空间的一个点位置。它使得原始图像中给定形状的直线上所有的点都集中到变换域上某一个点位置从而形成峰值。这样，原图像中直线的检测问题就变成寻找变换空间中的峰值问题。正确地建立两幅图像中分别提取的直线间的对应关系是该方法的重点和难点。综合考虑直线段的斜率和端点的位置关系，可以构造一个这些信息指标的直方图，并通过寻找直方图的聚集束达到直线段的匹配。

（三）基于轮廓与曲线特征的配准

随着图像分割、边缘检测等技术的发展，基于边缘、轮廓的配准方法逐渐成为配准领域的研究热点。图像分割和边缘检测技术是这类方法的基础，很多图像分割方法可以用来做图像配准需要的边缘轮廓和区域的检测，如动态阈值技术、Canny 边缘检测算子、拉普拉斯-高斯算子、区域生长等。在特征提取的基础上，很多学者针对轮廓、边缘等进行了配准研究。Govindu 等采用轮廓上点的切线斜率来表示物体轮廓，通过比较轮廓边缘的分布确定变换参数。Davatzikos 等提出了一种二阶段大脑图像配准算法，在第一阶段使用活动轮廓算法建立——影射，第二阶段采用弹性变换函数确定轮廓的最佳变换。李登高等提出了一种对部分重叠的图像进行快速配准的方法，该方法是基于轮廓特征的随机匹配算法。通过提取轮廓上的"关键点"作为特征点，随机选择若干特征点对得到候选变换，随后的投票阶段对其变换参数进行检验和求精。赵训坡等提出一种基于证据积累的图像曲线粗匹配方法，比较有效地解决了将图像中提取的一条曲线（较短）与一条参考曲线（较长）相匹配的问题。

（四）基于面特征的配准

基于面特征的配准方法中最典型的算法是 Pelizzari 和 Chen 提出的"头帽法"（head-hat

method），即从一幅图像中提取一个表面模型称为"头"（head），从另外一幅图像轮廓上提取的点集称为"帽子"（hat）。用刚体变换或仿射变换将"帽子"上的点集变换到"头"上，然后采用优化算法使得"帽子"上的各点到"头"表面的均方根距离最小。头帽法最初应用于头部的 SPECT 和 CT（或 MRI）的配准，参考特征是头部的皮肤表面；或头部的 SPECT 图像之间的配准，参考特征是头颅骨表面和大脑表面。优化算法目前一般用 Powell 法。许多学者对该算法做了重要改进，例如，用多分辨金字塔技术克服局部极值问题；用距离变换拟合两幅图像的边缘点（edge points），倒角匹配技术（chamfering method）可有效地计算距离变换。

另外比较常用的配准方法还有迭代最近点（iterative closest points）算法。迭代最近点算法是由 Besl 和 Mckay 提出的，它将一般的非线性最小化问题归结为基于点的迭代配准问题。迭代最近点算法中必须先采样出图像结构上的特征点，然后用迭代的方法不断求出一幅图像相对于另一幅图像中所有采样点的最近点，直到两个点集的均方差低于设定阈值，这时可得到匹配变换参数。

除了采用分割的方法提取两幅图像中脑外表面轮廓特征外，还有利用多尺度算子提取脑内部几何特征，然后采用相关方法在多尺度空间结合外表面特征和内部特征进行自动配准的方法。也有采用平面变形轮廓和样条插值提取手术前 CT 图像的表面轮廓点集，通过最小化从二维轮廓到三维表面的投影线的能量而达到与手术中所获得的脊椎点集配准的目的。

案例 6-3

基于特征点的医学图像配准（图 6-9）。

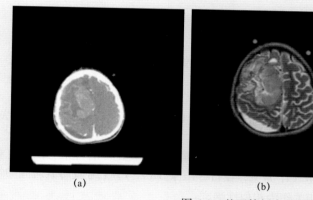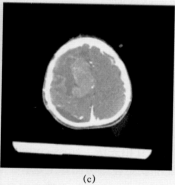

| (a) | (b) | (c) |

图 6-9　基于特征点的医学图像配准

（a）待配准的脑部 CT 图像；（b）参考的 MRI 图像，利用特征点的方法在 Matlab 环境下完成对上述两幅图像的配准；（c）配准后的图像

问题：

　1. 什么是外部特征点和内部特征点？

　2. 如何进行特征点的选取？

基于特征点的医学图像配准关键是选取两幅图像中一一对应的特征点，每对特征点必须对应相同的解剖位置。图 6-9 的 MRI 图像中有 2 个外部特征点，而 CT 图像中只有 1 个外部特征点，所以在选点时，对于外部特征点只能选择两幅图像中都有的特征点，这些特征点对应着相同的解剖位置，其余特征点对必须选择内部特征点。内部特征点在选的时候可以根据图像中相对应的解剖位置而定。

Matlab 中使用特征点进行图像配准的步骤如下：

（1）将图像读入到 Matlab 空间；

（2）指定图像中成对的特征点；

（3）保存特征点对；

（4）选择要使用的空间变换类型，并根据特征点对推测参数；

（5）对待配准的图像进行变换，使之对准。

二、基于灰度的医学图像配准

基于灰度的医学配准方法是目前研究较多的一种方法，它直接利用图像的灰度信息进行配准，从而避免了因分割带来的误差，具有精度高、稳健性强、不需要预处理、自动配准等特点。

基于灰度的配准主要有两类方法：一类是利用图像灰度直接计算出代表性的比例和方向等要素；另一类是配准过程中使用全部的灰度信息。第一类方法以力矩和主轴法为代表，第二类方法一般称为体素相似性法。

（一）力矩和主轴法

力矩和主轴法（moment and principal axes method）先利用经典力学物体质量分布的原理计算出两幅图像像素的质心和主轴，再通过平移和旋转使两幅图像的质心和主轴对齐，达到配准的目的。利用此方法，图像可以模型化为椭圆形区域的点分布。这样的分布可以用这些点的位置的一阶和二阶矩描述。该方法对数据的缺失较敏感，要求整个物体必须完整地出现在两幅图像中。从整体上来说，配准精度较差，所以目前更多地用来进行粗配准，使两幅图像初步对齐，以减少后续主要配准方法的搜索步骤。

力矩和主轴法的一个应用是将多个三维图像合成到标准脑的坐标系下，从而得到统计学平均意义上的脑模型。

（二）体素相似性法

体素相似性法是目前研究较多的一类方法。由于它利用了图像中所有灰度信息，因此该方法一般都较为稳定，并能获得相当准确的结果。该方法还有一个优点：它是完全自动的，且不需要特殊的预处理。但这种方法由于需要大量的复杂计算，因此最近几年才转入实际应用。

常见的基于体素相似性的配准方法有：互相关法、基于傅里叶变换的互相关法和相位相关法、最大互信息法等。

1. 互相关法（cross-correlation method）　互相关函数配准是应用广泛的一种配准方法。互相关配准就是在参考图像上选择一临时窗口 $W(l, m)$，在目标图像 $S(i, j)$ 上寻找与其对应的最相似的窗口 $S_M^{i,j}(l,m)$（移动窗口），用互相关作为相似性测度：

$$R(i, j) = \frac{\sum_{L=1}^{M}\sum_{m=1}^{M} W(l,m) S_M^{i,j}(l,m)}{\sum_{L=1}^{M}\sum_{m=1}^{M}[S^{i,j}(l,m)]^2}(i^*, j^*), \quad 1 \leq i, j \leq L - M + 1 \qquad （6\text{-}22）$$

或定义归一化互相关函数：

$$R(i, j) = \frac{\sum_{L=1}^{M}\sum_{m=1}^{M} W(l,m) S_M^{i,j}(l,m)}{\sqrt{\left[\sum_{L=1}^{M}\sum_{m=1}^{M} W^2(l,m)\right]\sum_{L=1}^{M}\sum_{m=1}^{M} S_M^{2i,j}(l,m)}}(i^*, j^*), \quad 1 \leq i, j \leq L - M + 1 \qquad （6\text{-}23）$$

其中，$W(i, j)$ 是大小为 $M \times M$ 的窗口图像；$S_M^{i,j}(l,m)$ 是参考图像中的临时窗口。窗口图像 $W(i, j)$ 在搜索图像 S 中以扫描方式搜索，对该过程中每一位置相关函数值 $R_N(i, j)$ 中最大值点的位置 (i^*, j^*)，并认为此处就是配准点位置。

2. 基于傅里叶变换的互相关法和相位相关法　基于傅里叶变换的互相关法是将空域中的互相关在频域中进行计算。由傅里叶的相关定理可知，两个函数在定义域中的卷积等于它们在频域中的乘积，而相关是卷积的一种特定形式。因此可以利用快速傅里叶变换来求解相似度。相位相关法可以用于计算两幅图像的平移。基于傅里叶变换的性质，两幅图像的平移可以认为是傅里叶变换的角度差别，计算两幅图像的互功率谱就可以得到两幅图像的角度差别。

相关法主要限于单态医学配准，特别是对一系列图像进行比较，从中发现由疾病引起的微小改变。

3. 最大互信息法 最大互信息法是以互信息作为相似性测度。互信息（mutual information，MI）是信息论中的一个基本概念，用于描述两个系统间的统计相关性，或者是一个系统中包含另一个系统的信息的多少，一般用熵来表示，表达的是一个系统的复杂性或不确定性。1995 年分别被 Viola 和 Collignon 等应用于医学图像配准中。

对于概率分布函数为 $p(a)$ 的随机变量集 A，其熵 $H(A)$ 定义如下

$$H(A) = -\sum_a p(a) \log p(a), \quad a \in A \tag{6-24}$$

对于两个离散的随机变量 A 和 B，假设它们的边缘概率分布函数分别是 $p(a)$ 和 $p(b)$，联合概率分布函数是 $p(a,b)$，则随机变量 A 和 B 的联合熵定义如下

$$H(A,B) = -\sum_{ab} p(a,b) \log p(a,b), \quad a \in A, \ b \in B \tag{6-25}$$

如果 $H(A|B)$ 表示已知变量 B 时 A 的条件熵，那么 $H(A)$ 与 $H(A|B)$ 的差值，就代表了变量 B 中包含的 A 的信息，即互信息。因此两个变量间的互信息定义为

$$\begin{aligned}
I(A,B) &= H(A) + H(B) - H(A,B) \\
&= H(A) - H(A/B) \\
&= H(B) - H(B/A)
\end{aligned} \tag{6-26}$$

在医学图像配准中，虽然两幅图像来源于不同的成像设备，但是它们基于共同的人体解剖信息，所以当两幅图像的空间位置达到完全一致时，其中一幅图像表达的关于另一幅图像的信息，也就是对应像素灰度的互信息应为最大。通常用联合概率分布和完全独立时的概率分布间的广义距离来估计互信息，分式如下：

$$I(A,B) = \sum_{a,b} p(a,b) \log \frac{p(a,b)}{p(a)p(b)} \tag{6-27}$$

对于离散的数字图像，联合概率分布 $p_{AB}(a,b)$ 可以用归一化的联合直方图表示：

$$p_{AB}(i,j) = \frac{h(i,j)}{\sum_{i,j} h(i,j)} \tag{6-28}$$

边缘概率分布 $p_A(a)$ 可以表示为

$$p_A(i) = \sum_j p_{AB}(i,j) \tag{6-29}$$

边缘概率分布 $p_B(b)$ 表示为

$$p_B(j) = \sum_i p_{AB}(i,j) \tag{6-30}$$

则有

$$I(A,B) = \sum_{i,j} p_{AB}(i,j) \log \frac{p_{AB}(i,j)}{p_A(i) \cdot p_B(j)} \tag{6-31}$$

这就是用互信息表示的相似性测度。接下来的任务是寻找一个空间变换使得图像经过此变换后和另一幅图像的互信息最大。一般采用刚体变换，即在三维空间中寻找三个方向上的平移值和旋转角度。对于大规模断层扫描医学图像来说，三维体积数据集包含的数据量极大，无法满足临床上实时处理的要求，因此必须采取优化措施，常用的是 Powell 优化算法。

最大互信息法是目前应用较多的一种方法，其配准精度一般高于基于特征的方法。由于该方法不需要对图像做分割、特征提取等预处理，几乎可以用于任何不同模态的图像的配准，并具有较强的鲁棒性，特别是当其中一幅图像的数据部分缺损时，也能得到很好的配准效果。因此，从它一开

始出现，就得到了学者的普遍重视和广泛应用。但是，研究者也发现该方法并不是尽善尽美的。从1998 年开始就有相关文献指出基于最大互信息的图像配准方法并不像 Maes 在文章中描述的那样，没有误配，精确度可以达到亚像素水平。Studholme 通过研究发现，互信息本身的大小与待配准两图像间的重叠度具有一定的关联性。为了消除这种关联关系，他提出标准化互信息的方法，实验证明，它比互信息方法更具有鲁棒性。其公式可以表示为

$$I(A,B) = \frac{H(A)+H(B)}{H(A,B)} \tag{6-32}$$

其中，$H(A)$，$H(B)$ 分别是图像 A 和 B 的边缘熵；$H(A,B)$ 是它们的联合熵。配准过程就是寻找最优变换 T_0 的过程：

$$T_0 = \arg\max_T I(A,TB) = \arg\max_T \frac{H(A)+H(TB)}{H(A,TB)} \tag{6-33}$$

它将 B 变换为 T_0B，并且最可能多的包含参考图像 A 的信息。Maes 等也提出了类似的标准化互信息配准准则。

第四节　医学图像配准的评估

在医学图像配准中，特别是对多模态医学图像配准的评估一直是件很困难的事情。由于待配准的多幅图像基本上都是在不同时间和（或）条件下获取的，不存在金标准，只有相对的最优（某种准则下的）配准。常用的评估方法有以下几种。

一、体模（phantom）

体模分为硬件体模和软件体模。软件体模是计算机图像合成的结果。体模法用已知的图像信息验证配准算法的精度。由于体模都比较简单，所以与实际临床图像差异较大，因此只能对配准方法做初步地评估。

二、准标（fiducial marks）

立体定向框架系统（stereotactic frame systems）包括立体定向参考框架、立体定向图像获取、探针或手术器械导向几部分。优点是定位准确，不易产生图像畸变。使用立体定向框架系统的体积图像数据可以用来评估其他配准方法的精度。

使用人工记号作准标的方法很多。一种准标是使用 9 根棍棒组成的 3 个方向的 "N" 字形结构。在作 CT 测试时，棒内充以硫酸铜溶液；作 PET 测试则填充氟-18。这样，在两组图像中都可见此 "N" 字形准标，从而可对图像准确空间定位。例如，用在人脑表面嵌螺丝作标记（每人 8 个）的方法对多个病人做 CT、MRI（T1、T2）和 PET 实测，得到多组数据。这些数据专门用于多模医学图像配准算法评估使用。

三、图谱（atlas）

Thompson 利用随机向量场变换构造了一个可变形的概率脑图谱。包括从多个受试者到单一解剖模板的功能、血管、组织诸方面映射，三维图谱到新受试者的扫描图像的映射。Visible Human CD 的 CT 骨窗图像、MRI 图像及彩绘的冷冻切片照片由于具有清晰的解剖结构和高度的分辨（1mm/层片），也被用来评估配准方法的精度。

四、目测检验（visual inspection）

请领域专家用目测的方法对医学图像配准的结果进行检验，听起来有些主观，但在一定程度上

也是一种相当可信的方法。

第五节　医学图像融合技术

一、医学图像融合的概念

医学图像融合（medical image fusion）是指将两幅（或两幅以上）来自不同成像设备或不同时刻获取的已配准的图像，采用某种算法，把各个图像的优点或互补性有机地结合起来，获得信息量更丰富的新图像的技术。

在医学图像融合过程中，医学图像配准是第一步，也是实现图像融合的先决条件，只有实现了待融合图像的配准，才能实现相应组织之间的融合，如果对应组织的位置有较大的偏差，那么融合的图像就不准确。只有两幅图像中同一空间位置的像素都对应相同的解剖结构，融合起来的图像才有意义。

二、医学图像融合的分类

根据研究对象和研究目的不同，医学图像融合的分类也多种多样。

（1）按照被融合图像的成像方式的不同，可以把医学图像融合分为单模态融合（mono-modality）和多模态融合（multi-modality）。单模态融合是指待融合的图像来自同一成像设备。简单地说，就是 CT-CT 或者 MRI-MRI 这种形式的融合处理。多模态融合是指待融合的两幅或多幅图像来自不同的成像设备，如 CT 图像与 MRI 图像的融合，CT 图像与核医学图像的融合等。

（2）按照融合对象的不同，可以把医学图像融合分为单样本时间融合、单样本空间融合和模板融合。单样本时间融合是指跟踪某个病人，将其一段时间内对同一脏器所做的同种检查图像进行融合，以便跟踪病理发展和研究该检查对疾病诊断的特异性。单样本空间融合是指将某个病人在同一时期内（临床上视 1～2 周内的时间为同一个时期）对同一脏器所做的几种检查的图像进行融合，以便综合利用这几种检查提供的信息（如 MRI/CT 可以提供脏器的结构信息，SPECT 可以提供脏器的功能信息），对病情做出更准确的诊断。模板融合是从许多健康人的研究中建立一系列模板，将病人的图像与模板图像融合，从而有助于研究某种疾病和确立诊断标准。

（3）按照图像处理方法的不同，可以分为数值融合法和智能融合法。数值融合法将不同来源的图像做空间归一化处理后直接融合。智能融合法将不同来源的图像做归一化处理后，根据需要选择不同图像中的所需信息再进行融合。

（4）按处理图像类型的不同，可以分为断层图像间的相互融合、断层图像与投影图像的融合以及结构图像与功能图像的融合。断层图像间的相互融合主要指 CT 图像与 MRI 图像的融合；断层图像与投影图像的融合主要指 CT 图像、MRI 图像与 DSA 图像通过三维重建后进行融合；而结构图像与功能图像的融合主要指 CT 图像、MRI 图像与 PET 图像、SPECT 图像进行的融合。

另外，还可以将医学图像融合分为前瞻性融合和回溯性融合。两者的区别在于：前瞻性融合在图像采集时使用特别措施（如加外部标志等），而回溯性融合在图像采集时则不采取特别措施。

综上所述，依据不同的分类原则，医学图像融合有多种分类方式，应该指出，以上分类不是绝对的、孤立的，在实际应用中，医学图像融合的设计过程往往是综合各种分类概念来实现的。

第六节　常用的医学图像融合方法

一、基于空域的医学图像融合

基于空域的医学图像融合是指直接在空域对图像的像素点进行操作，该类方法简单直观，易于理解，但常常融合效果有限，只适用于有限的场合。

（一）图像像素灰度值极大（小）融合法

图像像素灰度值极大（小）融合是指融合后图像的每个像素值取两幅图像中极大（极小）的像素值。设 $g_1(i,j)$ 和 $g_2(i,j)$ 为待融合图像，$F(i,j)$ 为融合后的图像，其中 i、j 为图像中某一像素的坐标，图像大小为 $M \times N$，$i \in [0, M-1]$，$j \in [0, N-1]$，$g_1(i,j)$、$g_2(i,j) \in [0,255]$，则 $F(i,j)$ 的像素值为

$$F(i,j) = \max\{g_1(i,j), g_2(i,j)\} \tag{6-34}$$

$$F(i,j) = \min\{g_1(i,j), g_2(i,j)\} \tag{6-35}$$

图像像素灰度值极大（小）融合法虽然计算简单，但融合效果有限，只适用于对融合效果要求不高的场合。

（二）图像像素灰度值加权融合法

图像像素灰度值加权融合法是指将两幅待融合的图像 $g_1(i,j)$ 和 $g_2(i,j)$ 分别乘上一个加权系数，融合而成新图像 $F(i,j)$：

$$F(i,j) = ag_1(i,j) + (1-a)g_2(i,j) \tag{6-36}$$

其中，a 为权重因子，且 $0 \leq a \leq 1$，实际中根据需要调节 a 的大小。该算法实现简单，其困难在于如何选择合适的权重系数，以达到最佳融合效果。

（三）TOET 图像融合方法

（1）首先求输入图像 $g_1(i,j)$ 和 $g_2(i,j)$ 的共同成分：

$$g_1 \cap g_2 = \min\{g_1, g_2\} \tag{6-37}$$

（2）从图像 g_1 上扣除共同成分得到图像 g_1 的特征成分 g_1^*：

$$g_1^* = g_1 - g_1 \cap g_2 \tag{6-38}$$

同理得到 g_2 的特征成分 g_2^*：

$$g_2^* = g_2 - g_1 \cap g_2 \tag{6-39}$$

（3）从图像 g_1 中扣除图像 g_2 的特征成分 g_2^*，得到

$$g_1 - g_2^* = (g_1 - g_2) + g_1 \cap g_2 \tag{6-40}$$

同理，从图像 g_2 中扣除图像 g_1 的特征成分 g_1^*，得到

$$g_2 - g_1^* = (g_2 - g_1) + g_1 \cap g_2 \tag{6-41}$$

这项操作是为了改善图像的融合效果。

（4）确定图像 $g_2(i,j)$ 和 $g_1(i,j)$ 的不同成分：

$$g_2^* - g_1^* = g_2 - g_1 \tag{6-42}$$

当 $|g_2^*| < |g_1^*|$ 时，定义 $g_2^* - g_1^* = 0$。

此操作的目的是将两幅图像的不同部分作为背景，突出图像 $g_2(i,j)$ 的特征，以便准确判断 $g_1(i,j)$ 的位置；反之也行。该成分在融合图像中的比重由权重系数决定，突出哪个图像的特征以及判断哪个图像的位置要根据实际情况确定。

（5）将步骤（3）和步骤（4）中得到的结果按不同权重计算融合图像的灰度值：

$$F(i,j) = a(g_1 - g_2^*) + b(g_2 - g_1^*) + c(g_2^* - g_1^*) \tag{6-43}$$

其中，a，b，c 为权重系数，且 $a+b+c=1$，可根据具体需要来选取。

> **案例 6-4**
> 图 6-10 中（a）和（b）分别是已配准的 CT 图像与 MRI 图像。试分别利用基于空域的图像像素灰度值极大融合法、极小融合法、加权融合法及 TOET 图像融合法进行图像融合，融

合结果如图 6-10 中的（c）、（d）、（e）、（f）所示。

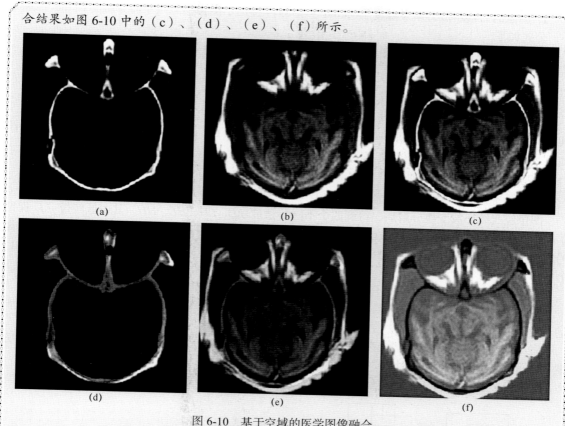

图 6-10　基于空域的医学图像融合
（a）CT 图像；（b）MRI 图像；（c）灰度值极大法的融合结果；（d）灰度值极小法的融合结果；（e）灰度值加权法的融合结果；（f）TOET 法的融合结果

　　由图 6-10 可见，不同的融合方法，其融合效果差别很大，基于图像像素灰度值极大融合法的融合结果视觉效果最好。

二、基于变换域的医学图像融合

　　基于变换域的医学图像融合是将待融合的两个或多个图像通过变换后进行融合，再通过反变换得到融合图像的方法。用于医学图像融合的变换方法有傅里叶变换、小波变换等。

（一）基于傅里叶变换的医学图像融合

　　傅里叶变换是医学图像处理的基础，其通过在空域和频域的转换，完成对图像信息特征的提取和分析，被喻为描述图像信息的第二种语言。基于傅里叶变换的医学图像融合过程如下：
　　（1）对待融合的图像分别进行二维傅里叶变换，得到傅里叶变换系数；
　　（2）对变换系数通过加权法进行融合，得到融合图像的傅里叶变换；
　　（3）对融合后的系数进行傅里叶逆变换，得到融合图像。

（二）基于小波变换的医学图像融合

　　小波变换是将原始图像分解成一系列具有不同空间分辨率和频域特性的子图像。其本质是一种高通滤波，当采用不同的小波基，就会产生不同的滤波效果。在图像融合时，可以针对不同频带子图像的小波系数进行组合，形成融合图像的小波系数。

1. 图像的二维小波分解及融合　Mallat 于 1989 年提出了图像的二维小波分解的 Mallat 快速算法，公式如下

$$\begin{cases} C_{j+1} = HC_jH^* \\ D_{j+1}^{\mathrm{h}} = GC_jH^* \\ D_{j+1}^{\mathrm{v}} = HC_jG^* \\ D_{j+1}^{\mathrm{d}} = GC_jG^* \end{cases}, \quad j = 0, 1, \cdots, J-1 \qquad (6\text{-}44)$$

其中，h,v,d 分别表示水平、垂直和对角分量；H（低通）和 G（高通）为两个一维滤波算子；H^* 和 G^* 分别是 H 和 G 的共轭转置矩阵；J 为分解层数。

相应的小波重构算法为

$$C_{j-1} = H^*C_jH + G^*D_j^{\mathrm{h}}H + H^*D_j^{\mathrm{v}}G + G^*D_j^{\mathrm{d}}G \qquad (6\text{-}45)$$

图像经二维小波变换分解后，得到四个不同的频带 LL、LH、HL、HH。其中低频带 LL 保留了原图的轮廓信息。HL、LH、HH 分别保留了原图水平、垂直和对角方向的高频信息，代表图像的细节部分。对子图像继续分解可得到 $LL2$，$HL2$，$LH2$ 及 $HH2$。N 层小波分解后可得到（$3N+1$）个频带。

基于小波变换的医学图像融合过程如图 6-11 所示，其具体步骤如下。

（1）小波变换：对待融合的图像分别进行小波变换，得到每幅图像在不同分辨率下不同频带上的小波系数。

（2）系数融合：根据小波分解系数的特性，对不同分辨率上的各个小波系数采用不同的融合方案和融合算子分别进行融合处理。

（3）反变换：对融合后的系数通过小波反变换，得到融合后的图像。

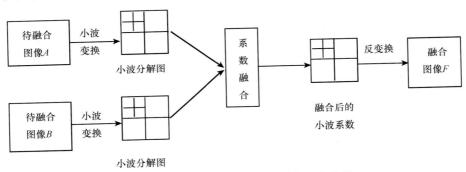

图 6-11　基于小波变换的医学图像融合过程

从图 6-11 可以看出设计合理的小波系数融合规则是获得高品质融合图像的关键。小波变换应用于图像融合的优势在于它可以将图像分解到不同的频域，在不同频域利用不同的融合规则，得到融合图像的多分辨率分析，从而在融合图像中保留原图像在不同频域的显著特征。

2. 基于小波变换的融合规则

（1）低频系数融合规则。经过小波分解得到的低频系数都是正的变换值，反映的是原图像在该分辨率上的概貌。低频小波系数的融合规则可有多种方法：既可以取原图像对应系数的均值，也可以取较大值，这需要根据具体的图像和目的来确定。

（2）高频系数融合规则。经过小波分解得到的三个高频子带都包含了一些零值附近的变换值，在这些子带中，较大的变换值对应着亮度急剧变化的点，也就是图像中的显著特征点，如边缘、亮线及区域轮廓。这些细节信息，反映了局部的视觉敏感对比度，应该进行特殊的选择。

高频子带常用的融合规则有三大类：基于像素点的融合规则、基于窗口的融合规则和基于区域的融合规则。如图 6-12 所示。

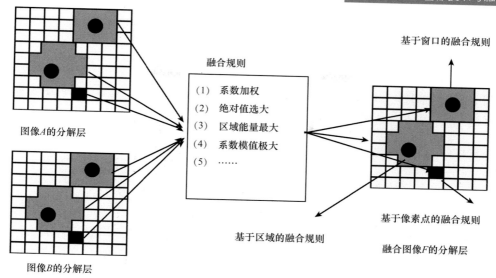

图 6-12　高频子带小波融合规则

基于像素点的融合规则是逐个考虑源图像相应位置的小波系数，要求原图是经过严格对准处理的。因为基于像素的选择方法具有其片面性，所以其融合效果有待改善。基于窗口的融合规则是对基于像素点的融合规则的改进。该方法以像素点为中心，由于相邻像素往往具有相关性，在中心点像素周围取一个 $M \times N$ 的窗口，综合考虑区域特征来确定融合图像相应位置的小波系数。虽然基于窗口的融合规则能得到较好的融合效果，但也增加了算法的运算量和运算时间。另外由于窗口是一个规则的矩形，而实际上图像中相似的像素点往往具有不规则性，因此，近年来又提出了基于区域的融合规则。基于区域的融合规则一般利用模糊聚类的方法来寻找具有相似性的像素点集，这些像素点集就构成了一个区域。

下面介绍几种常用的小波系数的融合规则。

1）小波系数加权法

小波系数加权法是指对待融合图像的小波系数进行加权处理，其融合规则：

$$C_J(F, p) = aC_J(A, p) + (1-a)C_J(B, p), \quad 0 \leqslant a \leqslant 1 \tag{6-46}$$

其中，$C_J(A, p)$，$C_J(B, p)$，$C_J(F, p)$ 分别为待融合图像 A、B 和融合图像 F 在 J 层小波分解时 P 点的系数，下同。

2）小波系数绝对值极大法

小波系数绝对值极大法是指融合图像的小波系数取两幅图像小波系数绝对值大的，即

$$C_J(F, p) = \begin{cases} C_J(A, p), & |C_J(A, p)| \geqslant |C_J(B, p)| \\ C_J(B, p), & |C_J(B, p)| \geqslant |C_J(A, p)| \end{cases} \tag{6-47}$$

3）小波系数绝对值极小法

小波系数绝对值极小法是指融合图像的小波系数取两幅图像小波系数绝对值小的，即

$$C_J(F, p) = \begin{cases} C_J(A, p), & |C_J(A, p)| \leqslant |C_J(B, p)| \\ C_J(B, p), & |C_J(B, p)| \leqslant |C_J(A, p)| \end{cases} \tag{6-48}$$

4）区域能量最大法

图像 A 经 J 层小波分解后，其局部区域 Q 的能量定义为

$$E(A, p) = \sum_{q \in Q} \omega(q) C_J^2(A, q) \tag{6-49}$$

其中，$\omega(q)$ 表示权值，q 点离 p 点越近，权值越大，且 $\sum_{q \in Q} \omega(q) = 1$；$Q$ 是 p 的一个邻域。对于图像 B，同理可得 $E(B, p)$

$$C_J(F, p) = \begin{cases} C_J(A, p), & E(A, p) \geqslant E(B, p) \\ C_J(B, p), & E(A, p) < E(B, p) \end{cases} \tag{6-50}$$

案例 6-5

图 6-13 中（a）和（b）分别是已配准的 CT 图像与 MRI 图像。试选择不同的小波基函数、小波分解层数与小波系数融合规则进行图像融合。

问题：

分析不同小波基函数、小波分解层数及系数融合规则对融合结果的影响。

分析：

小波变换不同于傅里叶变换，由于小波基函数的不同，小波变换的结果也不尽相同，同时小波分解层数及不同系数的融合规则也影响着图像的融合结果。Matlab 中提供了 15 种小波，如 Haar 小波、db$N$ 小波、sym$N$ 小波、coif$N$ 小波、Gaussian 小波等。选择 db2 小波，分别对 CT 图像与 MRI 图像进行两层小波分解。对分解后的低频小波系数采用均值法，高频系数分别采用均值、绝对值极大/极小法、区域能量法进行系数融合。对融合后的小波系数进行重构，得到最终的融合图像，融合结果如图 6-13 中（c）、（d）、（e）、（f）所示。

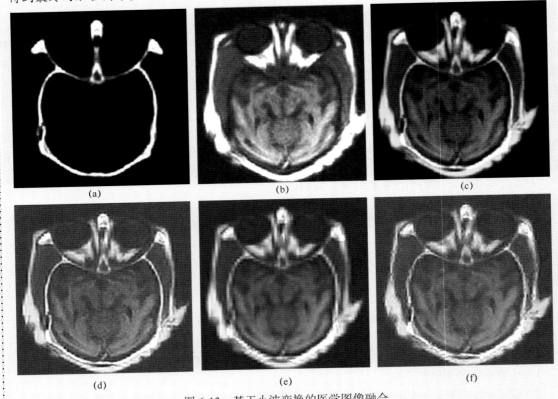

图 6-13　基于小波变换的医学图像融合

（a）CT 图像；（b）MRI 图像；（c）均值；（d）均值、绝对值极大；（e）均值、绝对值极小；（f）均值、区域能量最大

第七节　医学图像融合效果的评价

目前，医学图像融合效果的评价主要有主观评价和客观评价两种。

主观评价以人作为观察者，对融合图像的好坏做出主观定性评价。由于人的视觉系统很复杂，受环境条件、视觉性能、情绪爱好以及知识状况的影响很大，因此主观评价具有主观性和不全面性，所以有必要把主观评价与客观的定量评价标准相结合，这样既便于人的观察，也便于利用计算机对融合结果进行处理。下面介绍一些常用的客观评价指标。

一、熵

图像的熵（entropy）是衡量图像信息丰富程度的一个重要指标，熵值的大小表示图像所包含的平均信息量的多少，图像的熵定义为

$$H = -\sum_{i=0}^{L-1} p_i \ln p_i \tag{6-51}$$

其中，p_i 为图像的直方图，即灰度值等于 i 的像素数与图像总像素数之比。如果融合图像的熵增大，表示融合图像的信息量增加，融合图像所包含的信息就越丰富，融合质量就越好。

二、交　叉　熵

交叉熵（cross entropy，CE）也称相对熵，反映了两幅图像灰度分布信息的差异。设待融合图像和融合图像的直方图分别为 p_i 和 q_i，则其交叉熵定义为

$$CE = \sum_{i=0}^{L-1} p_i \log_2 \frac{p_i}{q_i} \tag{6-52}$$

交叉熵越小，说明融合图像从待融合图像中提取的信息量越多，融合效果越好。假设待融合图像为 A 和 B，融合图像为 F，在实际应用中，可以选择 F 分别与 A 和 B 交叉熵的平均值来描述融合图像与待融合图像的综合差异。

$$\overline{C_{FAB}} = \frac{C_{FA} + C_{FB}}{2} \tag{6-53}$$

其中，C_{FA} 为 F 与 A 的交叉熵，C_{FB} 为 F 与 B 的交叉熵。

三、交　互　信　息　量

交互信息量（mutual information，MI）为两个变量之间相关性的量度，或一个变量包含另一个变量的信息量的量度。假设待融合图像为 A 和 B，融合图像为 F，则 F 与 A、B 的交互信息量 MI_{FA} 和 MI_{FB} 分别表示为

$$MI_{FA} = \sum_{k=0}^{L-1} \sum_{i=0}^{L-1} p_{FA}(k,i) \log \frac{p_{FA}(k,i)}{p_F(k) p_A(i)} \tag{6-54}$$

$$MI_{FB} = \sum_{k=0}^{L-1} \sum_{j=0}^{L-1} p_{FB}(k,j) \log \frac{p_{FB}(k,j)}{p_F(k) p_B(j)} \tag{6-55}$$

式中，p_A、p_B、p_F 分别是图像 A、B、F 的灰度直方图；$p_{FA}(k,i)$ 和 $p_{FB}(k,j)$ 分别代表两组图像的归一化联合灰度直方图。用 MI_{FA} 与 MI_{FB} 的和来表示图像融合后包含图像 A、B 的交互信息量的总和。则

$$MI_F^{AB} = MI_{FA} + MI_{FB} \tag{6-56}$$

交互信息量的值越大，表示融合图像从待融合图像中获取的信息越丰富，融合效果越好。

四、图　像　均　值

图像均值是图像像素的灰度平均值，对人眼反映为平均亮度。图像均值定义为

$$\bar{\mu} = \frac{1}{M \times N} \sum_{x=1}^{M} \sum_{y=1}^{N} G(x,y) \tag{6-57}$$

其中，图像尺寸为 $M \times N$；$G(x, y)$ 表示图像中第 (x, y) 个像素的灰度值。如果均值适中，则目视效果较好。

五、灰　度　标　准　差

图像的灰度标准差定义为

$$\delta_g = \sqrt{\sum_{g=0}^{L-1}(g - \overline{\mu})^2 \times p(g)} \qquad (6\text{-}58)$$

其中，L 为图像的灰度级；g 为图像第（x，y）个像素的灰度；$\overline{\mu}$ 为图像均值；p（g）为灰度值为 g 的像素出现的概率。标准差反映了图像灰度相对于灰度平均值的离散情况，标准差大，则说明图像灰度级分布越分散，图像的反差越大，可以看出更多的信息。

六、均 方 误 差

均方误差（mean square error，MSE）表示融合图像与标准参考图像之间的差异，定义为

$$\text{MSE} = \frac{\sum_N^M \sum_N^M [F(i,j) - R(i,j)]^2}{M \times N} \qquad (6\text{-}59)$$

其中，F（i，j）为融合图像，R（i，j）为标准参考图像。均方误差越小说明融合图像与标准参考图像越接近。

七、信噪比与峰值信噪比

如果将融合图像与标准参考图像的差异看作噪声，而标准参考图像看作信息。则融合图像信噪比（signal-noise ratio，SNR）定义为

$$\text{SNR} = 10\lg \frac{\sum_{i=1}^M \sum_{j=1}^N [F(i,j)]^2}{\sum_{i=1}^M \sum_{j=1}^N [F(i,j) - R(i,j)]^2} \qquad (6\text{-}60)$$

融合图像峰值信噪比（peak signal-noise ratio，PSNR）为

$$\text{PSNR} = 10\lg \frac{255^2}{\text{MSE}} \qquad (6\text{-}61)$$

信噪比、峰值信噪比越高，说明融合效果越好。

八、平 均 梯 度

图像的平均梯度（mean gradient，MG）定义为

$$\text{MG} = \frac{1}{M \times N} \sum_{x=1}^M \sum_{y=1}^N \sqrt{\Delta_x F(x,y)^2 + \Delta_y F(x,y)^2} \qquad (6\text{-}62)$$

其中，$\Delta_x F(x,y)$，$\Delta_y F(x,y)$ 分别为 F（x，y）沿 x 方向和 y 方向的差分，定义如下

$$\Delta_x F(x,y) = \frac{F(x,y+1) - F(x,y) + F(x+1,y+1) - F(x+1,y)}{2} \qquad (6\text{-}63)$$

$$\Delta_y F(x,y) = \frac{F(x+1,y) - F(x,y) + F(x+1,y+1) - F(x,y+1)}{2} \qquad (6\text{-}64)$$

平均梯度用来表示图像的清晰度，反映图像融合质量的改进及图像中的微小细节反差和纹理变换特征，平均梯度越大，说明图像的清晰度越高，微小细节及纹理反映越好。

在以上 8 种指标中，MSE、SNR、PSNR 均是通过比较融合图像与标准参考图像之间的关系来评价图像融合实际效果的方法。在图像融合的一些实际应用中很难获得标准参考图像，所以这几种方法的使用受到一定限制。

（巩 萍 宋赣军 石 盼）

思 考 题

1. 解释下列名词：医学图像配准、刚体变换、仿射变换、投影变换、互信息、医学图像融合。
2. 举例说明医学图像配准与融合在临床中的应用。
3. 简述医学图像配准的基本过程。
4. 常用的医学图像配准方法有哪些？试比较各种方法的优缺点。
5. 试用 Matlab 编程实现基于特征点与基于最大互信息的医学图像配准。
6. 常用的医学图像融合方法有哪些？试用 Matlab 编程实现，并比较各方法的优缺点。
7. 简述基于小波变换的医学图像融合步骤及常用的小波融合规则。
8. 医学图像配准与图像融合的评价标准各有哪些？

参 考 文 献

胡俊峰, 唐鹤云, 钱建生. 2011. 基于小波变换医学图像融合算法的对比分析[J]. 中国生物医学工程学报, 30（2）: 196-205.

姜海英, 2012. 基于互信息的医学图像配准技术研究[D]. 江西理工大学硕士学位论文.

罗述谦, 周果宏. 2010. 医学图像处理与分析 [M]. 北京: 科学出版社.

驱动之家. 2013. 《环球科学》2013 十大科学新闻: 人类大脑计划[J]. 环球科学, （1）: 10-11.

王春浩. 2013. 医学图像融合算法研究[D]. 燕山大学硕士学位论文.

张鑫, 陈伟斌. 2014. Contourlet 变换系数加权的医学图像融合[J]. 中国图像图形学报, 19（1）: 130-140.

第七章 医学图像重建与可视化

记忆：医学图像三维重建的基本定义。

理解：医学图像三维重建面绘制及体绘制的方法及原理；最大最小密度投影法的原理及方法；多平面重建和曲面重建的原理及方法。

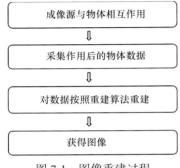

图 7-1 图像重建过程

医学图像很多情况下是对已获得的图像进行处理、转化和分析，即对已经生成的二维、三维图像进行后续处理，也因此被习惯的称为后处理。但在医学成像过程中，对信号乃至图像原始数据后处理，是在人眼可视图像获得之前。这种情况更多地出现在医学领域中，特别是断层图像，如 CT、MR、超声成像和核素成像。这些断层图像需要事先尽可能多地得到物体数据，对数据进行处理，以便生成图像，即图像重建（image reconstruction），这一过程如图 7-1 所示。

同时，CT、MR 等断层图像数据集，都具有薄层、连续等特征。这使得很多情况下可以对这些数据或图像进行整合处理，仅通过计算机处理技术获得新的切面位置和方向的断层图像；或合成为三维数据矩阵并显示，以加强人们对器官解剖结构和病灶三维形态的观察和理解。这种处理我们称为图像的三维可视化（three-dimensional visualization）或三维重建（three-dimensional reconstruction），其处理过程如图 7-2 所示。

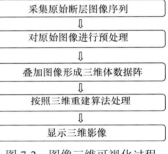

图 7-2 图像三维可视化过程

第一节 医学断层图像重建

一、医学断层成像

传统的医学成像技术或手段是将成像区域内的三维人体组织投射于二维的成像范围内，记录在胶片或显示屏上，最终形成二维医学影像，如 X 射线摄影成像。这种方式会造成组织信息在影像上的重叠和遮挡，并出现组织混叠，使病灶缺失深度等信息。虽然可以通过多体位摄影进行适当补偿（如胸部正、侧位摄影），但并不能从根本上解决问题。例如，在胸部后前位 X 射线影像的实际诊断过程中，某些肺部病灶由于肋骨影像的重叠而无法确定位置，或者被肋骨或纵隔影像模糊。

这种重叠是三维影像在一维路径上产生了叠加，用积分形式可以表示为

$$I_d(x,y) = I_0 \exp\left[-\int \mu(x,y,z)\,\mathrm{d}z\right] \qquad (7-1)$$

其中，$I_d(x,y)$ 为影像记录装置上记录的 X 射线强度分布；$\mu(x,y,z)$ 为组织吸收 X 射线系数的分布函数；I_0 为入射 X 射线强度。

为解决这一问题，曾出现了体层摄影术，射线源和胶片沿相反方向运动，保持与成像区域的垂直距离不变，如图 7-3 所示。某些特定成像区域中的某层组织处于聚焦面上，被记录于影像记录装置上从而成像，其余层面组织信息由于运动模糊，超出人眼模糊阈值而不能被观察到，无法清晰显示。

根据射线源的运动形式，体层摄影分为直线运动成像、圆运动成像和摆线运动成像。这些运动方式要求光源和记录装置精确计算运动速度，以保证计算准确。同时严格限制运动时间，保证在被检者可接受的屏气时间内完成，以限制呼吸伪影。

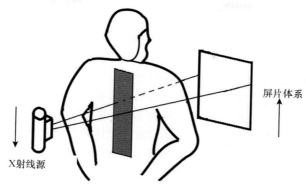

图 7-3　直线运动体层摄影

体层摄影成像的计算如下。探测器接受强度为

$$I_d\left(x_d, y_d\right) = t\left(\frac{x_d}{M}, \frac{y_d}{M}\right) ** \frac{I_0}{X(k+m)} \mu\left(\frac{x_d}{k+m}, \frac{y_d}{k+m}\right) \tag{7-2}$$

直线运动形式的体层摄影射线源移动路径为

$$f(x, y) = \int g(x, y, z)\,\mathrm{d}(vt) = \mathrm{rect}\left(\frac{x}{X}\right)\delta(y) \tag{7-3}$$

代入式（7-1）得最终的图像强度为

$$I_d\left(x_d, y_d\right) = t\left(\frac{x_d}{M}, \frac{y_d}{M}\right) ** \frac{I_0}{X(k+m)} \mathrm{rect}\left[\frac{x_d}{X(k+m)}\right]\delta(y_d) \tag{7-4}$$

其中，v 为射线源在 x 方向上的运动速度；x 为射线源移动距离；m 为成像放大率；k 为胶片运动的换算因子；$k+m$ 为总放大率；$**$ 表示双重卷积。

体层摄影曾是 X 射线成像设备中的一个重要成像功能，但由于存在一些无法解决的问题，如曝光区域大造成高辐射剂量。要获得某一层组织的影像，需要接受 X 射线照射的组织区域则比成像区域大得多，增加了被检者受照射剂量，容易造成辐射损伤。

同时，体层摄影的图像质量较差，尤其是对比度分辨率，由于影像信息中还掺杂了模糊区域的半影，相当于增加散射线，削弱了组织对比。体层摄影还需要被检者的屏气与制动配合，并不适于床旁摄影和屏气困难的被检者。

1971 年，世界上第一台可应用于临床的 CT 设备诞生，安装于 Atkinson-Morley 医院，宣告基于图像重建理论的真正断层图像诞生。这种技术也叫 CAT（computed aided tomography，computed axial tomography），奥地利数学家 Radon 于 1917 年提出图像重建的数学理论，即三维的物体可以它的无线集合的投影唯一重建出来。此后经过了很多数学及物理学家的实践和发展，由英国 EMI 公司的 Hounsfield 最终实现和完成。

断层成像截然不同于体层摄影，X 射线线束中心面与断层成像的平面呈平行重叠关系，而不是体层摄影的垂直关系。其射线范围仅覆盖成像层面（具有一定厚度，即层厚），影像信息不包含非成像层面。另外成像区域在轴向上压缩得尽量薄，使成像区为一薄层区域，可近似认为二维吸收系数分布。这样组织重叠问题简化为射线成像的部分容积效应。由于断层图像可以连续获得一个图像序列，因此对组织的观察效果大大提高，有利于帮助医生获得组织和病灶的三维空间信息。

二、医学断层成像的数理原理

CT 图像的重建，历经很多种图像重建算法的发展，算法原理各不相同。先后出现了方程联立、迭代、二维傅里叶变换、反投影（back projection）等数学算法。本书将 Radon 的中心切片理论作为计算机断层成像的基本数学原理，予以阐明。

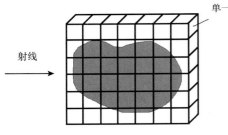

图 7-4　CT 的体素矩阵

CT 图像重建是通过其扫描过程获得投影数据，并将投影进行分析和预处理，计算出成像层面内的吸收系数空间分布函数。CT 通常将成像的薄层区域近似为二维吸收系数分布，认为成像的容积内对应的体素矩阵为 M×N 个，每个体素厚度均为 L，如图 7-4 所示。预设定每个体素吸收系数是均匀的，对应图像的吸收系数分布为 $\mu(x, y)$，求出层面内吸收系数分布，并将吸收系数对应成灰度值，并以相对值-CT 值予以表示，即可重建出图像。

CT 系统对组织扫描获得投影数据，扫描的方式根据扫描物理方式分为平行线束扫描、扇形束扫描、宽扇形束扫描等，最基本的是平行线束扫描：扫描系统包括 X 射线管和单一检测器，X 射线束被准直成单束形式，X 射线管和对应检测器围绕受检体作同步平移—旋转扫描运动，如图 7-5 所示。

此时，在一个固定角度上，探测器所得到的值就是成像区域的吸收系数分布 $\mu(x, y)$ 在该角度上的衰减透过后 X 射线强度值 I，通过取对数，得

$$P = -\ln\left(\frac{I}{I_0}\right) = \iint \mu(x, y) \mathrm{d}x\mathrm{d}y \qquad (7\text{-}5)$$

我们称 P 为该角度投影（projection）。如果 X 射线管和探测器进行 360° 的旋转，每次间隔 1°，则可获得 360 个投影。利用这些投影求解出 $\mu(x, y)$，对应得到图像。为方便表达不

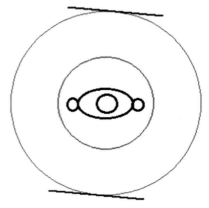

图 7-5　单束扫描方式

同扫描角度，我们将投影的表示由直角坐标系 (x, y) 变换到极坐标系 (R, θ)，扫描路径可以用直线方程表示为

$$x\cos\theta + y\sin\theta = R \qquad (7\text{-}6)$$

R 为射线路径距离体层中心的距离，θ 为扫描角度。θ 角的投影表示为

$$P(R, \theta) = \iint \mu(x, y) \mathrm{d}x\mathrm{d}y \qquad (7\text{-}7)$$

使用单位脉冲函数的筛选性质表示某一 θ 角的投影值为

$$P_\theta(R, \theta) = \iint \mu(x, y) \delta(x\cos\theta + y\sin\theta - R) \mathrm{d}x\mathrm{d}y \qquad (7\text{-}8)$$

在断层图像重建中，中心切片理论指出，吸收系数函数 $\mu(x, y)$ 在某一方向上的投影 $P_\theta(R)$ 的一维傅里叶变换函数 $G_\theta(\rho)$，是原吸收系数 $\mu(x, y)$ 的二维傅里叶变换函数 $F(\rho, \theta)$ 在 (ρ, θ) 平面上的沿同一方向上过频域空间原点的直线上的值，如图 7-6 所示。

对吸收系数 $\mu(x, y)$ 分布进行二维傅里叶变换并使用 (ρ, θ) 域表示，对其在频域空间的形式过原点取剖面，则其剖面函数等同于所切角度下的投影函数，用 (ρ, θ) 表示，并进行一维傅里叶变换的值。或者说，角度 θ 下得到的投影值的一维傅里叶变换，等于物体 $\mu(x, y)$ 的二维傅里叶变换过频域中心同样角度的值，但要投影值和物体吸收系数均在 (ρ, θ) 坐标系中表示。

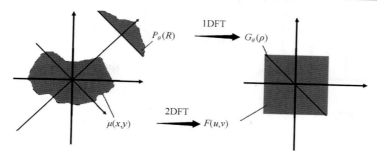

图 7-6　中心切片理论

中心切片理论的公式描述如下

$$F\left[\mu(x,y)\right] = F(\rho,\theta) \tag{7-9}$$

$$F_\theta(\rho) = F[G_\theta(\rho)] \tag{7-10}$$

使用直角坐标系，中心切片理论可描述为

$$F\left[g(x,y)\big|_{x,y}\ \big|_{u=0}\right] = \iint g(x,y)\mathrm{e}^{-2\mathrm{j}(ux+vy)}\mathrm{d}x\mathrm{d}y\big|_{u=0} \tag{7-11}$$

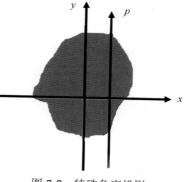

图 7-7　特殊角度投影

基于中心切片理论，只要采集足够多的投影数据，将投影进行一维傅里叶变换，在频域中，将这些变换值按投影角度排布，并进行适当的高频区域插值（离散频域中，高频分量采样点少，需要进行插值）。当 360 个或 180 个投影值的傅里叶变换填充完频域后，即可对频域数据进行二维反傅里叶变换，得到原始吸收系数分布 $\mu(x,y)$，求解得到图像。

我们可以通过一个特殊角度的投影重建简单验证中心切片理论。设对某一组织进行平行于 y 轴的扫描，如图 7-7 所示。则投影值为

$$P(x,0) = \int_{-\infty}^{\infty} f(x,y)\mathrm{d}y \tag{7-12}$$

其傅里叶变换为

$$P(u) = \int_{-\infty}^{\infty} p(x,0)\mathrm{e}^{-2\mathrm{j}\pi ux}\mathrm{d}x = \int_{-\infty}^{\infty} f(x,y)\mathrm{e}^{-\mathrm{j}2\pi ux}\mathrm{d}x\mathrm{d}y \tag{7-13}$$

原组织吸收系数的二维傅里叶变换在同角度下的取值为

$$F(u,v)\big|_{v=0} = \int_{-\infty}^{\infty} f(x,y)\mathrm{e}^{-2\pi(ux+vy)}\mathrm{d}x\mathrm{d}y\big|_{v=0} = \int_{-\infty}^{\infty} f(x,y)\mathrm{e}^{-2\pi ux}\mathrm{d}x\mathrm{d}y \tag{7-14}$$

由此证明，射线束平行 y 轴时，中心切片理论成立。

中心切片理论指出了重建医学断层图像的数学方法，是对 Radon 理论的数学表示。对于中心切片理论的数学来源和详细推导，这里并不做更多的叙述。

第二节　医学图像重建算法

一、方程联立

当 X 射线束遇到物体时，有透过和衰减效应。物体对射入的 X 射线的衰减，即物体对 X 射线的吸收。普通 X 射线成像正是利用不同组织对 X 射线衰减不同，将穿过人体后 X 射线自然形成的对比度转化为图像对比度，这一过程不需要数学计算。而 CT 成像时，需要依照重建算法，获得入射和出射 X 射线的强度值来进行重建运算。

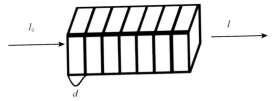

图 7-8　X 射线透射多个小单元组织

这里我们假设 X 射线穿过非均匀物体，X 射线束通过的物体被等分成许多小体素，设每个体素的厚度相等，记为 d。设 d 足够小，体素内材质均匀，各向同性，其吸收系数为常值 μ_1，如图 7-8 所示。

当入射 X 射线强度为 I_0 时，透过第一个体素的 X 射线强度 I_1 为

$$I_1 = I_0 e^{-\mu_1 d} \qquad (7\text{-}15)$$

μ_1 是第一个体素的吸收系数。对于第二个体素来说，I_1 就是入射的 X 射线强度。设第二个体素的吸收系数为 μ_2，X 射线经第二个体素透射出的强度 I_2 为

$$I_2 = I_1 e^{-\mu_2 d}$$

将式（7-15）代入上式，有

$$I_2 = \left(I_0 e^{-\mu_1 d}\right) e^{-\mu_2 d} = I_0 e^{-(\mu_1 + \mu_2)d}$$

经过第三个体素的投射出的强度为 I_3：

$$I_3 = I_2 e^{-\mu_3 d} = I_0 e^{-(\mu_1 + \mu_2 + \mu_3)l}$$
$$\vdots$$

最后，依次代入各式，消除中间项 I_1、I_2、I_3 等，得第 n 个体素透射出的 X 射线强度 I 为

$$I = I_n = I_0 e^{-(\mu_1 + \mu_2 + \cdots + \mu_n)d} \qquad (7\text{-}16)$$

等式两边取对数，化简得

$$\mu_1 + \mu_2 + \cdots + \mu_n = -\frac{1}{d} \ln \frac{I}{I_0} \qquad (7\text{-}17)$$

表示为求和形式：

$$\sum \mu_i = \frac{1}{d} \ln \frac{I_0}{I_n} = P \qquad (7\text{-}18)$$

此处的 P 值，就是上一节数理原理处提到的投影。因为矩阵较小，所以可以使用累加来离散表示吸收系数分布，不必使用积分表示。在简化的情况下看，得到 P 值，就可以建立一个 n 元一次方程，只要能获得足够多的方程，即可求解出 n 个 X 射线通过路径上的吸收系数，得到肢体成像区域的吸收系数二维分布，将吸收系数对应灰度显示，即可获得影像。CT 成像系统通过从不同方向上进行多次 X 射线投射，即扫描，来获取足够的方程联立求解吸收系数。

早期 CT 的图像矩阵较少时，可以使用方程联立求解吸收系数。但现在的 CT 图像矩阵往往大于等于 512×512，如果采用方程联立，一个等式即有 512 个未知吸收系数，这种情况下方程联立求解的矩阵过大，运算量惊人。同时扫描要求尽可能缩短扫描时间，导致得到非正方矩阵不能满秩、方程数不足。

二、迭　代　法

迭代法是使用多次迭代运算，逐步逼近吸收系数真实值的重建方法，广泛应用于 CT、PET 等断层成像系统。迭代先从一个假设的近似图像开始，将人为假设的图像进行理论计算得到投影值，并与实际扫描组织获得的投影值进行比较，采用迭代的方法不断修正逼近，按照某种最优化准则寻找最佳解。

迭代法的优点在于计算量相对简化，在迭代过程中可以将校正因子包含进最优化准则中，方便进行衰减校正，降低伪影。常用的迭代重建算法有：代数重建迭代（ART）、同时迭代、最大似然法等。

代数重建迭代包括加法迭代和乘法迭代，加法迭代算法的公式为

$$\mu^{N+1}(i,j) = \mu^{N}(i,j) + \frac{P_k(\theta) - R_k(\theta)}{M_k(\theta)}$$

（7-19）

其中，$\mu^{N+1}(i,j)$ 与 $\mu^{N}(i,j)$ 表示第 $N+1$ 次迭代和第 N 次迭代；$P_k(\theta)$ 表示某一角度照射组织获得的实际投影值；$R_k(\theta)$ 是假设图像在迭代过程中的计算投影值；$M_k(\theta)$ 是射线束穿过的体素个数。

这里采用一个简单的 2×2 矩阵及其投影来说明迭代过程，图 7-9 中数值为真实组织的吸收系数和投影值，我们可以得到组织在 6 个方向上的投影真实值，现在根据真实值迭代求解原始 4 个像素的吸收系数。我们最先假设各像素值均为 0，计算其 6 个投影，并与真实投影值进行比较，按照公式计算真实投影和假设投影之差。并将差值除以每条线上的两个单元，再加到每个像素中。

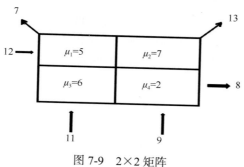

图 7-9　2×2 矩阵

考虑垂直方向投影：

$$\mu_1^1(i,j) = \mu_3^1 = 0 + \frac{11 - 0}{2} = 5.5$$

$$\mu_2^1(i,j) = \mu_4^1 = 0 + \frac{9 - 0}{2} = 4.5$$

考虑水平方向投影：

$$\mu_1^2(i,j) = 5.5 + \frac{12 - 10}{2} = 6.5$$

$$\mu_2^2(i,j) = 4.5 + \frac{12 - 10}{2} = 5.5$$

$$\mu_3^2(i,j) = 5.5 + \frac{8 - 10}{2} = 4.5$$

$$\mu_4^2(i,j) = 4.5 + \frac{8 - 10}{2} = 3.5$$

考虑对角线方向投影：

$$\mu_1^3(i,j) = 6.5 + \frac{7 - 10}{2} = 5$$

$$\mu_2^3(i,j) = 5.5 + \frac{13 - 10}{2} = 7$$

$$\mu_3^3(i,j) = 4.5 + \frac{13 - 10}{2} = 6$$

$$\mu_4^3(i,j) = 3.5 + \frac{7 - 10}{2} = 2$$

由此重建得到原来像素的真实吸收系数值。

一般要重建的图像矩阵当然要大得多，这时需要对同一批数据进行多次迭代（如改变迭代的次序），以得到符合的收敛。为了节约时间和硬件空间，往往在真实投影值与计算投影值之差足够小时即可停止迭代。迭代过程中可以根据一些先验知识设定条件，如吸收系数不能为负值，一旦得到负值则重置像素系数为零。也可参考扫描区域的一般图像特征，设定几何形状约束和平滑性约束条件。

乘法迭代是对加法迭代的改进，其迭代公式为

$$\mu^{N+1}(i,j) = \mu^N(i,j) \cdot \frac{P_k(\theta)}{R_k(\theta)} \tag{7-20}$$

某些 CT 系统中，将反投影法同迭代法相结合，可以综合二者的优点，适应更高的 CT 扫描速度，而纯粹的迭代法在现在的 CT 系统中已不采用。

三、二维傅里叶变换法

傅里叶变换法是直接应用 CT 的数理原理（Radon 理论和中心切片理论）进行吸收系数求解的重建方法，因此也叫直接求解方法。傅里叶变换法采用积分式描述投影函数 P，设 $f(x)$ 是沿着 X 射线束路径，随 x 连续变化的物体吸收系数，是 x 的函数。X 射线穿过非均匀物体获得投影的形式可写为

$$P = \int_{-\infty}^{+\infty} \mu(x)\mathrm{d}x = -\ln\frac{I}{I_0} \tag{7-21}$$

式中，P 是对连续函数 $\mu(x)$ 变化的积分，重建图像的过程是由 P 求解吸收系数分布函数 $\mu(x)$ 的过程。

由于人体断面图像的建立是二维图像的计算过程，需要将这一体层平面设定在直角平面坐标系（X-Y 坐标系）中。在体层平面上每一点的吸收系数是坐标(x,y)的函数，设为 $\mu(x,y)$。当 CT 进行扫描时，X 射线束是围绕着体层平面的中心点进行平移或旋转的，X 射线的投影 P 也总是与 X 射线束路径 L 有关。为此，我们引进一个新的坐标系，极坐标系 R-θ 来描述 X 射线束路径 L 的位置和角度。设 X 射线束路径 L 到坐标中心 O 的距离为 R，与 y 轴夹角为 θ，则 X 射线束路径 L 的直线方程为

$$x\cos\theta + y\sin\theta = R \tag{7-22}$$

或

$$x\cos\theta + y\sin\theta - R = 0 \tag{7-23}$$

式中，θ 可以在 $0\sim2\pi$ 变化；R 在中心点至被测人体体面最大外缘间变化。

X 射线的投影是随着扫描方向和穿过路径的不同而变化的，经过坐标变换后，X 射线束穿过吸收系数为 $\mu(x,y)$ 的物体，变换到 R-θ 坐标平面上的投影是关于自变量$(R，\theta)$的函数，记为 $P(R,\theta)$。当在某一 θ 角度时：

$$P_\theta(R,\theta) = \iint \mu(x,y)\mathrm{d}x\mathrm{d}y \tag{7-24}$$

设有一个扫描半径为 a，吸收系数为 μ 的匀质圆形物体。若令 X 射线束与 y 轴平行，$\theta=0^\circ$，X 射线束路径到坐标中心点的距离为 R。可得它的投影 $P_\theta(R,\theta)$ 为

$$P_\theta(R,\theta) = \iint \mu(x,y)\mathrm{d}x\mathrm{d}y = \mu\int_{-\sqrt{a^2-R^2}}^{\sqrt{a^2-R^2}} \mathrm{d}y = 2\mu\sqrt{a^2-R^2} \tag{7-25}$$

由于均匀圆形物体各个方向上的投影均相同，可以用上式来表示。投影函数 $P_\theta(R,\theta)$ 随 R 变化的曲线如图 7-10 所示。

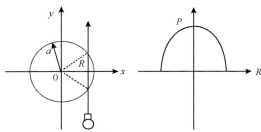

图 7-10　圆形物体的 X 射线投影

在实际 CT 成像时，CT 系统扫描物体获得足够多投影函数后，求解 $\mu(x,y)$ 的过程依据于中心切片理论，是由 Radon 关于投影重建图像理论中的一个核心部分演化得来的。根据本章第一节中心切片理论的公式，我们可以将密度函数 $\mu(x,y)$ 的二维傅里叶变换为

$$F(u,v) = \iint f(x,y)\mathrm{e}^{-j2\pi(ux+vy)}\mathrm{d}x\mathrm{d}y$$

式中，x，y 为空间直角坐标系的坐标；$\mu(x,y)$ 为二维图像的吸收系数；u、v 为傅里叶空间频率坐标系的坐标。若空间频率坐标用极坐标来表示，即 $F(u,v) = F(\rho,\beta)$，其中

$$\begin{cases} u = \rho\cos\beta \\ v = \rho\sin\beta \end{cases}$$

则二维傅里叶变换式可写为

$$F(\rho,\beta) = \iint \mu(x,y)\mathrm{e}^{-j2\pi\rho(x\cos\beta+y\sin\beta)}\mathrm{d}x\mathrm{d}y \tag{7-26}$$

要得到扫描直线到原点的距离 R，与 y 轴夹角为 θ 的路径 L 的表示，可以利用狄拉克函数（δ-函数）的筛选性质，即 $\mu(x,y)\delta(x\cos\theta+y\sin\theta-R)$ 为路径 L 的吸收系数分布，其投影值表示为

$$P_\theta(R,\theta) = \iint \mu(x,y)\delta(x\cos\theta+y\sin\theta-R)\mathrm{d}x\mathrm{d}y \tag{7-27}$$

按照中心切片理论，图像在某一 θ 角度上投影的傅里叶变换，正好等于该图像吸收系数 $\mu(x,y)$ 的二维傅里叶变换形式在相同角度（$\beta = \theta$）直线上的值。如果将所有角度投影值做一维傅里叶变换：

$$F(\rho,\theta) = F\{P_\theta(R,\theta)\} \tag{7-28}$$

并填满整个极坐标平面，再改为空间直角坐标，将完整的 $F(\rho,\beta)$ 转化为 $F(u,v)$ 表示，就等同于得到衰减系数 $\mu(x,y)$ 分布的二维傅里叶变换，再由二维傅里叶反变换即可得重建原图像的吸收系数分布函数，有

$$f(x,y) = \iint F(u,v)\mathrm{e}^{j2\pi(ux+vy)}\mathrm{d}u\mathrm{d}v \tag{7-29}$$

以上即 CT 图像重建的二维傅里叶变换法，其信号处理过程如图 7-11 所示。

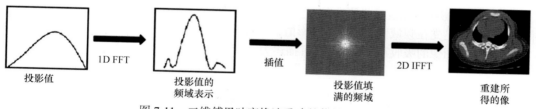

图 7-11　二维傅里叶变换法重建的信号处理过程

二维傅里叶变换法按照 CT 数理原理和中心切片理论进行重建，算法严谨，重建结果较准确。但需要进行正、反两次傅里叶变换，计算量大，要耗费较长时间，不利于快速扫描成像；在极坐标形式的数据转换为直角坐标形式表示时，需要进行插值，这也增大了运算量。现代 CT 追求更快的扫描速度和重建速度，傅里叶算法已不适应这一要求，所以逐渐不再被使用。但它仍是理解 CT 图像重建最直观的算法之一。

四、反　投　影　法

反投影法包括基本反投影法、滤波反投影法（filtered back projection，FBP）、卷积反投影法等，应用比较普遍的是滤波反投影法。

1. 基本反投影法　反投影法的基本原理是将投影数值 P 按其原扫描路径反方向投影，将值平均地分配到每一个体素中，各个投影在影像处进行叠加，从而推断出原图像。

设被测人体断面上器官或组织的吸收系数分布为 $\mu(x,y)$，X 射线束扫描时在某一 θ 角度方向

的投影表示为

$$P_{\theta}(R,\theta) = \iint \mu(x,y)\delta(x\cos\theta + y\sin\theta - R)\mathrm{d}x\mathrm{d}y$$

则在 θ 角度的反投影可表示为

$$b_{\theta}(x,y) = \int_{-\infty}^{+\infty} P_{\theta}(R,\theta)\delta(x\cos\theta + y\sin\theta - R)\mathrm{d}R \tag{7-30}$$

式中，$b_{\theta}(x,y)$ 是由 $P_{\theta}(R,\theta)$ 沿反方向进行反投影所产生的吸收系数；δ-函数起筛选角度的作用。将上式全部角度上的反投影值相加，即对应 θ 从 0 变化到 π 所有反投影值加在一起，可得到图像重建的吸收系数分布为

$$\mu_b(x,y) = \int_0^{\pi} b_{\theta}(x,y)\mathrm{d}\theta = \int_0^{\pi}\mathrm{d}\theta\int_{-\infty}^{+\infty} p_{\theta}(R,\theta)\delta(x\cos\theta + y\sin\theta - R)\mathrm{d}R \tag{7-31}$$

重建图像后组织的吸收系数 $\mu_b(x,y)$ 与实际的吸收系数 $\mu(x,y)$ 不完全相同，会形成伪影，需要进行滤波。滤波后达到与实际物体一定的近似程度，可以认为得到重建图像。

反投影法存在着缺点，即只有反投影数量愈多，重建图像才会愈接近于真实断面。但反投影个数毕竟有限，这就会造成在图像上呈现出星形伪影，使影像边缘处不清晰，如图 7-12 所示。利用反投影法重建图像时，这种使边缘部分模糊不清的星形伪影必然存在，只能通过滤波的方法来改善，而无法完全消除。

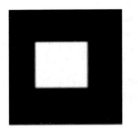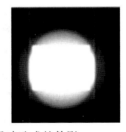

图 7-12 反投影法重建造成的伪影

2. 滤波反投影法　滤波反投影法是对基本反投影法的改进，通过卷积滤波因子的方法修正模糊伪影。其思路是先在频域修正每一个投影值，再将投影值转换到空域重建，即先修正再反投。

反投影重建图像的吸收系数 $\mu_b(x,y)$ 可描述为

$$\mu_b(x,y) = \mu(x,y) ** \frac{1}{r} \tag{7-32}$$

式中，$**$ 表示二维卷积。反投影的吸收系数 $\mu_b(x,y)$ 与实际的 $\mu(x,y)$ 之间存在一个 $\frac{1}{r}$，$\frac{1}{r}$ 称为模糊因子，是造成图像边缘模糊的主要原因。

消除模糊因子的影响，可以采取对每一投影的傅里叶变换值用 $|\rho|$ 加权，$1/|\rho|$ 是 $\frac{1}{r}$ 的傅里叶变换形式，即

$$\mu(x,y) = \int_0^{\pi}\mathrm{d}\theta\int_{-\infty}^{+\infty} F_1\{P_{\theta}(R,\theta)\}|\rho|\mathrm{e}^{\mathrm{j}2\pi\rho(x\cos\theta + y\sin\theta)}\mathrm{d}\rho \tag{7-33}$$

这就是滤波反投影法，即用投影的一维傅里叶变换 $F\{P_{\theta}(R,\theta)\}$ 与一维滤波函数 $|\rho|$ 进行有效的滤波，消除 $\frac{1}{r}$ 因子的干扰，再经反傅里叶变换、反投影叠加来重建图像。

滤波反投影还可以采用空域滤波的形式，即在空域中直接消除模糊因子，这种方法也称卷积反投影法，它直接使用一个近似的空间滤波函数，去消除 $\frac{1}{r}$，而不需要将投影值进行傅里叶变换。但卷积滤波函数只能做到部分消除 $\frac{1}{r}$，所以滤波函数的选择就决定了图像质量好坏和伪影程度。此外

选择滤波函数时还要考虑系统带宽、信噪比等问题，因此不同厂家 CT 系统中选用的滤波函数也就不尽相同。常见的 CT 滤波函数有 Cosine 函数、Hamming 函数、R-L 函数和 Shepp-Logan 函数等。

滤波反投影算法可以较好地校正普通反投影算法的模糊伪影。相对于二维傅里叶变换法，滤波反投影法只需做一维傅里叶变换甚至不需要做变换，运算量大大减少，提高了重建速度。它是目前 CT 系统常用的图像重建算法之一。

第三节　医学图像的三维可视化

在医学图像处理中，图像三维可视化也称三维重建，是指通过对获得的数据或二维图像信息进行处理，生成其三维结构，并根据视觉习惯及需求进行不同效果的显示。医学领域中三维重建的主要目的是实现医学图像的三维可视化显示，三维可视化图像的信息为诊断和治疗提供了医学图像数据，而三维可视化显示最关心的是如何在显示设备上绘制出"真实的"人体组织结构，进而为医生提供逼真的显示手段和定量分析工具。三维重建在辅助医师诊断、手术仿真、介入治疗等方面发挥着重要作用。

随着计算机技术的发展，医学图像三维重建的技术近些年来也有了显著的提升，从大体上通过几何单元拼接拟合物体表面来描述物体三维结构，到基于表面的三维面绘制方法和直接将体素投影到显示平面基于体数据的体绘制方法，然后发展到诸如分子影像层面的重建技术。其中，面绘制方法是基于二维图像边缘或轮廓线提取，并借助传统图形学技术及硬件实现的。体绘制方法则是直接应用视觉原理，通过对体数据重新采样来合成三维图像。不同的绘制方法使用的计算机算法运算量也不同，体绘制相对于面绘制的运算量要大一些，因此重建速度要更慢，但也更真实。本节将详细介绍以上两种三维可视化方法，同时针对其他前沿的重建技术也做简单的介绍。

一、面绘制

案例 7-1

面绘制实际上是显示三维物体在二维平面上的真实感投影，类似当视角位于某一点时，从该点对三维物体进行"照相"，相片上显示的三维物体形象。当然目前的面绘制技术要求能实时交互，即提供视角变化时物体的显示，形成可以转动物体在任意视角观察的效果。如图 7-13 所示，通过计算机软件模拟出来的面绘制图像。

问题：

1. 何为面绘制，其基本原理是什么？
2. 常见的面绘制方法有哪些？

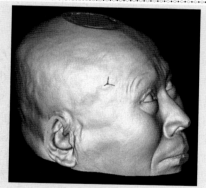

图 7-13　计算机模拟面绘制的图像

医学图像三维显示的技术中面绘制是应用最早的。面绘制通过使用平面元来近似模拟物体的表面，其原理是表面的提取和显示。提取感兴趣物体的表面信息是面绘制方法的基本思想，提取有用信息后根据光照、明暗模型进行消隐和渲染后得到重建图像。

一般来说，面绘制的主要目的是得到感兴趣区域的三维表面数据，通常在进行三维重建之前，需要使用一些医学图像分割方法对原始图像进行相关的处理，将目标区域提取出来再进行三维重建工作，最后通过物体表面的形式还原出被检测目标的三维模型。面绘制首先由断层图像构造出三维体数据场；然后对规则数据场中的体数据进行表面分割，并从体数据中抽取相关等值面；再通过构造几何基元进行多边形拟合近似，内插形成物体表面；最后通过传统的图形学算法，包括光照、纹理映射等进行真实感图形显示。基本流程如图 7-14 所示。

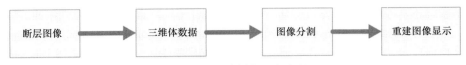

图 7-14　面绘制的基本流程

从重建过程处理基本元素的级别上来分，可以把面绘制大体上分成两大类：体素级重建方法和切片级重建方法。主要形式有：边界轮廓线表示和表面曲面表示。

（一）体素级重建方法

体素级重建方法是在体数据内以体素为单位跟踪表面，在构成表面的体素内进行小面片重建。最后再借助于图形学方法将小面片组成的物体轮廓显示出来。体素级重建方法主要有以下几种。

（1）立方体法（cuberille）是最早的体素级重建方法，用边界体素的六个面拟合等值面，即把边界体素中互相重合的面删除去掉，只把不重合的面连接起来近似表示等值面。

（2）移动立方体法（marching cubes）是由 Lorenson 和 Cline 在 1987 年提出来的三维空间规则数据场构造等值面的经典方法。移动立方体法的主要步骤如下：首先确定包含等值面的体元，然后求等值面与体元边界的交点及等值面的方法，最后绘制出等值面图像。移动立方体法被称为"等值面提取"（iso-surface extraction），它是面绘制算法中的经典算法，原理较简单，易于实现。

另外，移动立方体法可以获得较高分辨率的图像，图像生成速度快，且易交互。但是，在相邻体元的共享面存在 4 个交点时，会产生歧义面，从而生成错误表面。为解决这一问题，提出了剖分立方体法，即将立方体分解至像素大小，以直接绘制表面点。

（3）剖分立方体法（dividing cubes）仍是由 Lorenson 和 Cline 两人提出的。随着新一代 CT 和MRI 等设备的出现，二维切片中图片的分辨率不断提高，断层不断变薄，已经接近并超过计算机屏幕显示的分辨率。在这种情况下，提出了剖分立方体法。

（4）移动四面体法（marching tetrahedra）是在移动立方体方法的基础上发展起来的。该方法首先将立方体的体元剖分为四面体，然后在其中构造等值面。

（二）切片级重建方法

切片级重建方法也可以称为连接轮廓线法，是面向多边形的面绘制方法，其原理是：在每一个二维断层图像中提取边界，得到由边界堆叠的表面线框表示，然后进行表面重建。通常也是使用三角形贴面技术，用三角形将层与层间的轮廓线连接起来，最后进行表面明暗处理，得到具有立体感的三维表面。该方法的主要步骤如下所述。

（1）平面轮廓的提取。一般基于物体与背景间灰度或其他属性的差异进行分割和提取。

（2）片间轮廓的对应。一般可以通过对不同层面上轮廓重叠部分定量比较，或应用一些能够描述轮廓形状的椭圆拟合、柱体生长等方法判断，具有较大的任意性。

（3）轮廓拼接。确定对应的轮廓之后，还需要确定轮廓上的对应点，通常采用活动轮廓法（active contour）。确定对应点之后，可以用小三角形或四边形面片将相邻层面上对应点及其邻点连接起来，这些小三角形面片连接起来就构成物体表面的大致表示。

（4）曲面拟合。小三角形面片结构只能是物体表面的粗略表示，较为精确的方法可用曲面拟合。

切片级重建方法是最早被用来进行面绘制的方法，这种方法占用存储少，速度快，便于进行三维实时旋转操作，而且可以纠正由于分类不当导致的错误结果。但该算法中两相邻层轮廓线对应点的确定和连接常常是难以解决的问题。

（三）两种面绘制方法的比较

总体来说，两种方法都有各自的优缺点。体素级重建方法在原始图像分辨率较高时比切片级重建方法更可靠、更有效；而当原始图像分辨率较低时，切片级重建方法能够比较好地构造出光滑的表面。总的来说，由于体素级重建方法不考虑分叉问题，所以它比切片级重建方法有更高的精度和可靠性。但体素级重建方法重建的结果却产生大量的几何图元，占用大量的存储空间。切片级重建方法可以实现大幅度的数据压缩，但轮廓对应存在着多义性，特别是在分叉情况下，轮廓对应问题的不确定性更加严重。

二、体 绘 制

案例 7-2

近 10 年来，体绘制方法以其在体数据处理及特征信息表现方面的优势，已得到研究者越来越多的重视，被越来越广泛地应用于医学领域。这类方法依据视觉成像原理，首先构造出理想化的物理模型，即将每个体素都看成是能够接受或者发出光线的粒子，然后依据光照模型及体素的介质属性分配一定的光强和不透明度，并沿着视线观察方向积分，最后在像平面上就形成了半透明的投影图像。如图 7-15 所示为通过计算机软件模拟出来的体绘制图像。

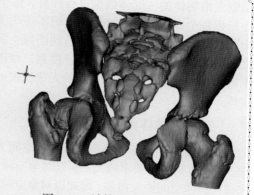

图 7-15　计算机模拟体绘制图像

问题：

1. 何为体绘制？其基本原理是什么？
2. 常见的体绘制方法有哪些？
3. 与面绘制相比体绘制有哪些优势？

在使用面绘制方法进行三维重建的过程中，我们不仅要对几何图元的拟合连接进行构造，最终获取的也只是某个固定阈值的表面区域信息。使用面绘制方法进行重建的结果会导致图像中部分有用信息的丢失。与面绘制原理不同，体绘制方法是直接对所有的三维体数据做一个明暗的处理，既保证了医学图像信息的完整，又能对体数据的内部形态做一个充分的、真实的展示。

由于体绘制算法认为体数据场中每个体素都有一定的属性，而且通过计算所有体素对光线的作用即可得到二维投影图像，因此，体绘制甚至可以不进行分割即可直接进行体绘制。体绘制的原理是：先构造出理想化的物理模型，将每个体素都看成是能够接受或者发出光线的粒子；然后依据光照模型及体素的介质属性分配一定的光强和不透明度，并沿着视线观察方向积分；最后在像平面上形成半透明的投影图像。以上操作有利于保留三维医学图像中的细节信息，但同时加大了计算量，即使在目前计算机高速发展的情况下，体绘制也比面绘制慢得多。体绘制算法的过程见图 7-16。

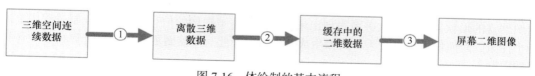

图 7-16　体绘制的基本流程

①②③分别表示断层扫描、有限元分析或随机采样、体绘制算法图形硬件重建

根据绘制次序的不同，体绘制方法可分为两类：以图像空间为序的算法和以对象空间为序的算法。

（一）以图像空间为序的体绘制算法

此方法通常也被称为体光线跟踪法。该方法的主要原理如下：从屏幕上的每一个像素点出发，根据设定的视点方向，发出一条射线，这条射线穿过三维数据场的体素矩阵，沿这条射线选择若干个等距采样点，由距离某一采样点最近的 8 个体素的颜色值及不透明度值作三维线性插值，求出该采样点的不透明度值及颜色值。当求出此射线上所有采样点的颜色值及不透明度值以后，采用由后向前或由前向后的两种不同的方法将每一采样点的颜色及不透明度进行组合，最终计算出屏幕上该像素点处的颜色值。

（二）以对象空间为序的体绘制算法

此算法也被称为体单元投影法。与以图像空间为序的体绘制算法相反，以对象空间为序的体绘制先由物体的三维体数据进行计算，逐个扫描每个三维空间网格。该方法的主要原理如下：首先根据每个点的函数值计算该点的不透明度值及颜色值；然后根据给定的视平面观察方向，将每个数据点的坐标由对象空间变换到图像空间；再根据选定的光照模型，计算出每个点处光照强度；之后计算出从三维数据点光照强度到二维图像空间的映射关系，得出每个数据点所影响的二维像素的范围及对其中每个像素点的光照强度的贡献；最后将不同的数据点对同一像素点的贡献加以合成。

（三）两种体绘制方法的比较

上述两种方法各有特点：以图像空间为序的体绘制算法要将当前所有体数据存入计算机内存中，对计算机内存要求较高；而以对象空间为序的体绘制算法只需当前单元的体数据，且对象空间往往比图像空间要大得多，因此以对象空间为序的体绘制算法的计算量要相对大得多；但体光线跟踪难以并行化，而体单元投影的并行处理要相对容易得多。

（四）面绘制与体绘制方法的比较

通过上文的介绍，已经对面绘制与体绘制的原理和方法有了一定的了解。根据其主要原理和实现方法，在实际的三维重建操作过程中会选择合适的方法进行处理。面绘制最大的优势在于处理的数据通常仅是整个体数据的一小部分，并且利用了计算机图形学多边形绘制技术，还借助图形硬件加速的支持，所以面绘制法速度快，而且可以快速灵活地进行旋转和变换光照效果。其适用于绘制表面特征分明的组织和器官，由于其形象清晰，可以一定程度上替代实物模型。但对形状特征不明显、有亮度变化特性的软组织，以及血管、细支气管等精细组织或器官，面绘制往往效果不理想，主要由于对表面分割精确程度要求高。同时，面绘制方法不能保留数据的完整性，其物体仅显示为一个空壳，表面里面没有东西。除此之外，其单纯的表面模型不能提供触摸反馈。

由于体绘制仅对体数据场中每个体素分别进行处理后合成三维效果图像，因此通常不要求对被显示物做精确的分割。对于形状特征模糊不清的组织和器官进行三维重建时，适合采用体绘制方法。更重要的是，在体绘制中引入了透明度的操作，大大增强了数据整体显示效果。可以同时将组织器官的形状特征及层次关系表现出来，进而丰富了图像的信息。但在体绘制过程中要遍历每一个体素，因而使得计算量大，图像生成速度慢。因此，体绘制更多地受到计算机软硬件技术发展的限制。

三、密 度 投 影

案例 7-3

从不同角度或沿某一平面将原始容积资料中选取的三维层块，采用最大、最小或平均密度投影法进行运算而得到的图像称为多层面容积重建技术。多层面容积重建法包括最大密度投影、最小密度投影、平均密度投影。

最大密度投影：将图像上每一点的多个体素中密度最高者作为改点值。常用于显示和周围组织对比具有相对较高密度的组织结构，如注射对比剂后的血管、骨骼和肺小结节等。

最小密度投影：将图像上每一点的多个体素中密度最低者作为改点值。主要用于显示密度明显低的含气器官，如胃肠道、支气管等。

平均密度投影：将图像上每一点的多个体素密度取平均值作为改点值。其优点是不遗漏所有数据；主要用于重建常规图像，常规扫描所得图像也可以认为是平均密度投影图像。

问题：

1. 多层面容积重建技术中最大、最小密度投影的原理是什么？
2. 最大、最小密度投影技术分别有哪些应用？

（一）最大密度投影

最大密度投影（maximum intensity projection，MIP）是一种广泛应用于 CT 和 MR 影像后处理的技术，它是通过计算沿着被扫描物每条射线上所遇到的最大密度像素而产生的。当光纤束通过一段组织的原始图像时，图像中密度最大的像素被保留，并被投影到一个二维平面上，从而形成最大密度投影重建图像。先将扫描后的若干断层数据叠加起来，然后沿着虚拟操作者视线方向穿过三维体素阵列，再投射到屏幕上，并且只有沿每一条视线经过的路线上测得的相对密度最高的体素才被计算机保留下来，从而形成最大密度投影重建图像。

最大密度投影的主要优势是可以较为真实地反映组织的密度差异，因此在临床上常用于显示具有相对较高密度的组织结构：如血管最大密度投影成像可较清晰地显示主要血管结构，便于观察血管的狭窄、扩张、充盈、缺损等。最大密度投影对密度变化比较敏感，可发现很多血管壁的钙化，对骨骼的 MIP 成像可显示骨折的椎体等骨结构的空间改变及椎体间的旋转移位程度，且非常直观；同时最大密度投影成像可反映脊柱局部骨密度的改变，对内固定装置特别是嵌入锥板、锥弓根的金属钉位置显示清晰，具有整体感强等特点。图 7-17 所示是最大密度投影成像的一个应用。

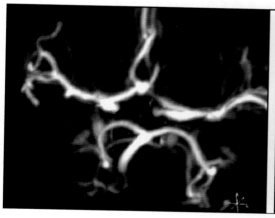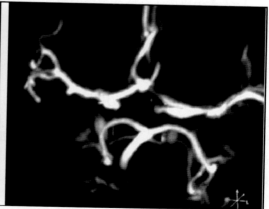

图 7-17　最大密度投影图像

（二）最小密度投影

最小密度投影（minimum intensity projection，minIP）与最大密度投影相似，是将层面内每个体素的信号强度与其他所有层面内同一投影方向的对应体素进行比较，选择信号强度的最小值。对层面内所有的体素重复此过程，可将空间中具有最低信号的点连接产生图像。这样，最小密度投影图像代表成像容积内的最小信号强度。

最小密度投影成像多用于显示低密度结构，如气管、胰管、胆管及胃肠道空腔脏器病变的显示，图 7-18 是最小密度投影成像的一个典型应用。在肺部影像诊断中，螺旋 CT 扫描后进行肺部气管最小密度投影三维重建，可直观立体地显示肺部气管的形态、病变部位及范围。在胸部影像诊断中，最小密度投影还是一种集检测、定位及定量测量磨玻璃样密度和线样密度最理想的图像后处理技术，因而也常应用于肺气肿、间质性肺炎等弥漫性肺疾病中。在腹部影像诊断中，最小密度投影主要应用于胰胆管的显示。然而密度投影方法也存在着一些缺点，它对于密度差异较小的组织结构难以显示，且和容积再现技术相比缺乏立体感。

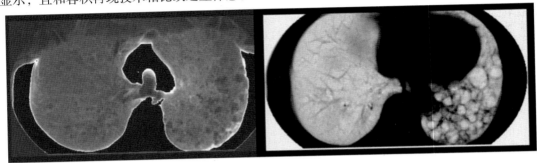

图 7-18　最小密度投影图像

四、体数据二维重建

案例 7-4

让三维体元数据分别绕 X 轴、Y 轴、Z 轴旋转任意角度，再用任意平面截取，或画一曲面线，以曲面线所确定的柱面来截取新层面，构成多平面重建或曲面重建。

该种重建技术的优点包括：

（1）能以任何方位、角度、层厚、层数自由重组新的断面图像；

（2）重组图像可反映 X 射线衰减值的差异，当血管显示不清时尤其有价值；

（3）操作方便。

问题：

1. 多平面重建和曲面重建的原理是什么？

2. 多平面重建和曲面重建有哪些应用？

目前三维重建已经广泛应用，人体的断面显示对于临床诊断十分重要且二维断面显示也仍是必需的，但很多时候，受成像设备的条件和被检者自身因素的影响，某些组织的断面图像无法获得，如倾斜平面或弯曲平面。这种情况下我们可以借助已有的断面生成三维体数据，在三维体数据基础上进行二次截面（切片），通过已有数据模拟出其他的断面或者斜面、曲面。这就是多平面重建和曲面重建。

（一）多平面重建

多平面重建（multiplanar reformation，MPR）是指将扫描范围内所有的轴位图像叠加起来再对某些标线标定的重组线所指定的组织进行冠状位、矢状位、任意角度斜位图像重组，如图 7-19 所示。

由于扫描孔径的限制，CT 仅能沿人体长轴做横断扫描。但很多情况下，如果欲从冠状位或者矢状位观察病灶长轴，CT 的横断切面则常无法提供有益的信息，这给诊断带来很大的困难。因此利用多平面重建技术可较好地显示组织器官内复杂解剖关系，弥补横断图像观察的不足，有利于病变的准确定位。但多平面重建也有缺点，如难以表达复杂的空间结构、曲面重组易造成假阳性等。

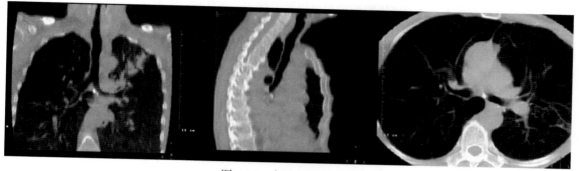

图 7-19 多平面重建视图

（二）曲面重建

曲面重建（curved planar reformation，CPR）是多平面重建技术的延伸和发展，即在多平面重建的基础上，沿兴趣器官划一条曲线，将沿曲线的体积元资料进行重组，便可获得曲面重建图像。曲面重建和多平面重建不同点在于叠加成三维容积排列后，重新选取截面时按曲线走行所得的图像，这种重建方式称为曲面重建，如图 7-20 所示。

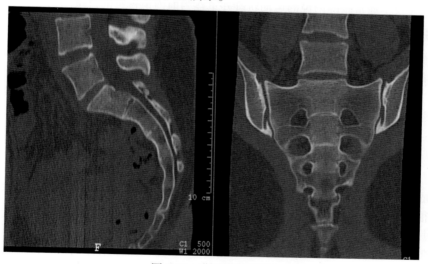

图 7-20 曲面重建视图

曲面重建对血管内腔的可视化显示特别重要，因此这种技术常用于腔内血管病变检测。对于具有大数据和复杂结构的血管组织来说，医生可以通过曲面重建在很短的时间内观察和研究整个血管的病变组织。曲面重建的缺点在于重建后的图像有一定程度的变形，同时容易遗漏垂直于曲面的较小病灶。因此在进行曲面重建时，一定要使重建路径走行于血流中央，以避免因路径走行的偏差而造成的假性狭窄。

五、其他三维可视化方法

（一）混合绘制方法

混合绘制方法是面绘制和体绘制方法的结合。具体来说有两种不同的混合绘制途径：一种是表面的透明体素绘制法，它是以体绘制的原理来实现对一个或多个表面的绘制；另一种是体数据几何单元投影法，即将由体素集合构成的单元投影转化为几何多边形显示。

混合绘制方法是基于面绘制和体绘制的方法。但表面的透明体素绘制法相对于面绘制方法则降低了对数据分割的要求，其表面体素的分割可以是模糊的，并且可以显示多个不同属性的表面，因而增加了信息层次，而相对于体绘制方法则减少了计算量，并突出了表面信息。

（二）医学影像序列三维重建技术

医学影像序列三维重建是指利用影像序列来重建器官的三维模型，根据临床应用方向的不同，可以把医学影像序列三维重建技术分为：断层影像序列三维重建技术、X射线影像序列三维重建技术、内镜影像序列三维重建技术。

（1）断层影像序列三维重建技术。医学影像中，断层影像序列三维重建技术是目前研究最多且相对比较成熟的三维重建技术，其本质是通过插值技术由离散数据点来重建器官的三维形态。

（2）X射线影像序列三维重建技术。X射线影像是最常用的二维投影影像的成像方式，通常以多角度视图（如正位、侧位等）的方式表现，本质是利用多角度投影技术进行三维重建，尤其是在骨科诊断中的应用比较广泛。

（3）内镜影像序列三维重建技术。基于内镜的微创作为外科手术领域的一个重要发展方向，近年来发展迅速，在微创手术中，医生通过内镜观察患者腔体内部的结构信息，只能获得以内镜为中心的二维影像序列，无法感知三维的真实场景以及内镜视野在手术空间中的相对位置。基于内镜影像序列三维重建技术通常跟踪内镜的运动轨迹并重建当前内镜视野的三维结构。

（三）分子影像光源重建

分子成像是近年来新出现并迅速发展的一个生物医学领域，用它来显示和测定活体内生物过程在细胞和分子水平上的特征，可为深入揭示生理和病理过程的机制，以及对疾病及其治疗进行实时、动态、细致、无创、靶向性的探测和跟踪提供有效手段。预计在不远的将来，分子成像技术的迅速发展可能会带来临床医疗的重大变革。

第四节　磁共振图像的重建

磁共振成像（magnetic resonance imaging，MRI）的成像原理与发射型断层成像和透射型断层成像都相差很远。MRI所显示的是一幅某物体截面内氢质子弛豫特征的图像，其包含了质子密度、T1弛豫时间、T2弛豫时间、质子运动等信息。这些信息表现为自由衰减（FID）信号或自旋回波信号，由MRI接收线圈采集。要获得一幅人体的MRI断层图像，必须先确定图像中每个像素点所对应组织在人体中的具体位置，然后获得其对应的共振信号。而来自人体的FID信号或自旋回波信号都是电磁波，本身不具有其来源的具体位置信息。本节主要介绍用于磁共振成像的信号源定位技术（断层选取、频率编码和相位编码）和MRI图像重建技术。MRI的基本原理在第一章已经阐述，这一节中不再赘述。

一、共振信号源的空间编码

（一）磁体坐标系和梯度场

1. 磁体坐标系　为方便讨论磁场对质子系统的作用，需对磁场定义一个固定的坐标系。目前临床上最常用的是超导MRI系统，MRI设备的磁体在其扫描检查孔洞方向一定长度范围产生主磁场强度均匀分布的静磁场。这样的系统中，通常约定孔洞方向中轴线为 Z 轴，其正方向指向检查床一端，磁体中心点定义为坐标原点 O，X 轴和 Y 轴分别垂直于 Z 轴，依右手定则 X 轴沿水平方向，Y 轴沿竖直方向。按此约定，磁体坐标系如图 7-21 所示。人体在进行 MRI 成像时，平行于 XOY 平面的人体断层为横断面，平行于 YOZ 平面的人体断层为矢状面，平行于 XOZ 平面的人体断层为冠状面。

2. 梯度场　磁感应强度沿某方向随位置线性变化的磁场称为线性梯度场，简称梯度场。在 MRI 成像系统中，使用了沿 X 轴、Y 轴和 Z 轴三个方向磁感应强度变化的梯度场，分别由 X 轴、Y 轴和 Z 轴的梯度线圈控制。如 Z 梯度线圈在 Z 轴方向产生一个随位置线性变化的梯度场，其磁感应强度 ΔB_z 与 Z 轴坐标（z）线性相关，即

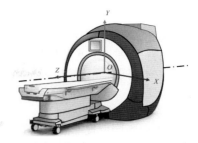

图 7-21　临床 MRI 扫描仪及其磁体系统坐标系

$$\Delta B_z = z A_z \tag{7-34}$$

其中，A_z 代表 Z 轴方向的梯度场变化率。设主磁场强度为 B_0，引入梯度场后 Z 轴方向的磁场强度为

$$B_z = B_0 + \Delta B_z \tag{7-35}$$

磁场仍然指向 Z 轴方向，坐标原点 O 处仍然为 B_0，z 值越大的位置磁场强度越强，z 值越小的位置磁场强度越弱，磁场沿 Z 轴方向就有了梯度分布。图 7-22 分别给出了沿 Z 轴方向变化的一个梯度场 ΔB_z，主磁场 B_0 和叠加后形成的新的梯度场 B_z。图中磁场方向为 Z 轴方向，竖直线段的长度代表 z 坐标点对应的磁感应强度大小。

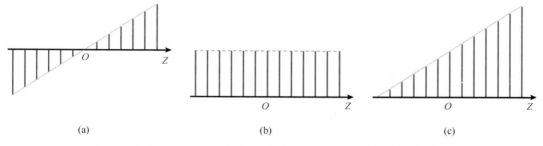

| (a) | (b) | (c) |

图 7-22　（a）梯度场 ΔB_z；（b）主磁场 B_0；（c）叠加后形成的梯度场 B_z

相同的方法，X 轴和 Y 轴的梯度线圈在 X 轴和 Y 轴方向也可分别产生一个随位置线性变化的梯度磁场 ΔB_x 和 ΔB_y。X 轴和 Y 轴方向上的磁场强度 B_x 和 B_y 分别为

$$B_x = B_0 + x A_x \tag{7-36}$$
$$B_y = B_0 + y A_y \tag{7-37}$$

其中，x、y 分别是 X 轴和 Y 轴方向的坐标；A_x 和 A_y 代表梯度场变化率。

在 MRI 系统中，对质子产生作用的总磁场是由主磁场与不同方向线性变化场的矢量和组成的。主磁场由主磁体产生，不同方向上的梯度场由放置在主磁体内的梯度线圈产生。主磁场为恒定不变的均匀磁场，梯度场的大小和方向都可以调节，这样得到的总磁场可呈现出在多个方向上梯度变化的状态。

梯度场的强度一般仅为主磁场的数千分之一。例如，目前临床应用的 1.5T MRI 系统中，梯度场变化率为 0.3mT/cm。如果设成像区域的直径为 50cm，梯度场在磁体中心两侧产生的场强变化为 7.5mT（从 1.4925T 到 1.5075T），这个看似不大的场强差异也足以使质子产生明显的共振频率变化。

（二）用梯度场选取断层

由第一章 MRI 的基本原理中可知，处于恒定外磁场 B_0 中的所有质子将以相同频率进动，进动频率由拉莫尔公式 $\omega_0 = \gamma B_0$ 确定。梯度线圈产生的线性变化场与主磁场叠加，使得总磁场在某一个

方向呈现梯度变化的状态。这样，沿梯度变化方向，不同位置的质子就具有不同的进动频率，可在不同频率激发脉冲作用下产生共振吸收。图 7-23 所示的总磁场为沿 Z 轴方向梯度变化的磁场，垂直于 Z 轴的一个平面具有相同的磁感应强度，位于该平面上的所有质子具有相同的进动频率，而垂直于 Z 轴的不同平面磁感应强度随 z 坐标变化而变化，使得位于不同平面的质子进动频率也随 z 坐标变化而变化

$$\omega_z = \gamma (B_0 + zA_z) = \omega_0 + \gamma zA_z \qquad (7\text{-}38)$$

这样，Z 轴方向不同位置平面的质子具有不同共振频率。如果采用一个窄带 RF 脉冲激发质子系统，只有一个具有一定厚度的薄层上的质子产生共振，该薄层内的质子共振频率在窄带脉冲的载波频率内。改变窄带脉冲的带宽，薄层厚度随之变化；改变窄带脉冲的载波频率，可选择不同薄层。由此，利用梯度场和一个窄带激发脉冲就可实现成像断层的选取。

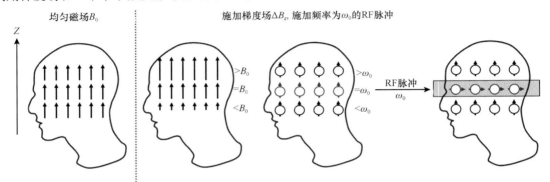

图 7-23　利用梯度场 ΔB_z 和频率为 ω_0 的 RF 脉冲选取某一断层

（三）平面内信号源的定位

一个断层确定后，接收线圈接收到的共振信号就是由断层内的所有质子同时发出。要获得该断层的二维图像，还必须对这些信号进行分辨以确定断层内不同体素位置的共振信号强度。在二维傅里叶变换成像技术中，选层梯度场以外的另两个方向梯度场可用于断层平面内定位，根据两者在定位中的作用分别称之为相位编码梯度场和频率编码梯度场，对应的信息定位过程叫相位编码和频率编码。

为了方便读者理解平面内信号源的定位原理，在本部分内容中，我们假设沿 Z 轴方向的梯度场（ΔB_z）用于断层选取，X 轴方向（ΔB_x）和 Y 轴方向（ΔB_y）的梯度场用于断层内定位，分别用于频率编码和相位编码。

1. 频率编码　如前所述，利用 Z 轴方向的梯度场和一个窄带激发脉冲就可选取一个与 XOY 平面平行的断层。假设断层很薄，可以认为断层内所有质子都以相同的频率进动。这时，接收线圈接收到的信号就是来自断层内所有质子发出的信号之和，无法区分各个体素在信号中的贡献。如果在接收信号前，沿 X 轴方向施加一个梯度场 ΔB_x，那么断层内相同 x 坐标的质子所处磁感应强度相同，进动频率相同；不同 x 坐标的质子所处磁感应强度各不相同，进动频率也不相同。

$$\omega_x = \gamma (B_0 + xA_x) = \omega_0 + \gamma xA_x \qquad (7\text{-}39)$$

其中，ω_x 是 x 坐标的函数。对接收信号进行傅里叶变换，就可得到不同频率下共振信号的强度值。当然，这个强度值是断层内相同 x 坐标内所有质子发出的信号强度的总和。

通常把用于区分断层内不同列的梯度场称为频率编码梯度场。频率编码同断层选取的原理类似，均是通过改变不同位置质子的进动频率实现空间定位，但施加的时期不同，断层选取是在射频脉冲激发期间，频率编码是在共振信号读取期间。由此，频率编码梯度也称为读出梯度。

2. 相位编码　在射频脉冲激发期间施加选层梯度场可选取要成像的断层，在信号读取期间施加频率编码梯度场可以区分断层图像内各列共振信号，但是还不能对断层内各个体素的共振信号进行区分。在这两个梯度场的基础上再施加一个相位编码梯度场，就可以区分出断层内每个体素发出的共振信号。

同样假设利用 Z 轴方向的梯度场和一个窄带激发脉冲选取了一个与 XOY 平面平行的断层。该断层上所有质子在激发后均以相同的频率进动，且都处于同一相位。这时沿 Y 轴方向施加一个梯度场 ΔB_y，那么断层内不同 y 坐标的质子所处磁感应强度各不相同，进动频率也不相同，为

$$\omega_y = \gamma(B_0 + yA_y) = \omega_0 + \gamma y A_y \tag{7-40}$$

当梯度场 ΔB_y 持续到 t 时刻，关闭该梯度场，这时候各质子进动的相位为

$$\phi_y = \omega_y t = (\omega_0 + \gamma y A_y)t = \phi_0 + \gamma y A_y t \tag{7-41}$$

不同 y 坐标的质子处于不同的相位。这样，接收信号中的相位差就包含了断层内沿 Y 轴方向的位置信息。由于梯度场 ΔB_y 的关闭，质子的进动频率恢复到作用前的 ω_0，但相位差信息保留了下来，这称为相位记忆。通过施加一定时间的梯度场获取共振信号不同相位的过程称为相位编码，对应的梯度场称为相位编码梯度。

案例 7-5

对病人头部进行 MRI 断层成像采集。人体头部处于主体磁场为 B_0 的磁共振中心区域，首先采用中心频率 ω_0 和带宽很窄的射频脉冲激发头部组织中的质子系统，且在激发作用期间施加梯度场 ΔB_z。由于位于 XOY 平面上的质子进动频率为 ω_0，可共振吸收射频脉冲能量被激发。位于 XOY 断层平面中心 3×3 的图像矩阵中各信号如图 7-24（a）所示，各个体素的进动频率都为 ω_0，但强度 $a_1 \sim a_9$ 各不相同。如果这时用接收线圈接收质子信号，获得的信号是 XOY 断层内所有质子发出的信号之和，无法区分 9 个体素在信号中的贡献；如果这时沿 Y 轴方向施加一个梯度场 ΔB_y，那么断层内不同 y 坐标的质子所处磁感应强度各不相同，进动频率也不相同。在持续时间 t 后，关闭该梯度场，这时候各质子进动的初始相位沿 y 坐标分为 3 种（ϕ_{-1}、ϕ_0 和 ϕ_1），如图 7-24（b）所示。假设在接收信号前，再沿 X 轴方向施加一个梯度磁场 ΔB_x，该 3×3 的图像矩阵中各体素信号如图 7-24（c）所示，产生了 3 种不同的进动频率（ω_{-1}、ω_0 和 ω_1）。同一列体素的进动频率相同，不同列体素的进动频率不同。如果这时用接收线圈接收质子信号，在 3×3 的图像矩阵中获得的信号具有 3 种不同进动频率，3 种不同初始相位。

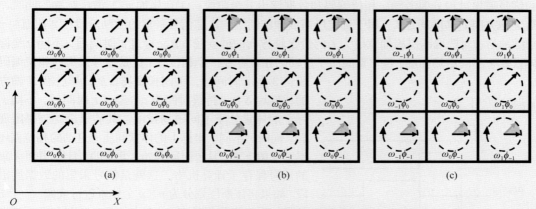

图 7-24　3×3 的图像矩阵中各个体素的进动频率和初始相位

（a）射频脉冲激发后；（b）施加时长 t 的梯度场 ΔB_y 后；（c）再施加一个梯度场 ΔB_x

二、K 空间与傅里叶变换图像重建

（一）数据空间及其数字化

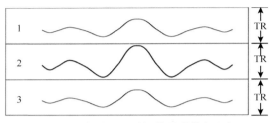

图 7-25　存储 3 个共振信号的数据空间

1. 数据空间　从上文的学习可知,要获得断层图像各像素的位置编码,就需要先进行相位编码,再进行频率编码收集信号,通过傅里叶变换对图像进行重建。为了便于傅里叶变换重建图像,往往对重建像素矩阵为 $m×n$（行×列）的 MRI 图像进行 m 次不同梯度强度的相位编码,共可以接收到 m 个共振信号,每个信号都包含了整个断层的频率与相位信息。假设一个数据存储单元可以存储一个共振信号,那么接收到的 m 个共振信号就需要 m 个数据存储单元。用于存储这种共振信号的数据存储单元阵列就是数据空间（图 7-25）。

2. 数据空间的数字化　前面介绍的数据空间中存储的共振信号为模拟信号,而实际上填充到数据空间中的都是数字化后的数字信号,在数据采集中还需要对模拟信号进行数字化采样。对于像素矩阵为 $m×n$（行×列）的 MRI 图像,对水平模拟信号的采样总点数为 n,也就是频率编码数。相邻两点采样时间间隔为 ΔT_s,总的采样时间为 $n\Delta T_s$。这样,数字化的数据空间的行数就是相位编码数 m,列数就是频率编码数 n。图 7-26 为 7×7 的数字化数据空间,空间中的每个点代表一个采样值,点大的表示采样信号较大,点小的表示采样信号较少。通常为了方便快速傅里叶变换,实际过程中 n 值都取 2 的整数次幂,如 32、64、128、256、512 等。

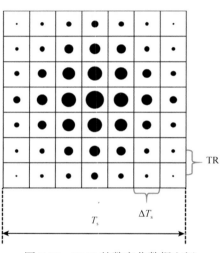

图 7-26　7×7 的数字化数据空间

（二）K 空间

1. 傅里叶变换图像重建

（1）图像重建的信号采集。同样以与 XOY 平面平行的断层二维成像为例,该断层进行 MRI 成像的信号采集过程分为激励、相位编码和数据读出三个阶段:①在施加 $\pi/2$ 激励脉冲的同时,施加沿 Z 轴方向的梯度场 ΔB_z,用于选定所需成像的断层,这是信号采集的激励阶段;②在施加 $\pi/2$ 激励脉冲后,对选取断层施加宽度为 t_y 的沿 Y 轴方向的梯度场 ΔB_y。经过 t_y 时间后,不同 y 坐标上的体素处于不同磁场强度,各体素间质子进动的相位存在一个相位差,这是信号采集的相位编码阶段;③在 t_y 时间后,关闭梯度场 ΔB_y,开启沿 X 轴方向的梯度场 ΔB_x,持续时间为 t_x。经过 t_x 时间后,不同 x 坐标上的体素处于不同磁场强度,其质子进动频率出现差异。同时,不同 y 坐标上的体素间质子进动的相位差还是继续保留下来。从 t_y 时间开始采集 FID 信号,并将采集到的信号保存于计算机中,这就是信号采集的数据读出阶段。如果将该断层划分为 $n×n$ 个体素进行成像,一个 FID 信号的采样点数应是 N,每个点的 FID 信号包含了来自整个断层的信息。该"激励-相位编码-数据读出"的过程还需要重复 N 次,且每次重复过程中相位编码梯度场 ΔB_y 应不同,或相同的 ΔB_y 但持续时间 t_y 不同（图 7-27）。

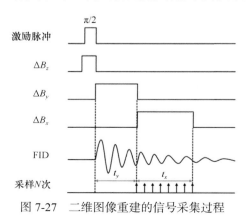

图 7-27　二维图像重建的信号采集过程

（2）FID 信号的表达。由于在均匀外磁场 B_0 条件下，磁共振信号强度与横向磁化矢量成正比，进而与氢质子的密度 $\rho（H）$ 成正比。但在施加了梯度场的情况下，共振信号不仅与氢质子的密度有关，还与像素的几何位置有关。为了方便讨论，这里设重复时间足够长（即 TR>>T1），且回波时间足够短（即 TE<<T2），这时候弛豫对讨论的影响可以忽略不计，形成图像对比度的因素只有质子密度。对选定的断层，经过相位编码后读出共振信号 $S（t_x,t_y）$ 可表示为

$$s(t_x,t_y) = M_0 \iint \rho(x,y)e^{j\gamma(\omega_x t_x + \omega_y t_y)}\mathrm{d}x\mathrm{d}y \tag{7-42}$$

这里的 $\rho(x,y)$ 是在断层内坐标 (x,y) 处像素的质子密度或自旋密度，是图像对比度信息；t_x 表示频率编码梯度的作用时间；$\omega_x t_x$ 表示进动频率为 ω_x、经过时间 t_x 后的相位；t_y 表示相位编码梯度的作用时间；$\omega_y t_y$ 表示进动频率为 ω_y、经过时间 t_y 后的相位；进动频率 ω_x、ω_y 和外磁场 B_0 与所施加的梯度磁场有关，根据拉莫尔定律，有

$$\omega_x = \gamma（B_0 + xA_x） \tag{7-43}$$
$$\omega_y = \gamma（B_0 + yA_y） \tag{7-44}$$

B_0 忽略不计不影响讨论实质，仅强调梯度场存在导致的外磁场不均匀，这时式（7-42）变为

$$s(t_x,t_y) = M_0 \iint \rho(x,y)e^{j\gamma(xA_x t_x + yA_y t_y)}\mathrm{d}x\mathrm{d}y \tag{7-45}$$

适当安排可以使得两个梯度场作用时间相等。从式（7-45）可知，这是一个二维傅里叶变换的逆变换。只需要对采集的二维共振信号 $S（t_x, t_y）$ 进行一次二维傅里叶变换就能获得 $\rho（x, y）$ 的解，而得到相应的 MRI 图像。这就是利用二维傅里叶变换进行 MRI 断层图像重建的理论基础。

2. K 空间及其性质　对于二维共振信号 $S（t_x,t_y）$ 的表达式（7-45），如果梯度场作用的持续时间 $t_x = t_y = t$，可令

$$K_x = K_x(t) = \gamma A_x t \tag{7-46}$$
$$K_y = K_y(t) = \gamma A_y t \tag{7-47}$$

这时式（7-45）可通过坐标变换变为

$$s(K_x, K_y) = M_0 \iint \rho(x,y)e^{j(xK_x + yK_y)}\mathrm{d}x\mathrm{d}y \tag{7-48}$$

从上式可知，$\rho（x,y）$ 与映射到 K 空间的共振信号 $S（K_x,K_y）$ 是一个二维傅里叶变换对。从 $S（K_x,K_y）$ 的二维傅里叶逆变换可获得形成图像对比度的有用信息 $\rho（x,y）$。这时对应的数据空间转换为 K 空间，如图 7-28 所示。

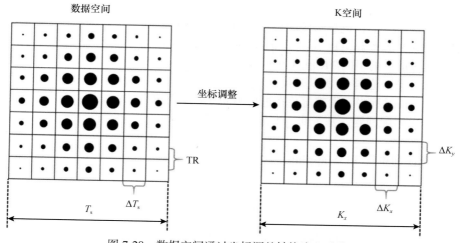

图 7-28　数据空间通过坐标调整转换为 K 空间

第五节　磁共振 Mapping 图像

从 MRI 成像原理可知，通过对回波信号进行傅里叶变换获得的截面图像包含了质子密度、T1弛豫时间、T2 弛豫时间、质子运动等信息。对应人体组织的这些信息可通过 MRI 图像的信号强弱综合反映出来，实现不同组织间的对比。但是这些对比信号难以对组织的某一特征参数进行定量分析，为临床提供客观诊断依据。因此，对组织某一特征参数进行测量分析，对临床诊断具有重要意义。而 Mapping 技术就是把所需要测量的某个参数，通过特殊序列以像素点为单元一一测量出来，然后再把这些测量值赋予每个像素生成 Mapping 图像。磁共振 Mapping 技术是一种 MRI 定量技术，包括了 T1 Mapping、T2 Mapping、T2* Mapping 和 ADC 等。本书以 T1 Mapping 重建为例，介绍磁共振 Mapping 图像重建过程。

一、T1 Mapping 重建

T1 Mapping（定量）技术，简单来说就是测量组织（体素）T1 值的一种磁共振定量技术。通过计算出采集范围内每个体素的 T1 值，然后把这些值赋予每个体素，形成定量的 T1 Mapping（图）。

T1 Mapping 重建方法

要计算组织的 T1 值，理论上是根据扫描序列的信号强度与组织 T1 值之间的关系，采用解方程的办法来计算。根据不同扫描序列中回波信号强度与组织 T1 值之间的关系，T1 Mapping 大体上可以采用部分饱和 SE 序列、反转恢复 IR 序列、不同翻转角（flip angle）的梯度回波序列，以及 IR 和 SE 混合的 MIX 序列和基于 MRF（magnetic resonance fingerprint）的序列来计算。

1. 自旋回波序列重建 T1 Mapping　自旋回波（spin echo，SE）序列中回波信号强度公式如下：

$$SI = kN(H)e^{-\frac{TE}{T2}}\left[1 - e^{-\frac{TR}{T1}}\right] \tag{7-49}$$

可以看出信号强度 SI 与 TE 和 TR 有关。如果保持 SE 序列中 TE（回波时间）不变，改变 TR 多次重复扫描，可得到不同信号强度的一系列图像。这时图像各像素点的信号强度与 TR 呈指数函数关系，通过拟合计算可分别获得每个像素点的 T1 值，进而获得 T1 Mapping 图像。这种方法理论上比较简单，但是也有很多缺点：①因为要采用 SE 序列进行扫描，扫描时间较长，非常耗时；②回波信号强度与 TR 并不是线性关系，而是呈指数函数变化，要得到较为准确的 T1 值，需要设置尽可能多的不同 TR 值进行扫描（至少扫描 5 个），同时 TR 值的范围也需设置宽一些（从几十到几百毫秒范围）。所以要获得较为准确的 T1 值，必须消耗更长的扫描时间；③在长时间的 SE 序列扫描过程中，很难避免在进行不同 TR 序列扫描时组织体素位置不发生变化，图像重建中存在一个匹配问题。基于此，大部分医院或者科研高校，做 T1 Mapping 相关研究不采用这种方法。

2. 反转回波序列重建 T1 Mapping　恢复序列（inversion recovery，IR）中回波信号强度公式如下：

$$SI = M_0\left[1 - 2e^{-\frac{TI}{T1}} + e^{-\frac{TR}{T1}}\right] \tag{7-50}$$

其中，TI（inversion time）为反转恢复时间。可知只要获得不同 TI 下的信号强度，即可由信号强度公式拟合计算出 T1 Mapping。该方法与利用 SE 序列来测 T1 值相比，最大的优点就是可在一个 TR 内，采集多个 TI 值的信号，通过一次扫描完成 T1 值计算。由于 IR 序列中的 TR 值设置较长，扫描时间也比较慢。大部分情况都采用的是反转恢复 IR 结合梯度回波序列，或者在梯度回波序列前加上一个反转恢复的准备脉冲。理论上通过两个 TI 值下的信号即可计算出 T1 值，但为了保证 T1 值计算的精确，通常也是采集多个 TI 值的信号计算。

3. 其他序列 在梯度回波序列成像中，为了缩短 TR 时间节约扫描时间，翻转角并不是 90°而是小角度。随着翻转角的改变，磁共振信号强度也不同，其 MRI 信号强度公式如下

$$SI = kN(H)e^{-\frac{TE}{T2^*}} \frac{\left(1 - e^{-\frac{TR}{T1}}\right)\sin\alpha}{\left[1 - e^{-\frac{TR}{T1}}e^{-\frac{TR}{T2}} - \left(e^{-\frac{TR}{T1}} - e^{-\frac{TR}{T2}}\right)\right]\cos\alpha} \tag{7-51}$$

其中，α 为翻转角度。由此可知，在固定梯度回波序列的其他参数（如 TR、TE、NSA、体素等），通过更改 α 大小，执行多次序列扫描，也可计算出 T1 值。采用这种方法，同 SE 序列一样，都需要执行多次序列扫描。但由于梯度回波序列扫描速度非常快，可较快获得 T1 Mapping。当然，该方法的缺点是图像空间分辨率不是太高，如需非常精确地测量组织 T1，或者进行动物实验（需要高的空间分辨率）的要求下，一般会采用前面的基于 IR 序列来测量组织 T1。

另外，在飞利浦的系统中，还有一种序列叫作 MIX 序列，这种序列结合了 IR 和 SE 序列，也就是采用反转恢复序列，在一个 TR 内在多个不同 TI 中采集多个 TE 回波。这种序列也可以计算组织的 T1 值。这个序列有一个致命的缺点是扫描速度太慢，一般用于试管液体的 T1 值测量或者动物实验。MRF 也是最近非常热门的技术。

二、T2 Mapping 重建

同 T1 Mapping 一样，T2 Mapping 技术就是测量组织（体素）的 T2 值的一种磁共振定量技术。通过计算出采集范围内每个体素的 T2 值，然后把这些值赋予每个体素，形成定量的 T2 Mapping（图）。由 SE 序列回波信号强度公式（7-16）可知，长 TR 值理论上可以削弱 T1 权重，而且非常便于进行多个 TE 的扫描，也十分方便进行 T2 值的计算。因此，一般利用多回波的 SE 或者多回波的 TSE 序列扫描，然后通过公式拟合得到 T2 Mapping。理论上通过两个回波的信号即可计算出 T2 值，但回波数目越多，则测量的 T2 值越准，当然扫描时间则越长。

（邱建峰 吴昌强 董 默）

思 考 题

1. 图像重建中的中心切片理论是什么？

2. 常见的图像三维重建方法有哪些？分别是如何定义的？

3. 切片重建法的核心是什么？

4. 采用面绘制进行三维重建时，什么情况下使用体素级重建方法？什么情况下使用切片级重建方法？并比较其优缺点。

5. 简述体光线跟踪法原理。

6. 比较常见的体绘制方法优缺点并说明其应用场景。

7. 试说明医学图像三维重建几种方式的应用场景及优缺点。

8. 举例说明医学图像的三维重建有哪些方面的应用？

9. 简述多平面重建技术的含义。

10. 简述曲面重建技术的含义。

第八章　功能磁共振成像及其图像处理技术

学习要求

记忆：功能磁共振成像的种类。

理解：血氧水平依赖功能磁共振成像的原理；磁共振弥散张量成像的原理。

运用：血氧水平依赖功能磁共振成像图像处理技术；磁共振弥散张量成像图像处理技术。

第一节　概　　述

磁共振成像（magnetic resonance imaging，MRI）具有多参数、多方位成像的特点，它能提供高分辨力、高对比度的解剖图像，已成为重要的医学影像学检查手段。现在 MRI 技术仍以惊人的速度发展着，其应用范围正在不断拓展，新的应用领域也在不断涌现。20 世纪 90 年代初以来，功能磁共振成像（functional magnetic resonance imaging，fMRI）是随着 MRI 快速成像技术的发展而诞生的新技术。fMRI 与传统 MRI 之间的主要区别是它们所测量的磁共振信号有所不同。MRI 是利用处于磁场中的组织水分子的氢原子核发生的核磁共振现象，对组织结构进行成像，而 fMRI 是通过血流的变化间接测量大脑在受到刺激或发生病变时功能的变化。随着 MRI 技术的不断发展，fMRI 也可用于除脑以外的其他人体组织器官。

根据所测量的脑功能信号的差异，fMRI 主要包括：①血氧水平依赖功能磁共振成像（blood oxygen level dependent fMRI，BOLD-fMRI），即狭义的脑功能成像，它主要是通过测量区域中氧合血流或血流动力学的变化，实现对不同脑功能区域的定位；②灌注功能磁共振成像（perfusion fMRI），又称灌注加权成像（perfusion weighted imaging，PWI），主要用于测量局部脑血流和血容积；③弥散加权功能磁共振成像（diffusion weighted fMRI），亦称弥散加权成像（diffusion weighted imaging，DWI），它主要用于测量水分子的随机运动；基于 DWI 的磁共振弥散张量成像（diffusion tensor imaging，DTI）利用水分子的弥散各向异性进行成像，可追踪和评价脑白质纤维束，提供基于脑生理状态的信息；④磁共振波谱成像（magnetic resonance spectroscopy，MRS），用于测量脑的新陈代谢状态以及参与新陈代谢中的某些物质（如磷和氧）的含量。各种 fMRI 成像方式在图像采集、图像处理以及在临床中的应用方面均具有各自的特点，且已经在颅脑的基础与临床研究中发挥了重大作用。

BOLD-fMRI 是利用血氧浓度依赖效应来监测相关脑区神经活性的技术。它是一种安全的影像学检查手段，在完全无创伤的条件下可对人脑进行功能分析。该项技术自问世以来，凭借高时间分辨力、高空间分辨力以及无创性等优点，在揭示神经功能机制方面获得广泛、深入的应用，成为目前深受欢迎的多学科交叉脑成像技术。BOLD-fMRI 最早应用于神经生理活动的研究，主要是视觉和功能皮层的研究。后来随着刺激方案的精确、实验技术的进步，BOLD-fMRI 的研究逐渐扩展至听觉、语言、认知与情绪等功能皮层及记忆等心理活动的研究。目前，BOLD-fMRI 已广泛地用于人脑正常生理功能和脑肿瘤的术前评估，对手术计划的制定及最大限度地减小术后功能损伤有极大帮助。尽管 BOLD-fMRI 在脑科学研究方面多用于中枢神经系统疾病病理生理学机制的临床前研究，但其在临床方面仍旧需要探索及转化研究。

PWI 反映的主要是组织中微观血流动力学信息，是显微毛细血管层次上的血流动力学成像。MR PWI 方法常采用对比剂的首次通过法。目前，临床上 PWI 的对比剂多采用离子型非特异性细胞外液对比剂 Gd-DTPA。经高压注射器将对比剂快速注入周围静脉，采用时间分辨力足够高的快速 MR 成像序列对目标器官进行连续多时相扫描，检测带有对比剂的血液首次流经受检组织时引起组织的信号强度随时间的变化，并用来反映组织的血流动力学信息。通常用于脑缺血性病变、脑肿瘤的血供研究、心肌灌注储备、肾脏血流灌注、肝脏血流灌注等临床研究。

DWI 提供了不同于常规 MRI 的组织对比，是一种检测活体组织细胞内外水分子弥散能力的无创检查技术。在对急性脑梗死的显示以及与其他脑急性病变的鉴别上非常敏感[同时对肿瘤、感染、外伤和脱髓鞘等病变也能提供一些有价值的信息]。近年来，DWI 新技术不断出现[如体素内不相干运动成像（intravoxel incoherent motion imaging，IVIM）、水通道蛋白（aquaporin，AQP）、弥散频谱成像（diffusion spectrum imaging，DSI）及弥散峰度成像（diffusion kurtosis imaging，DKI）等]，为中枢神经系统疾病的诊断提供了新的手段。其中，DTI 是利用水分子弥散的各向异性进行成像，可用于大脑白质纤维束的研究。它是 DWI 的发展和深化，是当前唯一一种能有效观察和追踪脑白质纤维束的非侵入性的检查方法。主要用于脑部尤其对白质纤维束的二维和三维观察与追踪、脑发育和脑认知功能的研究、脑疾病的病理变化以及脑部手术的术前计划和术后评估，并在临床诊疗中得到了广泛的应用。

MRS 是近年来医学影像学发展起来的新的检查手段，利用人体组织的化合物和代谢物的化学位移研究分子结构。它是目前唯一一种无创伤性研究活体器官组织代谢、生化变化及化合物定量分析的方法。MRS 在反映神经细胞内物质、能量代谢状态的同时，还能为 MRI 提供补充信息，进而提高 MRI 对病变诊断的特异性和准确性。MRS 可以检测的原子有氢（^{1}H）、磷（^{31}P）、钠（^{23}Na）、碳（^{13}C）、氟（^{19}F）等。^{1}H 在人体中含量丰富并在不同化合物中的磁共振频率存在差异，因此其在 MRS 的谱线中共振峰的位置也就有所不同，据此可判断化合物的性质，而共振峰的峰高和面积反映了化合物的浓度，因此还可进行定量分析，所以最常用于波谱成像，主要检测胆碱、肌酸、脂肪、氨基酸、乳酸等代谢物质。^{1}H MRS 可对神经元的丢失、神经胶质增生进行定量分析，而 ^{31}P MRS 可对能量代谢变化进行评价。人们通过 MRS 在分子水平对各种疾病的生化代谢进行分析，为临床的诊断、鉴别、分期、治疗和预后提供更多有重要价值的信息。

近年来，脑连接组学（brain connectome）的研究引起了广泛关注，它主要是通过分析神经元之间的连接和组织方式来达到分析大脑运行机制的一门学科。该研究使用不同的脑成像技术，如 MRI、静息态 fMRI、DTI、脑电图（electroencephalogram，EEG）、脑磁图（magnetoencephalography，MEG）等作为补充，绘制出不同活体人脑功能、结构图谱，以此就可以进一步研究神经环路的构造，反映大脑随发育、年龄增长的变化，以及大脑的网络属性、神经/精神疾病的根源；还可以研究大脑与基因的相关性、不同的大脑功能/结构和行为的关系，给其他相关的研究提供金标准对照。美国、欧盟及中国等先后启动脑科学计划，如"人脑连接组计划"、"连接组学"、"人脑计划"、"脑网络组计划"等。从基因、蛋白、突触、神经元、神经回路、脑区、通路及全脑水平等多层次地揭示大脑的工作原理，并整合不同层次水平上的脑网络结构及功能动态的特征，即脑网络组学，已经成为神经科学、临床医学及信息科学的重点研究领域。以美国人类连接组项目（human connectome project）为例，它是美国国立卫生院（NIH）2009 年开始资助的 5 年期项目，以圣路易斯华盛顿大学、哈佛大学医学院、麻省总医院等大学/研究所分成两组进行脑数据获取与分析的研究，并提供了免费数据库用于人脑老化与相关疾病研究。

总之，各种功能磁共振图像处理技术在医学诊疗中发挥了重要作用，其中的 BOLD-fMRI 以及 DTI 技术借助强大的图像后处理方法已经在脑部疾病诊疗中提供了丰富的信息，并已经引起了广大学者的瞩目。

第二节　血氧水平依赖功能磁共振成像

1991 年，Belliveau 等在美国麻省总医院首先报道了 MRI 对脑功能活动的敏感性。他们通过在静脉内注射顺磁性的造影剂，首次利用光刺激获得了人类视觉皮层的功能磁共振图像。1991 年，Ogawa 等直接利用血液中脱氧血红蛋白（deoxy-hemoglobin，DHb）的顺磁性特点而不是注射造影剂进行了脑 fMRI，这一技术就是目前广泛使用的 BOLD-fMRI。目前 fMRI 主要应用在脑科学研究中的应用领域，如药物滥用和正常脑功能的研究。这些研究相辅相成，其研究所涉及的学科主要有：神经生理学、神经生物学、认知科学、心理学、病理学和精神科学等。

一、血氧水平依赖脑功能成像原理

BOLD 效应是 BOLD-fMRI 的理论基础。对人类来说，大脑只约占人体重的 2%，但其耗氧量却占全身总耗氧量的大约 20%。血红蛋白是人体血液的主要组成部分，氧与血红蛋白结合是人体输送氧的主要方式。结合氧的血红蛋白叫氧合血红蛋白（OHb），具有轻度的反磁性，脱离氧的血红蛋白叫脱氧血红蛋白（DHb），具有顺磁性，在血液中两者的比例变化即血氧饱和度的变化将决定磁共振信号的高低。

当大脑在执行一些特殊任务或受到某种刺激时，局部大脑区域活动增强，耗氧量增加，DHb 含量呈现增加的趋势。随之，大脑血流速度、血流容积增加使得含氧血液以灌注方式很快增加补充，致使局部脑区 OHb 浓度迅速上升，并且远远超出了神经元新陈代谢所需的氧量，即 OHb 与 DHb 的比例增高，使得该活动区域中的 MR 信号强度增强，在大脑功能成像时相应功能活动区的皮层呈现高信号。这种由大脑活动 OHb 与 DHb 比例的变化引起的 MR 信号的变化称为 BOLD-fMRI。

在 fMRI 中，常常采用一些快速的成像序列（如平面回波成像（echo planar imaging，EPI）序列）来采集含有 BOLD 信号的大脑功能图像。EPI 序列采集得到的 BOLD 大脑功能图像具有较高的时间分辨力，但是空间分辨力相对较低。为了能够进行精确的功能定位，高空间分辨力的 MRI 结构图像也需要采集。此外，BOLD 信号在大脑功能图像中仅增加 1%左右，十分微弱，并且容易被噪声、信号漂移等现象淹没，单从大脑功能图像是很难将血氧增加的活动区域识别出来的，需要结合图像处理、统计分析等技术将活动脑区定位出来，并且对其信号增加的强弱进行分析。

二、实验设计及任务态数据分析

（一）实验设计

BOLD-fMRI 常用于脑科学、大脑疾病发病机制等研究。在脑科学研究中，常常利用 BOLD-fMRI 实现功能定位。比如，观察某些图片或视频，大脑视觉皮层的 MR 信号会增强；听到某些声音，大脑听觉皮层的 MR 信号会增强。因此，在 BOLD-fMRI 研究中，研究人员会根据研究目的来设计相应的实验范式，让被试人员根据实验设计进行相应的操作，来获取功能图像的各个时相。

实验设计中的一个重要因素是根据实验目的设计如何对受试者实施刺激，对受试者实施有效的刺激是实验成功的一个决定性因素。有些 fMRI 实验如视觉、运动等，对受试者实施有效刺激比较容易；但有些实验如语言和记忆等复杂认知功能等，对受试者设计有效的刺激则比较困难。尤其是在病理条件下，利用 fMRI 研究患有重大脑疾病的脑机制时，如何对患者实施刺激显得尤其困难。从大量的文献报道看，不同实验室在利用 fMRI 进行的大脑研究实验中都是根据自己的经验和实验目的设计刺激方案，因此，到目前还没有一个标准化的刺激方案。在实验方案的设计中，除了考虑如何对受试者实施刺激外，还要考虑受试人员的选择、刺激时程（刺激的频率）、刺激强度等问题。

目前，事件相关刺激对很多高级脑功能研究具有潜在应用价值。刺激方案设计主要归于两种类型。第一种类型是周期性的，文献中给出了不同的英文名称，如 cyclical、blocked 和 box-car。这类刺激方案的设计是按照 ABABAB……范式对受试者实施刺激，这里 A 为静息状态，B 为刺激状态，AB 为一个周期，由这样的若干个周期构成的时间过程称为刺激时程（time course），如图 8-1（a）所示。周期性刺激适用于视觉功能和运动功能等简单的神经科学实验，而对于某些复杂的认知神经科学实验，如记忆和学习功能，需要采用第二种类型，即非周期性实验设计范式，这种类型的刺激文献中称为事件相关（event related）刺激，事件相关模式如图 8-1（b）所示，其中的刺激时间是离散的，每相邻两次刺激事件之间的时间间隔较长，一般是几秒到几十秒不等。当进行一个刺激任务的实验中，它的时间间隔可以是固定不变的，也可以随机改变。使用事件相关模式进行实验设计的优点是设计方式灵活多变，能够测量单个刺激事件引发的平均 BOLD 曲线。但是它的分析方法相对繁杂。此外，利用事件相关模式的实验设计得到的 BOLD 信号强度低，导致探测效率低。在一次实验中，磁共振系统中测到的块状模式产生的 BOLD 信号大约为 3%～5%，而事件相关实验则仅为 1%～2%，这就表明了对于相同的统计效力，事件相关实验比块状实验需要更多的扫描时间。

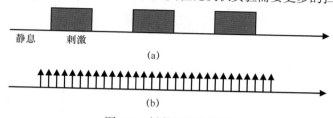

图 8-1　刺激方案的设计

（a）fMRI 周期性刺激模式；（b）fMRI 非周期性刺激模式

（二）BOLD-fMRI 图像分析

基于刺激（也称任务）的 BOLD-fMRI 的功能图像分析有大量成熟的软件，如伦敦大学学院开发的 SPM（statistical parametric mapping）、牛津大学开发的 fsl、麻省总医院研发的 freesurfer 等。这些软件在进行任务态的 BOLD-fMRI 的图像分析时可以分为图像预处理、数据建模、统计参数估计三大步骤。

1. 图像预处理

（1）头动校正（realignment）。由于被试者进行测量的持续时间长、重复次数多（功能核磁实验可高达数百次）、被试者的呼吸变化、血流脉动及其他因素影响，被试时常出现头动，这时就要使用适当的方法来减少它对实验结果的影响，即需要使用刚体变换进行头动校正。

（2）配准（coregistration）。通过头动校正得到的参数只对同一被测者的同一种成像方法或成像模态有效。而对于同一被试者的不同成像方法所获得的图像，由于它们之间没有充分的可比性，所以不能直接用头动校正的方法来求解参数，这时需要用图像融合的方法来做空间校正。基于核磁共振图像，健康人的脑组织通常可以分成三种组织类型：灰质、白质和脑脊液。可以根据图像的信号强度的不同，选择不同的阈值来分割灰质、白质和脑脊液，但不能避免头皮等干扰带来的误差。SPM 软件采用聚类算法中的 Hartigan 混合模型的最大似然方法。

（3）归一化（normalization）。因为每个被试者的大脑不同，为便于分析比较，需把不同的结果图像使用空间标准化处理。这里使用的标准模板是蒙特利尔神经学研究所的国际脑成像联盟标准脑图谱。归一化使用的是非刚体变换。第一步进行的是带有整体形变的仿射变换，第二步是使用非线性变换来减小图像存在的局部细小差异。

（4）平滑（smoothing）。空间平滑的定义将数据在空间上使用光滑的函数一般是高斯函数进行去卷积处理，这个光滑的函数叫作卷积核函数。它有如下作用：①提高信噪比，脑功能成像检测到的神经生理信号是来自数毫秒范围里面的脑血流等的参数变化。图像重建中图像对应着低空间频率部分，而噪声对应着高频部分。使用空间平滑处理以后，噪声得到了抑制；②它满足高斯随机场的要求，这对用理论来做统计推断是很必要的，因为高斯随机场理论需要二次可微并且空间相关是稳定的函数。经过空间平滑后，即与高斯函数进行卷积处理后，数据基本符合高斯随机场的要求；③可以减少不同被试者大脑结构之间的细小差别，不同被试者的脑图统一到标准脑后，依旧有结构上的细微差异，这对于要求不同被试平均结果的研究而言，这种细小差异会严重影响结果，但是经过空间平滑后这种细小差异则会被模糊化。

2. 数据建模　数据建模采用一般线性模型，可以用式（8-1）表示

$$Y = X\beta + \varepsilon \tag{8-1}$$

$$E\{\varepsilon\} = 0, \quad var\{\varepsilon\} = \sigma^2$$

其中，Y 为响应变量，即 BOLD MR 信号；X 为根据实验设计的模式矩阵；β 为未知参数向量；ε 为 n 维。

3. 统计参数估计　统计参数估计的过程就是求解线性模型中参数 β，常常采用最小二乘法估计 $\hat{\beta}$。$\hat{\beta}$ 满足 $(Y - X\hat{\beta})'(Y - X\hat{\beta}) = \min_{\beta \in R^P}((Y - X\beta)'(Y - X\beta))$，得到关于 β 的正规方程：

$$X'X\beta = X'Y \tag{8-2}$$

β 的最小二乘估计 $\hat{\beta}$ 必须满足正规方程；若 X 满秩，则 $X'X$ 可逆，有

$$\hat{\beta} = (X'X)^{-1} X'Y \tag{8-3}$$

下面介绍用 SPM 进行视觉刺激 BOLD-fMRI 图像分析。

案例 8-1

视觉刺激采用 BLOCK 设计，静息和刺激的时间均有 10s，一共重复了 10 次；主要的 EPI 序列参数：TR = 2s，图像空间分辨力为 3mm×3mm×3mm。

案例分析：

1. 预处理

（1）读入功能图像。功能像转换完后会使图像文件名前加 s，在功能像文件名前加上 f。可以通过"Display"来查看刚转换的图像。

（2）头动校正（realignment）。选择 Realign（Est & Res）按钮，然后点击 Date 选择 New Session，接着点击新建 session，选中所有经过层时间校正以 af*开头的文件，Resliced images 选择 Mean Image Only，保存在工作目录并命名为 realign.mat. 点击运行按钮。

（3）配准（coregistration）。选择 Coregister（Estimate）按钮，然后点击 Reference Image 选择头动校正生成的 mean*文件，Source Image 选择结构像文件，其余项目默认即可，保存在工作目录并命名为 coregister.mat，点击运行按钮。

（4）分割（segmentation）。选择 Segment 按钮，在 Volumes 中选择配准后的结构像，Save Bias Corrected 选择 Save Bias Corrected，其余项目默认即可，保存在工作目录并命名为 segment.mat，点击运行按钮。

（5）归一化（normalization）。用功能像文件做分割，用分割的信息去做空间标准化。首先，需要做一次 Coregister，保证功能像与结构像在同一位置。先把被试的结构像变换到被试的功能像空间里，然后将变换到功能像里的结构像分割所得到的相应信息运用到功能像里。结构像在功能像空间里被分割后，会得到一个矩阵。这个矩阵会告诉我们如何从被试的功能空间去往标准空间，也就是（montreal, neurological institute，MNI）空间。可以根据这些信息应用到功能像里，写进去以后就会自动配准到标准空间里去。然后选择 Normalise（Write）Date: new subject，点击 Deformation Field 选择结构像文件夹下 Segment 后的文件，点击 Image to Write 选择要写入的文件，选择结构像文件夹下的 ms*.img 文件，Voxel sizes 改为 3 3 3，其余项目默认即可，保存在工作目录并命名为 normalise_functional.mat，点击运行按钮。

（6）平滑（smoothing）。高斯平滑的作用是抑制噪声（由于均化过程中在功能和脑回解剖学上残存的差异），这是预处理的最后一步。高斯平滑的结果是生成指定宽度的高斯核的平滑或卷积图像。具体过程是点击 Image to smooth 选择做完标准化后的以 w 开头的功能像文件，通常将 FWHM 取体素的 2 倍，其余项目默认即可，保存在工作目录并命名为 smooth.mat，点击运行按钮。

2. 一阶建模及参数估计

点击 1st level 后，点击 Timing parameters 选择 DIR/classical 文件夹，依次点击 Units for design 选择 Scans，点击 Interscan interval 输入 2，点击 Date & Design 选择 New Subject/Session，

点击 Scans 选择做完 smooth 的所有文件，点击 Condition，在 Name 中输入 vision，在 Onsets 输入[5：10：100]，在 Durations 中输入 5，其余项目默认，即可保存在工作目录并命名为 specify.mat，点击运行按钮，再点击 estimate，然后选择 SPM.mat，其余默认。

3. 结果分析

点击 Result 选择 SPM.mat 进行结果显示，如图 8-2 所示，即视觉刺激通过视觉通路传导到大脑皮层的位置是在枕叶视皮层的纹状区。

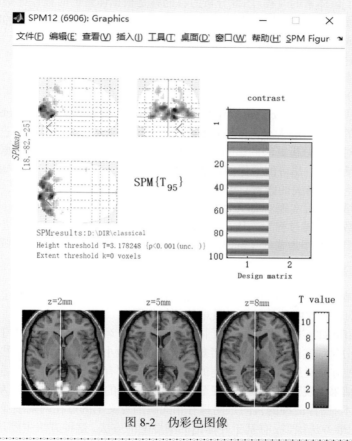

图 8-2　伪彩色图像

三、实验存在的主要问题

BOLD-fMRI 实验的最终目的是获得脑的功能定位图，也就是实现 BOLD-fMRI 图像的功能定位和可视化。在 BOLD-fMRI 图像中，脑的功能活动信号表现为微弱信号，在目前的 BOLD-fMRI 技术条件下，人眼难以从中识别出这些微弱功能活动信号。因此，要实现 BOLD-fMRI 图像的功能定位和可视化，必须利用相关图像处理和分析技术对脑功能 BOLD-fMRI 时间序列图像进行处理和分析，这也是由 BOLD-fMRI 技术的特点所决定的。由此看来，图像处理和分析技术在 BOLD-fMRI 脑功能定位和可视化研究中是一个必不可少的关键步骤。

在很多有关 BOLD-fMRI 的文献中，图像处理与图像预处理为同一语，图像分析技术又称为功能定位技术。BOLD-fMRI 实验主要存在三大问题：数据量问题、伪影问题和噪声问题。如果不解决上述问题，而是直接进行定位处理或分析，会造成：①庞大的 BOLD-fMRI 时间序列图像数据会使图像分析过程变得漫长，从而影响了 BOLD-fMRI 技术在临床和科学研究中的应用；②对 BOLD-fMRI 来讲，伪影和噪声都是对脑功能信号的干扰信号，它们不仅可能造成假阳性（干扰信号被当作神经活动信号），而且还可能造成假阴性（真正的神经活动信号被干扰信号所掩盖）。因此，在定位处理前，必须对 BOLD-fMRI 时间序列图像进行处理。根据以上讨论可知，在 BOLD-fMRI 实验中，图像处理首先要解决以下三个问题。

（一）数据量问题

BOLD-fMRI 实验就是对选定的大脑的某个层面（冠状、矢状或横断面）按照事先设计的实验方案在不同时间点上进行成像，成像时间点的多少由实验内容决定。对图像中的每个体素来讲，所有的时间点就构成了该体素的时程。图像分析的目的就是根据体素的时程特征确定该体素是激活体素还是静息体素，激活体素的全体构成脑功能活动区。一般情况下，一个体素的时程是由几十个甚至上百个时间点组成的（即一次 BOLD-fMRI 实验获得的图像数是几十甚至上百幅）。因此，一次 BOLD-fMRI 实验需要对总数为几十万甚至上百万个体素进行计算、分析，最终根据有关准则决策哪些体素是激活体素。实际上，在一次 BOLD-fMRI 实验中，激活的体素在整个实验数据集中占的比例很小，绝大部分是非激活体素，这就在激活体素和非激活体素之间产生了所谓的病态平衡数据问题。定位分析算法的复杂性（complexity）、敏感性（sensitivity）、鲁棒性（robustness）和速度极大地依赖于待处理的数据集的大小，病态平衡数据问题影响了定位分析算法的这些特性。为了克服病态平衡数据问题对定位分析算法的影响，需要对 BOLD-fMRI 的整个实验数据集进行压缩。压缩的目的是剔除非激活体素，尽可能地保留可能被激活的体素。由神经解剖学可知，脑皮层处于脑灰质区，因此，与神经活动有关的体素只可能处于灰质区中。根据这一解剖准则，只要从脑功能图像中提取出脑灰质区域，就可实现对 BOLD-fMRI 的整个实验数据集的有效压缩，从而解决病态平衡数据问题。其具体数据压缩过程为：从 T1 结构像中提取出脑实质；对脑实质进行分割，提取出脑灰质；以提取出的脑灰质作为蒙片（mask），从功能图像中把属于脑灰质的区域提取出来。

（二）伪影问题

伪影问题是影响脑功能定位的最主要的问题，在众多的伪影源中，对功能定位影响最大的是运动伪影和 Nyquist 伪影，这两种伪影也是最难处理的伪影。

尽管在 BOLD-fMRI 实验过程中采取了固定头颅，防止运动的措施，但由于 BOLD-fMRI 实验过程一般要持续数分钟，实验过程中受试者难免有头部的微小运动。此外，虽然固定头部能减少受试者的运动，但这种方法对患有重大脑疾病的人效果则非常有限。微小的头部运动会造成严重的假阴性，从而使定位结果出现很大的偏差，甚至出现完全错误的结果。解决运动伪影问题的方法主要是利用图像配准技术。图像配准的目的是使具有相同解剖意义上的点在两幅图像上的位置最大限度重合。目前，图像配准方法很多：有基于外标记的刚性配准方法，这种方法主要是通过几何变换（旋转和平移）配准图像；还有基于图像本身特点的弹性配准方法，如性能比较好的最大互信息配准方法等。图像配准时，首先选定 BOLD-fMRI 时间序列图像的第一幅为基准图像，然后利用有关配准方法使序列图像中的每幅图像都和基准图像配准。

Nyquist 伪影是利用 EPI 序列进行脑功能成像过程中产生的一种特有的伪影。Nyquist 伪影产生在 EPI 重建过程中。在图像采集过程中，K 空间数据是在交替的两个极性相反的读出梯度方向上被采样（即沿奇数回波和偶数回波两个相反方向进行采样），在进行傅里叶变换重建图像前，必须对读梯度方向上的两个采样数据之一进行时间反转。系统的缺陷（如梯度涡流、化学位移以及 B0 场的多相性和易感性等）造成了 K 空间中的奇数线和偶数线以不同的量在相位编码方向上偏离采集窗口的中心，从而在重建图像后形成了 Nyquist 伪影。Nyquist 伪影降低了图像的信噪比，并对图像的可视化及功能定位产生不利影响。目前，文献中很少有关于处理 Nyquist 伪影的报道。文献认为通过改进硬件的性能，减少涡流，可以降低 Nyquist 伪影的影响，但从目前的技术发展看，在短时期内很难通过硬件的性能改进消除 Nyquist 伪影的影响。目前对 Nyquist 伪影的处理主要是通过图像后处理和改进扫描技术。归纳起来可分为相位校正的方法和 K 空间分解的方法。相位校正又分为人工校正和自动校正，校正的目的是使 K 空间奇数回波和偶数回波具有相同的相位。K 空间分解的方法是首先把 K 空间分解为由奇数回波和偶数回波组成的两个子空间，然后分别对这两个子空间进行傅里叶变换，把变换后得到的两幅图像相加，可得到消除 Nyquist 伪影后的校正图像。Vincent 等介绍了一种利用多回波参考扫描技术解决 Nyquist 伪影的方法。Yang 等采用双采样 EPI（double sampled EPI，DSEPI）方法降低 Nyquist 伪影的影响，其具体做法是：在 K 空间的每一条线的两个方向上（读梯度的正负两个方向）分别进行采样，即在一条线上进行两次采样（双采样）；对两个方向上的采样数据分别进行重建，形成两幅图像；把两幅图像相加可得到一幅大幅度降低了 Nyquist 伪影影响的 DSEPI 图像。

目前，对运动伪影的处理主要是利用图像配准的方法。图像配准方法众多，而且各有特点。在实际操作中，如何选择合适的图像配准方法是非常重要的。Nyquist 伪影是一种非常顽固的伪影，目前还没有十分有效的方法处理。由于运动伪影和 Nyquist 伪影严重影响了脑功能的定位，研究有效的消除这两种伪影的方法和技术将会对 BOLD-fMRI 技术在神经科学中的应用产生重大影响。

■（三）噪声问题

噪声问题一直是困扰医学图像处理的一个难题，在脑 BOLD-fMRI 的实验过程中，噪声问题尤其突出。在结构性医学图像中，尽管噪声信号会对组织结构的识别造成一定困难，但在整个图像成分中，噪声信号表现为弱信号。与结构性医学图像不同的是，在脑功能性图像中，由于脑功能信号表现为微弱信号，噪声信号在图像中占的比例远高于脑功能信号，因此，有效降低噪声对于成功分离出脑功能活动信号是至关重要的。目前消除噪声的方法可以从两个方面考虑：一是从硬件技术的改进，如提高场强和磁场的均匀度，从而提高信噪比；二是利用图像后处理技术。虽然高场强能提高信噪比，但在高场强中，质子 MR 信号的衰减时间因失相而变短，BOLD-fMRI 图像质量会有所下降。目前，主要是通过图像后处理来解决噪声问题。

对噪声信号任何程度的抑制都会提高功能定位技术，特别是统计技术探测真实脑活动区域的能力。在选用降噪方法时，需遵循的原则是，尽可能地消除噪声，同时要最大可能地保留微弱的脑功能信号。目前，滤除 BOLD-fMRI 图像的噪声主要是采用数字滤波器方法。对 BOLD-fMRI 图像的滤波可在空域和时域中进行。空域平滑操作的对象是 BOLD-fMRI 时间序列图像中的每一幅图像，而时域平滑的操作是针对每个体素的时程。在 BOLD-fMRI 实验中，噪声源主要来自心跳和呼吸等生理活动，这样的噪声称为生理性噪声。心跳和呼吸等生理活动都是按照一定的节律进行的，因此，由其形成的噪声是有规律的。根据这一特点，可以采用门限技术、频率滤波技术和模型技术进行降噪。在频域中，BOLD 信号可被描述成几个频率分量的和，每个频率分量具有不同的源，噪声通常表现为低频分量。因此，可用高通滤波的方法滤除噪声。对于随机噪声，可以通过分析其功率谱，设计合适的滤波器进行滤波。

四、血氧水平依赖功能磁共振成像在医学中的应用

作为一项新兴的技术，BOLD-fMRI 可以形象地展现人类大脑在处理与加工各类信息的活动情况，使研究者能够在无创伤的条件下直接观察脑的复杂功能，便于深入探讨人类的行为与脑活动之间的关系，认识大脑在人类认知活动及发展中的作用。目前，BOLD-fMRI 主要应用在脑科学研究领域，所涉及的学科主要有：神经生理学、神经生物学、认知科学、心理学、病理学和精神科学等。

近年来 BOLD-fMRI 的发展，为脑功能区定位的实施奠定了技术基础。利用 BOLD-fMRI 可以在术前无创地获得人脑重要区域的功能映射图，这些信息可被外科医生用来制定最优手术方案。在术前，把由 BOLD-fMRI 得到的患者的功能定位图像与其脑结构图像进行配准/融合，经三维重构后，可以提供给外科医生一个三维外科手术路线图，在该路线图上，明确标示病灶区与周围组织皮层、血管之间的空间关系，帮助外科医生选择最佳手术路线，并对外科手术的风险进行评估。如果对个别患者有必要利用直接电刺激的方法进行功能定位时，外科医生也可以在术前功能定位图的指导下，直接对感兴趣的皮层区进行刺激，从而大大缩短定位时间。在术后，术前的功能定位图与患

者的随访数据进行比较，可用来评价手术效果，并进行预后。如 Khushu 等利用 EPI 技术通过 BOLD-fMRI 获得了 20 个志愿者做对指（finger tapping）运动时的脑功能图像，并通过这些图像对大脑的主运动区域进行了定位。实验中他们发现，BOLD 信号的强度以及在对侧主运动区中激活区域的大小会随着对指速率的增加而增加。

目前，利用 BOLD-fMRI 进行神经外科术前功能定位研究在国外已相当普及，有些研究成果已进入临床应用阶段。文献报道利用 BOLD-fMRI 在术前对运动皮层进行定位，作为定位方法在手术中得到了验证；也有报道美国麻省总医院利用 BOLD-fMRI 对 31 个患有肿瘤、空洞血管瘤、脑皮层萎缩和皮层移位的患者进行术前评估，并辅助术前计划的制定，取得了很好的手术效果。Maximilian 等利用 BOLD-fMRI 技术对脑肿瘤患者在术前进行功能定位（主要是感知运动皮层和语言皮层），并在术中利用直接电刺激的方法对定位精度进行了验证。结果表明，利用 BOLD-fMRI 在术前进行功能定位是非常可靠的。放疗的目的就是最大限度地把放射能量集中在靶位上，从而使周围的重要功能区和正常组织的损害达到最小，在这一方面，BOLD-fMRI 可以对病变组织周围的功能定位起到关键的作用，且达到了良好的一致性。

在神经病学的紊乱治疗方面，BOLD-fMRI 同样具有广阔的应用前景，某些潜在的应用包括在对肿瘤或顽固性癫痫进行手术前，要对运动、语言和记忆等重要的功能皮层进行精确定位，确定手术入口，为最大限度地切除病灶，最小限度地减少对重要功能区域的损伤奠定基础。文献报道 BOLD-fMRI 提供的病灶周围的功能定位信息可被用来决策对患者的治疗方案，从外科手术、放疗或放射外科中选择最适合于患者的方案。

总之，BOLD-fMRI 在临床上主要用在神经外科的术前功能评估、治疗计划的制定等方面。在其他方面的应用如阿尔茨海默病（Alzheimer's disease，AD）、帕金森综合征（parkinsonism，PKN）和精神分裂症（schizophrenia，SCZ）等疑难病的早期诊断和治疗方面也有相关报道，但从总的应用情况看，这些应用尚处在临床应用研究阶段。BOLD-fMRI 在阿尔茨海默病和帕金森综合征等疑难病症的应用研究，有可能为最终揭示这些疾病的发病机制，并对这些疾病的早期诊断和治疗方面提供有力的支持。另外，BOLD-fMRI 在对慢性和顽固性疼痛的发病机制以及治疗，对神经紊乱的生理学基础的揭示等诸多方面有广阔的应用前景。

第三节　磁共振弥散加权与弥散张量成像

DWI 是一种能提供与常规 SE 序列完全不同的成像对比，它基于人体组织的弥散特点成像，根据弥散的差异产生对比，只能用表观弥散系数（apparent diffusion coefficient，ADC）来表示机体中所测到的弥散。由于 DWI 可以检测到由于人体组织含水量改变引起的细胞功能改变，与常规核磁检查有序组合使用，可以提高临床检查的诊断能力。DTI 基于 DWI 成像，在平面回波技术基础上施加多方向的梯度磁场，产生对比图像。基于平面回波技术，弥散张量图像容易产生畸变和伪影，且噪声对图像质量影响较大。目前主要用于脑、心脏、脊髓细微结构的研究，尤其是脑白质纤维的观察追踪、脑发育、脑认知功能以及脑部手术术前计划制定与术后效果评价。

一、磁共振弥散加权成像原理与图像处理

（一）弥散现象及其相关物理概念

1. 弥散现象　弥散现象（diffusion phenomenon）源于物理概念，指一切物质的分子都在不停地做无规则的运动。针对这一现象有多种物理描述，如经典的菲克第一定律、菲克第二定律以及爱因斯坦方程等。在这些方法中，均使用了弥散系数来描述这种分子的游动性。弥散系数代表了单位

时间内分子运动的范围，其单位是 cm^2/s 或 mm^2/s，一般用 D 表示，是一个分子在单位时间内弥散运动距离范围的一个度量。如纯水在 40℃时 $D \approx 2.5 \times 10^{-3} mm^2/s$，表示的是在 40℃，纯水每秒弥散的面积约为 $2.5 \times 10^{-3} mm^2$。

2. 自由弥散和受限弥散

（1）自由弥散：分子的弥散不受限制，如体外均质流体中。

（2）受限弥散：分子的弥散受周围环境的影响，如周围大分子的障碍、其他细胞壁垒的阻挡等。受限弥散相比于自由弥散要复杂许多，其在弥散初期通常表现为自由弥散，随着时间的推移，弥散范围的增大，会受到其他间隔的阻挡而表现为受限弥散，因此在建立数学模型上要考虑多种因素的影响。

3. 各向同性和各向异性

（1）各向同性（isotropy）：水分子的弥散运动完全是随机的，与方向无关，即向各个方向运动概率几乎相同。

（2）各向异性（anisotropy）：水分子的弥散运动与方向有关，具有方向依赖性，称为弥散的各向异性。

（二）生物体弥散现象

生物体是由化合物组成的，其体内不仅广泛地存在分子弥散现象，而且生物体内的弥散对其自身也发挥着重要的作用。已证明弥散是生物体内物质转运的方式之一，对机体的代谢以及维持生命体征发挥着重要作用。同时，生物体内的弥散属于受限弥散，不同于物理学上的弥散系数 D。在描述生物体水分子游动性上，用表观弥散系数（ADC）来表示。单位是 mm^2/s。有实验证明，生物体水分子的弥散系数比纯水的还要小 $2 \sim 3$ 倍，人脑水分子弥散的 ADC 值约为 $1.0 \times 10^{-3} mm^2/s$。

（三）生物体组织水分子弥散的特点

（1）生物体中分子的弥散存在不确定性，随机无序分布。目前，无法得到瞬时的水分子弥散的位置与弥散轨迹。

（2）生物组织之间存在着很多的距离不等的间隔，同时其排列亲疏程度不一，致使其各个方向上的弥散运动不一致。

（3）水分子的弥散与温度相关。有实验证明，温度增加 1℃，弥散将增加 2.4%。

（四）生物体水分子弥散现象的测量

测量生物体水分子的弥散现象可以探知分子水平的运动改变，了解细胞乃至整个生物体的最初变化，进而可以早期发现疾病的最初改变。这一发现引起研究者们的高度重视。最初人们利用高倍显微镜在镜下观察这种现象，但这种观察只能是从人体中取出标本来进行，脱离了生物体内环境，致使观察的结果带来很大的误差。随着科技的进步，对弥散现象的观察测量得以在活体中实现。目前，DWI 是能直接测量活体水分子弥散现象的技术，可以在临床方便地从分子水平判断生物个体的病理及生理变化，实现了在微观水平观察细胞分子的改变。

（五）弥散加权成像技术

DWI 是利用磁共振检查测量生物体内水分子弥散的技术。由于生物体内水分子的表观弥散系数很小，给测量带来了困难。通过施加弥散敏感梯度来加速水分子弥散的速度从而达到测量的目的。弥散敏感梯度可以与任何常规检查序列相融合，构成弥散加权序列。例如，在简单的自旋回波序列中，通过在 180° 的聚相脉冲两端施加一对弥散敏感梯度场即可构成弥散加权序列。

其施加的弥散敏感梯度与水分子弥散关系的数学表达：

$$b = \gamma^2 G^2 \delta^2 (\Delta - \delta / 3)$$

（8-4）

其中，b 代表梯度因子，单位是 s/mm^2，表示的是引起水分子弥散 1mm^2 所需要的时间；γ 代表磁旋比；G 代表梯度场强；δ 代表梯度场持续时间；Δ 代表两个弥散梯度场的间隔时间。目前，在磁共振设备上均设有很宽范围的 b 值，作为已知项可以方便获取。

弥散敏感加权图像中，可以获得信号强度和 ADC 值，其数学表达式分别是

$$S_{x,y,z}(\text{TE}) = S_{x,y,z}(0)\exp\left[-\frac{\text{TE}}{T_2(x,y,z)}\right]\exp[-b\text{ADC}(x,y,z)] \tag{8-5}$$

$$\text{ADC}(x,y,z) = \frac{\ln[S_0(x,y,z)/S_1(x,y,z)]}{b_1-b_0} \tag{8-6}$$

式中，$S_{x,y,z}(\text{TE})$ 指的是在回波时间 TE 时刻的信号强度；$S_{x,y,z}(0)$ 指的是理论上回波时间 TE 为零的信号强度；$T_2(x,y,z)$ 指的是横向弛豫时间。$S_0(x,y,z)$ 表示的是未施加弥散敏感梯度时的梯度因子；$S_1(x,y,z)$ 表示的是施加弥散敏感梯度时的梯度因子。ADC 值越高，在弥散加权图像上表现的是低信号；相反 ADC 值越低，在弥散加权图像上表现的是高信号（图 8-3）。可以看出，ADC 值是一个标量，代表的是弥散梯度场施加方向上水分子的弥散特点。

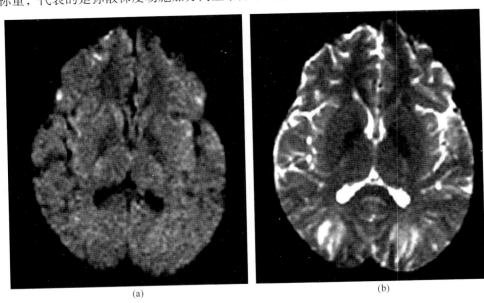

(a)   (b)

图 8-3   弥散加权图
（a）DWI 图；（b）ADC 图

（六）DWI 的图像特点

1. 空间分辨率和信噪比较低   由于弥散敏感梯度对水分子的运动敏感，亦对宏观生理运动（如呼吸、心跳以及扫描部位的移动等）敏感，非常容易产生运动伪影。现在各设备厂家常采用单次激发的平面回波技术来解决。该技术特点是一次激发即可获得所有的 K 空间的原始数据，扫描时间非常短，能有效冻结这些运动，显著地减少了伪影产生。但该技术的缺点就是空间分辨率和信噪比较低。

2. 图像容易畸变   弥散敏感梯度场的连续切换容易产生涡电流伪影是使图像产生畸变的主要原因。解决的方法之一是提高主磁场的均匀性。

（七）DWI 的数据处理

从以上分析可知，理论上只需要选取两个 b 值，即可算出 ADC 值。b 值的选取与检查部位和检查的目的均有关，b 值越高对水分子的弥散越敏感，但信噪比和分辨率越低；b 值越低对水分子

的弥散越不敏感，虽然信噪比和分辨率有所提高，但影响病变的检出率。兼顾二者，临床 b 值的选取一般选取一高一低的两个 b 值，如头颅部位 b 值一般选 0 和 1000（经验值），腹部等软组织的 b 值：一般低 b 值的在 0～50 选取，高 b 值的在 600～800（经验值）选取。临床一般通过 DWI 图和 ADC 值图两者结合来分析病变特点。

二、磁共振弥散张量成像原理与图像处理

随着对 DWI 研究的深入，发现生物体内的分子弥散不仅与自身组织细胞的特性以及病理改变有关，还与其组织细胞的结构有关。例如，在人脑白质神经纤维束中，更多的水分子沿着神经纤维束走行的方向弥散，而垂直于神经纤维束走行方向上的水分子则弥散得很少。而 DWI 技术测定的是水分子在一个像素处弥散的量的大小（标量），体现不出这种分子弥散的方向性。因此，如果研究这一部分神经结构水分子弥散的变化特点，就需要新的成像手段。1994 年 Basser 等始创弥散张量成像，通过在三维空间对各个方向上水分子弥散的位移相关性的测量，体现水分子弥散的方向性，进而来描绘纤维束的走行。

（一）有效弥散张量

如前所述，各向异性是水分子弥散的一种形式，对生物体而言，水分子的弥散是各向异性的，这是弥散张量成像的生物学基础。沿用物理学和工程领域的概念，各向异性弥散运动可以用有效弥散张量 D 来描述，它用来定量地分析描述水分子弥散的方向性，表示为

$$D = \begin{bmatrix} D_{xx} & D_{xy} & D_{xz} \\ D_{yx} & D_{yy} & D_{yz} \\ D_{zx} & D_{zy} & D_{zz} \end{bmatrix} \tag{8-7}$$

矩阵对角线上的元素 D_{xx}、D_{yy}、D_{zz} 体现了弥散敏感梯度和成像方向平行时，分子弥散运动的相互作用；非对角线的元素 D_{xy}、D_{xz}、D_{yz} 则体现了弥散敏感梯度和成像方向垂直时分子弥散运动的相关性。这个张量是对称的，即 $D_{jk} = D_{kj}$。

对弥散张量 D 的求解采用的数学模型是椭球体模型。沿着纤维束走行和垂直于纤维束走行的方向定义空间纤维束坐标系。三个主轴方向被称为本征向量，可以看出这三个本征向量是正交的，其相关的本征值为 λ_1，λ_2，λ_3。通过相似变换的数学方法，将弥散张量矩阵变换到纤维束坐标系上，就可以简化求出弥散张量 D。

（二）DTI 的重要采集参数

1. 弥散敏感梯度场施加的个数 三维数据场中的每一个空间像素点的信息由一个二阶张量表示，由于是对称矩阵，一个二阶张量的表示需要 6 个自由度。计算弥散张量至少需要 6 种不同弥散梯度方向作用下的图像和一幅基准图像，弥散梯度磁场施加方向至少需要 6 个。弥散梯度磁场施加方向的增加，可以抑制噪声，同时增加了数据的处理时间，难以实时显示，故一般选择 15～25 个方向。

2. b 值的选取 由于噪声的存在，b 值的选取变得重要。太低的 b 值会影响 ADC 的计算精度；太高的 b 值会造成信号衰减过大，信噪比太低。对头颅 DTI 的研究发现，b 值在 700～1000s/mm^2 范围内可兼顾精度与噪声的关系，是比较理想的选择。

（三）DTI 数据处理

DTI 获取的数据庞大，在实验室数据处理可以借助于 Matlab 软件工具进行处理。处理的主要步骤是：首先根据弥散方向，提取弥散梯度方向的信息，计算 6 个独立分量 D_{xx}、D_{xy}、D_{xz}、D_{yy}、D_{yz}、D_{zz}，然后计算弥散张量的特征值 λ_1、λ_2、λ_3，最后计算所需要的各导出参数。

（四）DTI 数据参数

由于施加的弥散敏感梯度场方向数的增多，其参数相应增加，可以更好地诠释弥散的方向性。图 8-4 显示了后处理参数的特征图，不同参数从不同的方面反映体素内水分子的平均位移、分子位移差别及其主要方向。常用参数的表达式及其含义如下。

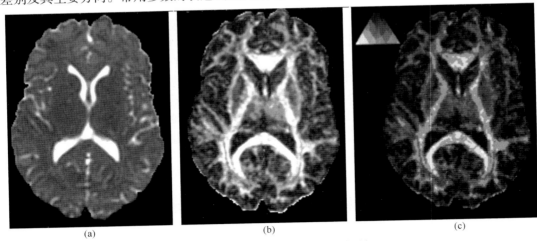

图 8-4　标量图（彩图扫封底二维码）

（a）MD；（b）FA；（c）彩色标量图

1. 弥散率比值（diffusion ratio，DR）

$$DR = \lambda_2 / \lambda_1, \lambda_3 / \lambda_1 \qquad (8-8)$$

这是最简单直接地表示椭球的比率方式。

2. 张量迹（trace，TR）

$$T_r(D) = \lambda_1 + \lambda_2 + \lambda_3 \qquad (8-9)$$

反映了椭圆球的大小。

3. 平均弥散率（mean diffusivity，MD）

$$MD = \bar{\lambda} = \frac{D_{xx} + D_{yy} + D_{zz}}{3} = \frac{\lambda_1 + \lambda_2 + \lambda_3}{3} = \frac{T_r(D)}{3} \qquad (8-10)$$

即平均 ADC，代表弥散椭球的平均半径。

4. 部分各向异性（fractional anisotropy，FA）　定义的是弥散张量的各向异性成分与整个弥散张量的比值，反映的是弥散椭球的狭长的程度。

$$FA = \sqrt{\frac{3}{2}} \sqrt{\frac{(\lambda_1 - \bar{\lambda})^2 + (\lambda_2 - \bar{\lambda})^2 + (\lambda_3 - \bar{\lambda})^2}{\lambda_1^2 + \lambda_2^2 + \lambda_3^2}} \qquad (8-11)$$

对于各向同性弥散，FA=0；对于各向异性弥散，在某一个方向的弥散比其他两个方向强得多的情况（即 $\lambda_1 \geq \lambda_2 \geq \lambda_3$）时，$\lambda = \lambda_1 / 3$，FA 近似等于 1；FA 值越大，表示图形越扁。

5. 相对各向异性指数（relative anisotropy，RA）　计算的是特征值的方差与平均值的比。

$$RA = \frac{\sqrt{(\lambda_1 - \bar{\lambda})^2 + (\lambda_2 - \bar{\lambda})^2 + (\lambda_3 - \bar{\lambda})^2}}{\sqrt{3}\bar{\lambda}} \qquad (8-12)$$

6. 体积比（volume ratio，VR）　体积比等于椭圆球的体积与半径为平均弥散率的球体积之比。椭圆球是一个用于描述弥散的模型，椭圆球的半径方向代表一定的弥散方向，大小代表该方向的弥散强度。当弥散是完全各向异性时，则椭圆球为圆球，此时 VR 值为 1。体积比公式如下：

$$VR = \frac{\lambda_1 \lambda_2 \lambda_3}{(\bar{\lambda})^3} \qquad (8-13)$$

7. 线性各向异性系数（linear anisotropy coefficients）

$$C_L = \frac{(\lambda_1 - \lambda_2)}{\sqrt{\lambda_1^2 + \lambda_2^2 + \lambda_3^2}} \tag{8-14}$$

8. 平面各向异性系数（planar anisotropy coefficients）

$$C_P = \frac{2(\lambda_2 - \lambda_3)}{\sqrt{\lambda_1^2 + \lambda_2^2 + \lambda_3^2}} \tag{8-15}$$

9. 球面各向异性系数（spherical anisotropy coefficients）

$$C_S = \frac{3\lambda_3}{\sqrt{\lambda_1^2 + \lambda_2^2 + \lambda_3^2}} \tag{8-16}$$

其中，C_L、C_P、C_S 值越大，则表示弥散张量的形状分别接近线条、扁平以及圆球形。

（五）弥散张量成像可视化

主要是通过减少数据的维数来进行张量数据的降维表示。一般是以图像的形式，主要有标量索引图和彩色标量索引图。

1. 标量索引图　一般采用临床常用的灰度标量来进行张量成像的表达。可以把张量数据转化为结构简单易于理解的标量数据进行呈现。常见的标量索引图像如：MD（图 8-4（a））、FA（图 8-4（b））。

2. 彩色标量索引图　在灰度索引图的基础上形成，根据每个体素构成的矩阵来进行特征向量的求解，根据主特征向量在空间的投影用不同颜色区别表示，更加的直观。可以设定 X 方向的纤维束走行用红色表示，Y 方向上的纤维束走行用绿色表示，Z 方向上的纤维束的走行用蓝色表示（图 8.4（c））。

（六）基于 DTI 技术的纤维束追踪

利用 DTI 技术获取的体元张量信息，依据相邻体元的相似性（主要特征矢量地图）可以产生三维纤维束地图，将纤维束走行轨迹描绘并呈现出来的技术就是纤维束成像（fiber tractography）。纤维束追踪算法是成像的手段，它一般分为确定性算法和概率性算法。

1. 确定性算法　确定性算法是典型的纤维束追踪方法，即流线型（Streamline）法。首先选择种子点，然后追踪主特征向量，就可以得到在感兴趣区内的纤维束。追踪出的纤维表明了组织结构的各向异性的特点。具体表示可以通过对微分方程进行积分来实现。

假设 V 是一个向量场的主特征向量，D 是简化前的张量场，用公式表示为

$$\begin{cases} V = \{v(p) \mid Dv(p) = \lambda_1 v(p)\} \\ p(t) = p(0) + \int_0^t v(p(t)) \mathrm{d}t \end{cases} \tag{8-17}$$

其中，定义某方向的纤维束方向在参数 t 下的距离，假设 V 是可反转向量，因为向量是对称的，可能与想要追踪的纤维束成反方向。为了解决这一问题，新的向量应该与刚积分过的向量比较，如果夹角大于 90°，必须改变方向。通常纤维束追踪要在两个方向进行，主特征向量的方向以及反方向。有四个因素可以影响纤维束追踪的结果；第一是采用数值积分的方程，第二是停止纤维束追踪的准则；第三是各向异性指标；第四是种子点和感兴趣区的选择。上述微分方程，可以用数值方法求解。纤维追踪时，对初始点进行偏微分方程的积分，假设 P_0 是初始点，点 P_n 和 P_{n+1} 在积分路径上用公式表示为

$$P_{n+1} = P_n + sR_{n+1} \tag{8-18}$$

其中，s 是步长；R_n 表示是用龙格-库塔（Runge-Kutta）方法，还是用欧拉（Euler）方法来进行积分。

（1）欧拉方法，R_n 被定义为

$$R_{n+1} = \text{sign}\left(V(P_n)R_n\right)V(P), \quad n \geqslant 0$$
$$R_0 = \pm V(P_0)$$

（8-19）

$$\text{sign}(x) = \begin{cases} 1, & x \geqslant 0 \\ -1, & x < 0 \end{cases}$$

其中，$V(x)$ 是在点 x 的特征向量，第二个点基本定义是在点 x 处的主特征向量及其相反方向（假设两点间的角度大于 90°）。欧拉方法是一种不精确的积分方法，积分结果具有较大的误差，步长错误是 O（$s2$），可以降低步长来提高精度，但是会增加计算时间。

（2）龙格·库塔方法，R_n 被定义为

$$\begin{cases} R_{n+1} = 1/6\left(k_1 + 2k_2 + 2k + k_4\right), & n \geqslant 0 \\ R_0 = \pm V(P_0) \end{cases}$$

（8-20）

为了能够双向追踪

$$\begin{cases} k_1 = \text{sign}\left(V(P_n)R_n\right)V(P_n) \\ k_2 = \text{sign}\left(V(P_n + sk_1/2)R_n\right)V(P_n + sk_1/2) \\ k_3 = \text{sign}\left(V(P_n + sk_2/2)R_n\right)V(P_n + sk_2/2) \\ k_4 = \text{sign}\left(V(P_n + sk_3)R_n\right)V(P_n + sk_3) \\ \text{sign}(x) = \begin{cases} 1, & x \geqslant 0 \\ -1, & x < 0 \end{cases} \end{cases}$$

（8-21）

其中，龙格·库塔方法需要计算 4 次特征向量，与欧拉方法比较，耗时是欧拉方法的 4 倍，但步长错误是 O（$s5$）。数据场的大小以及步长选择会影响跟踪的效果，当步长选择合适时，两种方法可以达到近似的效果。

在 Streamline 法中，存在下述的缺点：从一个像素到下一个像素的连续性并不很明确，需要采取适当的技术进行最佳的处理，而这一处理过程有时并不能很好地把握。

2. 概率性算法　由于纤维束追踪是对离散的像素进行连续性处理的，考虑到 DTI 这一成像形式的特殊性，每一个像素对应一个张量，每一个张量的形状、大小都贡献了它所对应的组织结构的特性，纤维束的连续性追踪在内在结构上是服从于这一本质的。基于这样的考虑，Westin 等提出了用概率的方法进行量化纤维束追踪的主方向确定性，以及像素间的相关性用于确定追踪过程中的精确度。张量的各向异性反映了组织微结构的内在相关性，定义了 0 阶不确定性模型为各向异性的函数。定义经过确定性量化的主方向，表示为

$$\varepsilon_{1\text{mod}}(x,n) = \varepsilon_1(x) + \delta\varepsilon_1(x,n)$$

（8-22）

式中，n 为蒙特卡罗方法的迭代次数；$\varepsilon_1(x)$ 为原来的主方向。当 $\text{FA}(x)=0$ 时，所有的 $\varepsilon_{1\text{mod}}(x,n)$ 接近于相等；当 $\text{FA}(x)$ 在 0～0.3 时，$\varepsilon_{1\text{mod}}(x,n)$ 不确定性达到最大；当 $\text{FA}(x)>0.6$ 时，$\varepsilon_{1\text{mod}}(x,n)$ 有最小的不确定性。在使用过程中，认为各向异性指标不能提供张量的峰度信息，从而无法对各种张量做一个较好的区分。为此，Geoffrey J M Parker 等又提出了 1 阶不确定性模型。在 1 阶不确定模型中，把除了主特征信息之外的信息也都用于张量的分类，从而比 0 阶不确定性模型更为准确。该算法的优点是不仅能显示大纤维束，而且能显示小纤维束，但是精度有限。

3. 其他的算法　比如快速演化（fast marching，FM）算法和 Gibbs 追踪算法等。FM 算法是从一个种子点或者区域产生前沿演化，定义一个速度函数基于弥散椭球中心和正交方向上的点之间的距离，该算法明显优于以前的算法在纤维束交叉的区域。Gibbs 追踪算法的特点是在追踪的过程中同时考虑所有的神经通路和全部信息，区别于其他算法，先根据先验知识确定所有数据中的所有追踪路径，可以重建所有的交叉和分叉纤维。这些算法有其自身的特点，但在处理活体人脑数据时，

在迭代 5×10^9 时在普通 PC 上需要 1 个月的时间。由于计算追踪时间过长，目前难以应用于临床。

4. 纤维跟踪时需考虑的问题

（1）首先要考虑选取合适的纤维束追踪停止准则。由于纤维组织是各向异性的，要想在特定的区域进行纤维束追踪，所表示的张量必须是各向异性的。追踪时必须满足最小各向异性值，在不满足设定的阈值区域，停止追踪。一般采用 FA 值来约束，通常设定的阈值在 0.1~0.6。同时，相邻步长追踪方向之间夹角较小。如果在追踪过程中夹角超过设定值，通常是由数据中的伪影引起的，需要停止纤维束追踪。

（2）其次要考虑种子点和感兴趣区的选择。种子点的选取一般有两种：其一是需要先验知识，从解剖角度选择合适的区域；其二是从全脑所有体元启动追踪，与纤维束编辑方法相结合，可以识别出感兴趣的纤维束。选取方式的不同，都会对追踪的结果产生影响。

（3）除此之外，不同的 DTI 张量数据处理模型复杂度不同。选用二阶张量的模型处理简单方便，但对于纤维束交叉或者分支问题存在严重的不足，不能很好地对这一类情况的纤维束追踪进行处理。解决这一问题的思路之一是采用复杂度高的高阶模型（如四阶张量），可以很好地分开纤维束的分支问题，但同时也付出了计算量大的代价；思路之二是用以概率为基础的追踪方法，通过分析像素间的关系，给出像素连续性关系图，对不确定像素给出分枝或者交叉的追踪算法，从而在这些像素位置完成分枝或者交叉的纤维束追踪。

（4）最后，纤维束追踪的精度足够高，才能对临床更有价值。一般来说，采用高阶的张量模型精度会高于两阶张量；采用主方向按确定性校正后的以概率为基础的追踪方法比直接用主方向的追踪方法精度高一些。为了提高追踪的精度，一方面可以改进追踪算法，减少追踪步骤过程中的误差；另一方面也可以通过图像配准技术来减小误差。

（七）基于 DTI 技术的脑白质网络

大脑是中枢神经系统中最高级最复杂的器官，起着调节生物体机能的作用，其各种功能一直以来是科学家探究生命奥秘的研究热点。近年来，研究人员提出了"脑连接组学"的概念用于分析脑的运行机制，脑连接的基础是图论理论的出现和脑功能成像技术的实现。

1. 图论相关知识 图论（graph theory）作为数学的一个重要分支，以图为研究对象，是研究构成图的顶点和边的数学理论和方法。通过对构成图形的点和边的属性来分析描绘事物之间的某种特定的关系。在图论中，事物可以用点来指代，事物之间的某种关系可以用边来指代。这种简单而系统的建模方式，可以解决很多实际问题，在现代社会应用非常广泛。一般用 $G(V, E)$ 来表示，V 代表图中点的集合，E 代表图中边的集合，通过这一理论可以精确量化网络参数，分析其拓扑结构及网络效率（图 8-5）。

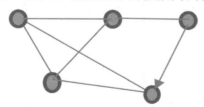

图 8-5 图论中点和边的示意图

圆点表示图论中的点，直线表示图论中的边，箭头线表示图论中的有向边

2. 脑网络的概念 在 1993 年 Francis Cricket 和 Edward James 提出构建一个脑连接图的概念，提出大脑的脑连接可以分为三种连接模式，分别是结构连接（structural connectivity，SC）、功能连接（functional connectivity，FC）和效率连接（effective connectivity，EC）。结构连接可以反映不同神经元或不同脑区之间的物理或结构上的连接关系，通常使用弥散张量成像来追踪白质纤维束的走向；功能连接可以反映空间上不相邻的神经元或脑区之间的时间相关，属于无向连接；而效率连接是有向连接，反映不同神经元或脑区之间的因果关系。

3. 脑结构网络的构建 运用图论算法构建脑结构网络，获取其拓扑属性。可以从全局抑或局部角度分析描述脑白质的连接与效率改变。它提供了一种新颖的途径来了解人类神经系统疾病的生物机制，并且可以获得以网络为基础的生物学标识，从而实现各种疾病的早期诊断（图8-6）。

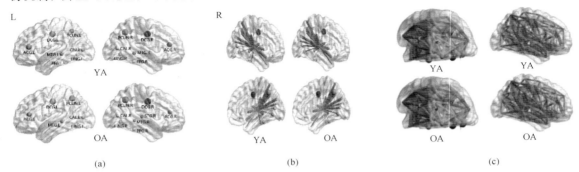

图 8-6　脑白质网络图（彩图扫封底二维码）

（a）节点；（b）边；（c）脑网络。L 代表左脑，R 代表右脑，YA 代表年轻人的脑，OA 代表老年人的脑

（1）节点（node or vertex）的定义。Sporns 等认为脑网络可以从微尺度（神经元）、中尺度（神经元集）和宏观尺度（脑区）来进行分析，基于现有的技术，对神经元和神经元集无法探测到其信息，而且数量庞大，以其为节点构建网络存在很大的困难。因此，目前临床大部分的脑网络的研究从大尺度节点来构建，即以一个脑区来定义一个节点。在脑区的划分上，依据是现有的比较成熟的解剖脑图谱模板来定义。现有的脑模板主要有 MNI(montreal neurological institute)机构提供的 AAL (automated anatomical labeling)，HOA(Harvard-Oxford atlas)模板和 LPBA(LONI probabilistic brain atlas)模板等。其中，AAL 模板一共定义有 116 个脑区，其中，大脑划分成 90 个，小脑划分成 26 个。目前对大脑的脑区研究较多，对小脑的研究较少。

（2）边（link or edge）的定义。边的构建是通过计算网络节点的相关性，得到相关邻接矩阵，然后进行 Z 变换，选择一个阈值 τ，如果两节点的相关性大于 τ，可以认为两节点的相关性强，可以成为一条边；否则，就不能连接形成边。边的连接分有向、无向、有权、无权。如果网络中的任意节点 Node（i，j）和 Node（j，i）表示同一个边，则称该图为无向图，否则为有向图。根据相关性的强度差异可以认为边的强度存在差异，则称该图为加权图，否则称为无权图。基于 DTI 技术可以构建不同方向的脑白质纤维束，属于加权网络。常用的权重参数有：局部各向异性(fractional anisotropy，FA)，纤维的连接数目（ fiber number，FN ）等。

（3）脑网络重建（network reconstruction）。首先将 T1 加权结构像线性配准到标准空间下，然后将配准的 T1 加权像非线性地配准到 MNI 空间，再通过反变换将 MNI 空间下的 AAL 模板提取到标准空间下，另外，通过确定性纤维示踪对全脑纤维束进行重建，最后将 AAL 模板与全脑的纤维束进行结合得到白质结构网络。PANDA 软件可用于脑结构网络的重建。

4. 脑结构网络的相关参数及含义

（1）节点度（node degree）。网络 G 内与节点 i 直接相连的其他节点的数量，用字母 k 表示。随机选定的某个节点度值恰好是 k 的概率，即 $P(k)$，通常被称为度分布，是节点度的一个最基本的拓扑性质，也是网络的重要统计特性。

$$k = \sum_{j=1}^{N} E(i, j)$$
（8-23）

式中，E 为网络的邻接矩阵，为 $N \times N$ 矩阵，N 为节点数。

（2）聚类系数（clustering coefficient）。衡量的是网络的聚集化程度。网络中节点 i 的聚类系数 C_i 的定义为：与此节点直接相连的所有节点间的相互连接边数与这些节点之间可能的最大连接边数的比值，即

$$C_i = \frac{2E_i}{k_i(k_i-1)} \tag{8-24}$$

式中，E_i 表示该节点邻居间实际存在连接的边的数目；k_i 则为此子网络的节点数。

（3）最短路径长度（shortest path length）。两节点间的最短路径，就是从节点 i 到节点 j 的所有路径中，经过中间节点数最少的那一条，其经过的节点数也即两点间的最短路径长度，记为 L_{ij}。而网络的平均最短路径 L 则为网络中所有节点间的最短路径的平均值，即

$$L = \frac{1}{N(N-1)} \sum_{i,j \in V, j \neq i} l_{ij} \tag{8-25}$$

（4）节点的局部效率（local efficiency）。网络中某节点邻域内的全局效率，度量了网络的局部信息传输能力，任意节点 i 的局部效率为

$$E_{(i)} = \frac{1}{N_{G_i}(N_{G_i}-1)} \sum_{j \neq k \in G_i} \frac{1}{l_{j,k}} \tag{8-26}$$

其中，N_{G_i} 指节点 i 的邻居所构成的子图 G_i 的节点数；l_{ij} 表示子图 G_i 中节点 i，j 之间的最短路径长度（即边数最少的一条通路）。对所有节点的局部效率求平均值便得到整个网络的局部效率。

（5）全局效率（global efficiency）。网络中所有节点间的最短路径的倒数的平均值，即

$$E_{\text{glob}} = \frac{1}{N(N-1)} \sum_{i,j \in V, i \neq j} \frac{1}{l_{ij}} \tag{8-27}$$

全局效率度量了网络全局传递信息的能力。网络的全局效率越高，则网络节点间传递信息的速率就越快。

（6）中心度（centrality）。中心度是一个用来刻画网络中节点作用和地位的统计指标，中心度最大的节点被认为是网络中的核心节点（hub），最常用的度中心度（degree centrality）以节点度刻画其在网络中的中心程度，而介数中心度（betweenness centrality）则从信息流的角度出发定义节点的中心程度。对于网络 G 中的任意一点 i，其介数中心度的计算公式如下

$$N_{bc}(i) = \sum_{j \neq i \neq k \in G} \frac{\sigma_{jk}(i)}{\sigma_{jk}} \tag{8-28}$$

其中，σ_{jk} 是从节点 j 到节点 k 的所有最短路径的数量；$\sigma_{jk(i)}$ 是这些最短路径中通过节点 i 的数量。

（7）小世界属性（small world property）。1998 年 Watts 和 Strogats 首次提出了小世界网络模型（small world network）。在此之后，学者们又陆续提出了规则网络（regular network）、随机网络（random network）等其他网络模型（图 8-7）。其中，小世界网络是指既具有与规则网络类似的较高的聚类特性，又具有与随机网络类似的较短的最短路径长度。

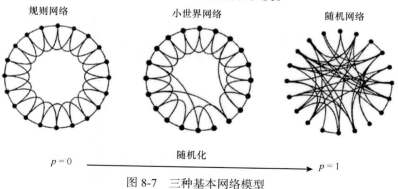

图 8-7　三种基本网络模型

小世界特性采用如下公式表示

$$\sigma = \gamma / \lambda \tag{8-29}$$

其中，$\gamma = C_{real} / C_{random} \gg 1$；$\lambda = L_{real} / L_{random} \approx 1$（$C_{random}$ 表示随机网络的聚类系数，C_{real} 表示整个网络的聚类系数，L_{real} 表示整个网络的平均最短路径长度，L_{random} 表示随机网络的平均最短路径长度）。

当 $\sigma > 1$ 时网络具有小世界属性，且 σ 越大网络的小世界属性越强。小世界网络综合了规则网络和随机网络各自的拓扑优势，从而保证了在局部和全局水平上信息传递的高效性。

5. 存在的问题

（1）组成脑白质网络的点和边的定义目前没有金标准。运用图论算法分析脑白质网络，简化了分析过程，图论中的拓扑属性量化分析了复杂的脑白质。逐渐被广大科研及临床工作人员接受和认可。但由于脑网络的研究处于初始阶段，还没有形成一套统一的标准。

（2）选取不同脑解剖模板也会对结果有影响，不同模板之间没有可比性。通过对健康中老年人 DTI 数据分析发现分割模板对模块化结构影响较小，对于网络特征值和网络特征的敏感性有直接影响，但不影响脑网络的小世界属性。

三、弥散加权与弥散张量成像的临床应用

DWI 与 DTI 成像探测水分子的微观运动，能反映活体组织中水分子无序弥散运动的信息，进而反映出机体细胞水平的改变，大大推进了临床诊疗的进程。从诞生至今，DWI 与 DTI 技术皆得到了广泛的临床应用。

（一）DWI 的临床应用

1. 神经系统中的应用 DWI 最早用于脑缺血的急性期及超急性期的诊断以及其他疾病的鉴别诊断，并显示出明显的优势。而后逐步用于其他疾病如脑肿瘤性病变、囊性病变、感染及脱髓鞘性疾病的诊断及鉴别诊断，而且显著地提高了各器官肿瘤的检测、分级、监视及预测治疗反应。至今，其应用涵盖所有神经系统疾病，且与常规成像联合观察脑部结构与病变，已成为临床常规检查。

2. 体部的临床应用 在肝脏及肾脏 DWI 检查中通过检测组织内水分子的运动状态间接反映组织的结构特征。在肝脏局灶性病变、肝硬化以及胰腺病变均提供鉴别诊断信息，通过联合 DWI 鉴别肝肿瘤病灶的良恶性，发现 T2 加权成像联合 DWI 能显著提高诊断率。在乳腺中的应用：DWI 在乳腺疾病诊断及乳腺癌治疗前后的评估方面凸显了优势，有文献报道，DWI 在乳腺良恶性病变的鉴别上，ADC 临界值在 $1.0 \times 10^3 \sim 1.3 \times 10^3$ 以下的多为乳腺癌，高于这个临界值的多为良性病变。DWI 在前列腺癌的诊断分期鉴别诊断和疗效评价中也具有明显优势。

3. 其他应用

（1）全身 DWI 技术也被称为类 PET 技术。目前，主要用于肿瘤及血液系统疾病的全身累及程度的评价，且这项技术处于临床初步阶段。

（2）在骨骼肌肉系统应用中 DWI 技术能明显提高诊断率，同时对肿瘤的良恶性的鉴别，肿瘤的分级发挥了不可替代的作用。

（二）DTI 的临床应用

1. 神经系统的应用

（1）缺血性脑卒中，由于 DTI 扫描时间较长，不适用于临床急性检查。但对于判断临床治疗预后的效果恢复情况有所帮助，纤维追踪技术还可以客观形象地判断卒中周围神经纤维受损情况。研究发现梗死侧 FA 值随年龄的增加呈下降趋势，在康复治疗 6 周后显著增加。

（2）DTI 在脑白质发育进程的判断及继发退变的评估中发挥了重要作用。有研究发现正常儿童脑白质的各向异性比值 FA 以及张量迹随着年龄变化明显。

（3）DTI 在神经系统疾病诊断与发病机制的研究中都有文献报道，如多发性硬化（multiple sclerosis，MS）、癫痫（epilepsy）、侧索硬化（amyotrophic lateral sclerosis）、弥漫性轴索损伤（diffuse axonal injury）。例如，与正常显示的脑白质相比，MS 患者斑块的 ADC 值明显升高，而 FA 值显著降低。

（4）DTI 在脑肿瘤的诊断中可以评价脑内肿瘤组织的密度，并可对由于脑肿瘤引起的脑白质纤维传导束的走行进行评价，观察脑组织肿瘤和纤维束的关系，以及白质纤维束的受损程度。它是对常规 MRI 检查的一个有力补充，对鉴别诊断提供巨大帮助，有利于肿瘤的术前计划、手术指导和术后评估。

2. 心脏中的应用　DTI 在心脏方面的应用是它的一个重要领域，由于心肌纤维排列整齐，在左心室的心肌层尤其明显。研究显示当心肌纤维受损以及发生病变时，可以应用 DTI 技术进行无创伤性检查，并发现扭曲的心肌纤维。

3. 骨骼肌中的应用　对于骨骼肌的损伤、占位等疾病，DTI 技术可显示病变纤维，对病变的诊断及鉴别诊断提供信息。

（三）基于 DTI 技术的脑白质网络的临床应用

DTI 技术可从分子水平无创获取生物体脑白质网络数据。分析中运用图论理论进行分析和处理，可以量化分析描述脑神经网络在生理病理上的改变，揭示疾病产生的本质，目前在以下疾病中研究广泛。

1. 阿尔茨海默病（AD）　AD 起病比较隐匿，是一种进行性发展的神经退行性疾病。AD 患者的脑白质网络具有小世界特征，相对于健康人，AD 患者脑网络的特征路径长度增加，全局效率下降。这种区间增加被认为是由于较远脑区间通讯效率降低造成的，而这种网络拓扑结构的大规模改变损害人脑的高级认知功能。通过对轻度认知障碍患者的大脑网络进行分析，发现网络的拓扑特征和认知障碍存在显著相关。

2. 精神分裂症（SCZ）　SCZ 会改变病人脑网络的拓扑结构属性，表现为网络的全局效率下降。在额叶联合皮层，大脑的边缘系统和旁边缘系统区域以及皮层下结构脑区的中心脑区都出现局部网络效率下降。

3. 多发性硬化症（MS）　研究发现 MS 患者和健康人在信息传输效率上的变化规律：其中左丘脑、壳核、胼胝体和扣带的信息传输效率的上升是大脑网络对疾病的一种补偿作用。

（姚旭峰　刘亚洁　王丽嘉）

思　考　题

1. 功能磁共振成像技术都有哪些？
2. 举例说明功能磁共振成像技术可以解决哪方面的问题？
3. 血氧合水平依赖效应的脑功能成像的定义是什么？
4. 血氧合水平依赖效应的实验设计步骤有哪些？
5. 血氧合水平依赖效应的医学应用有哪些？
6. 弥散的描述方法有哪些？分别是什么？
7. 弥散加权成像各个参数都有什么临床？
8. 弥散张量成像技术可以解决什么临床问题？
9. 弥散张量成像的各参数临床意义如何？
10. 脑网络构建需要什么条件？
11. 基于白质纤维束成像的脑结构网络如何构建？脑结构网络各参数的临床意义是什么？

参 考 文 献

靳聪. 2016. DTI 脑连接组分析中关键技术的研究[D]. 北京工业大学硕士学位论文.

梁夏, 王金辉, 贺永. 2010. 人脑连接组研究: 脑结构网络和脑功能网络[J].科学通报, 55（16）: 1565-1583.

聂生东, 邱建峰, 郑建立.2010.医学图像处理[M]. 上海: 复旦大学出版社: 204-243.

吴迪.2011. 基于多核异质系统的脑网络计算加速平台[D]. 清华大学硕士学位论文.

薛绍伟. 2013. 不同状态下脑功能网络特性研究[D]. 大连理工大学博士学位论文.

姚旭峰, 宋志坚. 2012. 磁共振弥散张量成像纤维束追踪算法的研究进展[J].医学研究杂志, 41（06）: 174-176.

张晓钰, 桑德春. 2012. 中老年缺血性脑卒中患者康复治疗前后的弥散张量成像研究[J]. 中国康复理论与实践, 18（1）: 73-76.

Faro S H, Mohamed F B. 2010. BOLD fMRI[M]. New York: Springer.

Haradome H, Grazioli L, Morone M, et al. 2012. T2-weighted and diffusion-weighted MRI for discriminating benign from malignant focal liver lesions: Diagnostic abilities of single versus combined interpretations[J]. Journal of Magnetic Resonance Imaging, 35（6）: 1388-1396.

Le-Bihan D, Mangin J C, Clark C, et al. 2010. Diffusion tensor imaging: concepts and applications[J]. Journal of Magnetic Resonance Imaging, 13（4）: 534-546.

Li Y, Jewells V, Kim M, et al. 2013. Diffusion tensor imaging based network analysis detects alterations of neuroconnectivity in patients with clinically early relapsing-remitting multiple sclerosis[J]. Human Brain Mapping, 34（12）: 3376-3391.

Lo C Y, Wang P N, Chou K H, et al. 2010. Diffusion tensor tractography reveals abnormal topological organization in structural cortical networks in Alzheimer's disease.[J]. Journal of Neuroscience, 30（50）: 16876-16885.

Malayeri A A, El Khouli R H, Zaheer A, et al. 2011. Principles and applications of diffusion-weighted imaging in cancer detection, staging, and treatment follow-up [J]. RadioGraphics, 31（6）: 1773-1791.

Ota K, Oishi N, Ito K, et al. 2015. Effects of imaging modalities, brain atlases and feature selection on prediction of Alzheimer's disease[J]. Journal of Neuroscience Methods, 256（3）: 168-183.

Shao J, Myers N, Yang Q, et al. 2012. Prediction of Alzheimer's disease using individual structural connectivity networks[J]. Neurobiology of Aging, 33（12）: 2756-2765.

Shu N, Liang Y, Li H, et al. 2012. Disrupted topological organization in white matter structural networks in amnestic mild cognitive impairment: relationship to subtype[J]. Radiology, 265（2）: 518-527.

Soher B J, Young K, Govindaraju V, et al. 2010. Automated spectral analysis III: application to in vivo proton MR spectroscopy and spectroscopic imaging[J]. Magnetic Resonance in Medicine, 40（6）: 822-831.

Vargas H A, Lawrence E M, Mazaheri Y, et al. 2015. Updates in advanced diffusion-weighted magnetic resonance imaging techniques in the evaluation of prostate cancer[J]. World Journal of Radiology, 7（8）: 184-188.

Wang Q, Su T P, Zhou Y, et al. 2012. Anatomical insights into disrupted small-world networks in schizophrenia[J]. Neuroimage, 59（2）: 1085-1093.

第九章　人工智能技术在医学图像处理中的应用

学习要求

记忆：影像组学方法的基本处理流程，深度学习在医学图像处理中的典型应用。

理解：图像分割、特征提取、模型构建与分析之间的关系，深度学习方法与影像组学方法的不同，深度学习方法的处理过程。

运用：结合所学图像处理方法设计影像组学研究模型，应用影像组学方法解决临床诊断中的问题，利用现有深度学习开发工具设计图像处理模型。

第一节　概　　述

由上古时期的口口相传，到数千年前的竹简书籍，再到今天高速运转的电脑网络，信息交流和传承方式的变化，映射出人类文明不断发展的历史进程。在古代的神话传说中，技艺高超的工匠不仅可以制造"人"，还能赋予其智能或意识。而今天我们正逐渐将这种神话传说变为现实，也迎来了一个新的时代——人工智能（artificial intelligence，AI）时代。现代意义上的人工智能来源于古典哲学家对人类思考过程的解释尝试，是一门融合了计算机科学、统计学、脑神经学和社会科学的前沿综合性学科。它的目标是希望计算机拥有像人一样的学习能力，可以替代人类实现识别、认知、分类和决策等多种功能。当下，人工智能时代悄然而至，"Alphago"、"无人驾驶汽车"等一批人工智能产品纷纷吸引了公众的眼球，一时间人工智能成为人们茶余饭后的谈资。那么在医学图像处理中有哪些人工智能技术？这些技术主要应用在哪些方面呢？本章将围绕当下医学图像处理中的人工智能技术和典型应用展开讨论，主要讲解基于影像组学的医学影像分析方法和基于深度学习的医学图像处理方法等两类医学图像处理人工智能技术，并列举当下在医学图像处理方法中人工智能技术的典型应用。

第二节　医学图像处理中的人工智能技术

医学图像处理一般包括图像预处理和统计分析模型构建两部分。图像预处理突出和提取出了感兴趣的内容，能方便临床医生进行识别和判断；统计分析模型构建通过使用统计学分析方法和训练机器学习模型，使得计算机可以自动获取图像信息，做出判断，进而得到的统计学指标或者拟合好的机器学习模型可以应用于临床。

一、基于影像组学的医学影像分析方法

"影像组学"或称为"放射组学"，实际上是传统医学图像纹理特征提取和分析方法的延伸和扩充，它的出现基于实体肿瘤在空间与时间上的异质现象，但这是个极富挑战性的问题。基于有创活检的检测方法难以客观量化描述出随时间和空间的不同时刻肿瘤的特点，而影像组学方法可以从医学影像学角度去解决这个问题，它可以无创地检测肿瘤的异质性特点。影像组学方法通过数据表征算法从医学图像中提取高通量的量化特征，这些特征被命名为影像组学特征。影像组学的假设是由于疾病形式不同，图像特征能反映其特点，因此可用于预测各种病症的预后和治疗反应，从而为个性化治疗提供有价值的信息。影像组学概念来自医学肿瘤学领域，是该领域中的前沿应用，然而，

该技术也可以应用于其他断层图像的医学研究。

2012年3月，Lambin等在《欧洲癌症杂志》发表文章认为，实体肿瘤在空间和时间上是异质的，这限制了基于侵入性活组织检查的分子测定的使用，但基于影像组学的医学图像分析具有巨大的潜力，其具有以非侵入性方式捕获肿瘤内异质性的能力，但仍需要在多中心和实验室中开展进一步验证；同年，他们在《磁共振成像》杂志上发文指出，影像组学数据是可以挖掘肿瘤内部特征的表现形式，它可用于构建一定量图像特征与表型或基因-蛋白特征关联的预测模型。这些影像组学的研究成果为医学图像的智能分析开启了新的窗口，7年来，在PubMed中检索关于影像组学的文章高达800多篇，被广泛应用于脑胶质瘤、乳腺癌、肺癌、宫颈癌、前列腺癌、胃癌、冠状动脉斑块、肝癌等疾病研究中，基于MRI、CT、PET从多方面证实，影像组学方法特征，能挖掘出人眼不易察觉的细微病理在影像中的变化，因此，在疾病图像的分辨中，取得了极大成功。掌握影像组学方法，可以开启基于医学图像观察疾病特点的新视野。

医学图像的影像组学研究一般包括图像获取、图像分割、特征提取和量化、数据分析几个步骤，如图9-1所示。

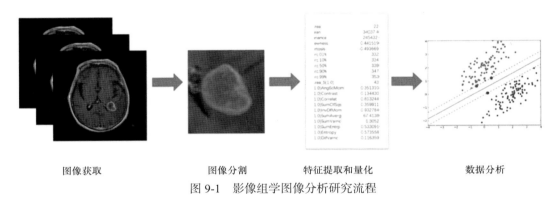

图像获取　　　　　　　　图像分割　　　　特征提取和量化　　　　　　　数据分析

图9-1　影像组学图像分析研究流程

首先通过医学影像仪器（如MRI、CT、PET等）获得医学数据，然后用自动、半自动或者手动方法在图像上勾画病灶，形成感兴趣区（region of interest，ROI），利用影像组学特征算法提取图像特征，以量化图像特点，最后采用统计学或者机器学习方法进行数据的分析。科学研究需要具备客观性和重复性，因此每个步骤，都蕴含很多挑战。在影像组学研究领域也有很多讨论，包括定义数据获取、图像重建的参数，分割结果是否可靠的衡量，特征提取时是否需要归一化图像等，这些步骤中初始值的设定、参数的设置、图像处理次序等，将直接或者间接影响图像的分析结果。所以需要具备科学的态度，严谨做好每个步骤，详细记录，确保结果的可重复性。

（一）图像获取和器官组织分割

医学图像数据是通过医学扫描技术获得的，各种仪器设备基于不同的原理，产生出可以表示组织不同信息的信号，这些信号必须按照重建算法才能转换成医学图像。不同的仪器、不同的仪器成像参数、不同的重建算法，产生出的图像会有所不同，即便是人眼觉察不出的细微差别，在图像数值上也可能存在明显差异。这些因素影响了图像的质量和可用性，进而决定了异常发现的检测容易程度以及对异常发现的定性程度。近年来，也有很多学者针对这些因素对影像组学分析结果的影响开展了广泛研究，已有很多讨论和观点，在实际开展研究时，需要完整检索文献，设置图像参数为经过研究分析后的推荐值，规避可能的陷阱，保障研究的可重复性。

全世界范围内的多个研究组，在不同项目的资助下采集不同疾病大量的、多种模态图像数据，保存在大型公共数据库中，供全世界的学者免费下载使用，开展感兴趣的研究，以推动人类对疾病基于医学图像的分析工作。研究组织通过访问这些公共数据库，获得广泛的协作和累积性工作，这样全世界都可以从不断增长的数据中受益。比较有代表性的是LIDC-IDRI肺结节数据库，由美国国家癌症研究所（National Cancer Institute）发起收集，是为了研究高危人群早期癌症检测。数据集由胸部医学图像文件（如 CT、X 线片）、相对应的诊断结果和病变标注 ROI 组成，约采集了一千多例样本数据。

获取数据后，因为解剖组织的多样性和人体的差异性，一般难以获得疾病的代表性特征描述，所以需要针对性地对病灶部分的图像进行分析，分辨不同级别组织、正常组织和异常组织等的差异。勾画 ROI 包括三种方法：自动勾画、半自动勾画和手动勾画。如本书前文所述分割方法，可以采用水平集等图像分割算法自动分割出病灶区，形成 ROIs，但因为含有病灶的图像信号往往较为混杂，准确自动分割出 ROIs 并非易事。半自动分割方法可以在人机交互下完成，这对分割算法放低了要求，希望在人类对疾病的先验知识指导下，可以一方面减轻手动勾画负担，另一方面提高勾画的准确率。在很多疾病分析中，例如，对于甲状腺癌的 CT 图像，因为头颈部影像涉及组织较多，甲状腺正常与异常组织灰度级对比并不明显等原因，分割算法往往无法提供准确结果，因此手动标注仍然被认为是金标准。手动标注一般会设定由两个或者以上的资深医学影像医生进行手动勾画，如果医生间勾画结果重叠率（overlap ratio）高则接受。一般采用 dice 指数进行量化，设定阈值，例如，0.85 以上的重叠率可以认为手动勾画结果是可接受的，否则由更高年资的医生再次确认和勾画，这些规定保障了病灶区域定义的准确性。

（二）特征提取与优化

在使用算法分割或者手动勾画出感兴趣图像区域后，就可以根据各种特征提取方法计算其对应的原始或预处理后的医学图像数据，提取出高通量影像组学特征。影像组学特征不同文章有不同定义，一般可以划分为四类：①灰度特征，②形态特征，③纹理特征，④小波特征。灰度特征基于对图像灰度区域或直方图进行的一阶统计学计算；形状特征描述 ROIs 的几何特征；纹理特征一般源于灰度共生矩阵（gray level Co-occurrence matrix，GLCM）和灰度游程长矩阵（gray-level run-length matrix，GLRLM），定量描述了图像的异质信息，一般而言，都会将各个方向计算得到的纹理特征进行平均处理，使得特征值与图像方向无关；小波特征描述灰度和纹理在图像频域表示下的性质。本文由于篇幅限制，将依据 Lambin 等 2015 年在 *Scientific Reports* 期刊上发表的文章 "Machine Learning methods for Quantitative Radiomic Biomarkers" 中的定义，描述以上四个类别中常见的图像影像组学特征提取和计算方法，更详细和完整的影像组学特征定义，可以参考 https://pyradiomics.readthedocs.io/en/latest/features.html 中的内容。

灰度特征是对图像区域或是直方图的描述，均值（mean）、方差（variance）、偏度（skewness）、峰度（kurtosis）、均匀性（uniformity）、能量（energy）、熵（entropy）及直方图百分比区间等对图像直方图也就是一阶的衡量。

形态特征包括体素体积（voxel volume）、表面积（surface area）、表面积体积比率（surface area to volume ratio）、球形度（sphericity）、紧凑性（compactness）、球形比例（spherical disproportion）等对图像区域形态特点的描述。

影像组学特征，大多由图像纹理特征表示。图像纹理可以认为用于描述不光滑且具有某些凹凸模式的表面；也可以认为是度量表面的变化。定量表述出平滑度、粗糙度和规则性等表面属性。纹理通常被认为是图像区域的固有属性，所以对图像进行纹理分析非常重要。由于医学图像纹理描述方法一般基于统计方法进行，所以具有一定的鲁棒性，它将纹理看成是区域中密度分布的定量测量结果，提供纹理平滑、稀疏、规则等性质。影像组学纹理特征通常基于灰度共生矩阵和灰度游程长矩阵计算得到。

灰度共生矩阵由于利用了体素之间相对位置的空间信息描述灰度值的变化规律得到广泛应用。灰度共生矩阵 $H_{d\theta}(i, j)$ 是建立在估计 2 个像素二阶联合概率密度函数 $p_{d\theta}(i, j)$ 基础上的纹理分析方法，描述的是一对像素点灰度在由某方向 θ 指定的方向（如 $0°$，$45°$，$90°$，$135°$）上间隔一定距离（步长 d）的出现的统计规律，三维纹理分析增加了 Z 轴方向的统计。计算出的灰度共生矩阵值将除以矩阵中所有值的和从而进行归一化。如果矩阵中沿着对角线方向的数据多表示纹理较粗，说明颜色较为一致的地方比较多。纹理具有方向性，不同方向的灰度共生矩阵结果不同，通常的处理方法是将不同方向获得的特征值进行平均，以消除图像方向不同带来的影响。如果共生矩阵中某个位置的值很大，表示此位置数值对应灰度变化的规律性强，共生矩阵中值越集中纹理规律性越强。

可以将原始图像灰度映射为 256 级，也可以映射为更少离散灰度级别，记为 k，k 越小，计算速度越快。灰度共生矩阵定义为目标图像中从灰度级 i 到灰度级 j 在 θ 指定的方向下，经过 d 步长值在图像中存在的总数，设 S 为目标区域 R 中具有特定空间联系的像素对的集合，共生矩阵 P 中各元素的定义如下所示：

$$p(i,j) = \frac{\#\{[(x_1,y_1),(x_2,y_2)] \in S \mid f(x_1,y_1)=i \ \& \ f(x_2,y_2)=j\}}{\#S} \tag{9-1}$$

式中，符号#表示计数；右边的分子是灰度值分别为像素（x_1，y_1）灰度值为 i 和像素（x_2，y_2）灰度值为 j，且具有空间关系（x_2，y_2）＝（x_1，y_1）＋（$d\cos\theta$，$d\sin\theta$）的像素对的个数；分母为像素对总的个数的和。

案例 9-1

灰度共生矩阵可以反映出图像的纹理等特征，已知图像矩阵定义为

$$I = \begin{pmatrix} 3 & 3 & 3 \\ 1 & 3 & 3 \\ 1 & 3 & 2 \end{pmatrix}$$

问题：

如何计算得到图像 I 给定步长 $d=1$，角度 $\theta=0$ 时的灰度共生矩阵。

分析：

根据灰度共生矩阵定义可知，原图像一共有 3 个灰度级，所以 GLCM 矩阵行数 $i=3$，列数 $j=3$，给定步长 $d=1$，角度 $\theta=0$，统计从灰度值 i 变化到灰度值 j 图像像素点的数目，计算得到灰度共生矩阵为以下 $H_{d=1,\ \theta=0}$（3，3），其中，因为灰度值从 3 到 3，只考虑 1 步也就是相邻变化，方向为水平方向考虑，可统计出一共 3 个，所以矩阵右下角元素为 3。

$$\text{GLCM } H_{d=1,\ \theta=0}(3,3) = \begin{pmatrix} 0 & 0 & 2 \\ 0 & 0 & 0 \\ 0 & 1 & 3 \end{pmatrix}, \quad p_d=1, \quad \theta=0(3,3)=H_d=1, \quad \theta=3(3,3)/6$$

在灰度共生矩阵的基础上计算表 9-1 中的特征值，描述矩阵的分布情况，进而反映图像多方面特性。

表 9-1 灰度共生矩阵纹理特征描述

特征名称	公式	公式编号
能量 （angular second moment，AngScMom）	$\sum_{i=1}^{K}\sum_{j=1}^{K} p(i,j)^2$	（9-2）
对比度 （contrast）	$\sum_{n=0}^{K-1} n^2 \sum_{\substack{i=1 \\ \|i-j\|=n}}^{K}\sum_{j=1}^{K} p(i,j)$	（9-3）
相关 （correlation，correlate）	$\dfrac{\sum_{i=1}^{K}\sum_{j=1}^{K} ij\, p(i,j) - \mu_x\mu_y}{\rho_x\rho_y}$	（9-4）
平方和 （sum of squares，sumOfSqs）	$\sum_{i=1}^{K}\sum_{j=1}^{K} (i-\mu_x)^2 p(i,j)$	（9-5）
逆差矩 （inverse difference moment，InvDfMom）	$\sum_{i=1}^{K}\sum_{j=1}^{K} \dfrac{1}{1+(i-j)^2} p(i,j)$	（9-6）

续表

特征名称	公式	公式编号
和均值 （sum average，SumAverg）	$\sum_{i=2}^{2K} i p_{x+y}(i)$	（9-7）
和方差 （sum variance，SumVarnc）	$\sum_{i=1}^{2K}(i-\text{SumAverg})^2 p_{x+y}(i)$	（9-8）
和熵 （sum entropy，SumEntrp）	$-\sum_{i=2}^{2K} p_{x+y}(i)\log p_{x+y}(i)$	（9-9）
熵 （entropy）	$-\sum_{i=1}^{K}\sum_{j=1}^{K} p(i,j)\log p(i,j)$	（9-10）
差方差 （difference variance，DifVarnc）	$\sum_{i=0}^{K-1}(i-\mu_{x-y})^2 p_{x-y}(i)$	（9-11）
差熵 （difference entropy，DifEntrp）	$-\sum_{i=0}^{K-1} p_{x-y}(i)\log p_{x-y}(i)$	（9-12）

表中：

$$p_{x+y}(l)=\sum_{i=1}^{K}\sum_{j=1}^{K} p(i,j),\ l=i+j=2,\ 3,\ \cdots,\ 2K\ ;$$

$$p_{x-y}(l)=\sum_{i=1}^{K}\sum_{j=1}^{K} p(i,j),\ l=|i-j|=0,\ 1,\ \cdots,\ K-1\ ;$$

μ、μ_x、μ_y 分别是 $p(i,j)$、$p_x(i,j)$、$p_y(j)$ 的均值；σ_x、σ_y 分别是 $p_x(i)$、$p_y(j)$ 的标准差。

能量特征反映了图像灰度分布均匀程度。灰度共生矩阵中值越多越分散，能量越小，图像纹理规律性越弱；否则值越集中，能量越大，规律性越强。

对比度反映了图像的清晰度和纹理沟纹深浅的程度。纹理沟纹越深，其对比度越大，视觉效果越清晰；反之，沟纹浅，则对比度小，效果模糊。当灰度共生矩阵的值都集中在对角线上，表明图像无灰度变化，此时对比度值最小，为 0；当共生矩阵中的值集中在左下和右上矩阵时，表明图像灰度跨度很大。

逆差矩反映图像纹理的同质性，度量图像纹理局部变化的多少，其值大则说明不同区域的图像纹理间缺少变化，局部非常均匀。逆差矩与灰度共生矩阵中元素灰度值差异相关，灰度值为最大灰度值差异的分布时值最小。

熵反映图像纹理的非均匀程度或复杂程度。熵值越大，图像纹理越复杂。

相关度量空间灰度共生矩阵元素在行或列方向上的相似程度，它的大小反映了图像中局部灰度的相关性。当矩阵元素值均匀相等时，相关值就大；相反，如果矩阵元素值相差很大则相关值小。例如，图像中有垂直方向纹理，则垂直方向矩阵的相关值大于其余矩阵的相关值。

除了灰度共生矩阵外，图像纹理特征还常常通过灰度游程长矩阵获得，它可以描述某一方向下相邻具有相同灰度或者同属于某个灰度范围内的像素的个数。如果长游程多，也就是这样的像素越多，则图像呈现粗纹理，此时总游程数少。灰度游程长矩阵定义为 $P(i,j\mid\theta)$，矩阵中的 (i,j) 元素描述在灰度级别为 i 时，给定角度 θ 下，图像中出现的 j 个连续的灰度像素值的数目。

案例 9-2

图像的灰度游程长矩阵也可以反映出图像的纹理特征，图像矩阵定义为

$$I=\begin{pmatrix} 1 & 2 & 2 \\ 1 & 3 & 1 \\ 3 & 3 & 3 \end{pmatrix}$$

问题：

如何计算得到图像 I 给定角度 $\theta=0$ 时的灰度游程长矩阵。

分析：

根据灰度游程长矩阵定义可知，一共有 3 个灰度级，所以矩阵行数 $i=3$，图像矩阵最大宽或者列定义了可以出现的最长游程长数目，所以 $j=3$，灰度游程长矩阵大小为 3×3，在 $\theta=0$ 时，计算得到灰度游程长矩阵为如下矩阵，其中考虑灰度值为 3，连续出现了 3 次，这种灰度级别的游程长出现了 1 次，所以右下角矩阵值为 1。

$$\text{GLRLM } P(i=3, j=3 \,|\, \theta=0) = \begin{pmatrix} 3 & 0 & 0 \\ 0 & 1 & 0 \\ 1 & 0 & 1 \end{pmatrix}$$

在灰度游程长矩阵的基础上计算表 9-2 中的特征值，描述矩阵的分布情况，进而反映图像多方面特性。

表 9-2 灰度游程长矩阵纹理特征描述

特征名称	公式	公式编号
短游程因子 （short run emphasis，SRE）	$\dfrac{\sum_{i=1}^{N_g}\sum_{j=1}^{N_r}\frac{P(i,j\,\mid\,\theta)}{j^2}}{N_r(\theta)}$	（9-13）
长游程因子 （long run emphasis，LRE）	$\dfrac{\sum_{i=1}^{N_g}\sum_{j=1}^{N_r}P(i,j\,\mid\,\theta)j^2}{N_r(\theta)}$	（9-14）
高灰度游程因子 （high gray-level run emphasis，HGRE）	$\dfrac{\sum_{i=1}^{N_g}\sum_{j=1}^{N_r}P(i,j\,\mid\,\theta)i^2}{N_r(\theta)}$	（9-15）
低灰度游程因子 （low gray-level run emphasis，LGRE）	$\dfrac{\sum_{i=1}^{N_g}\sum_{j=1}^{N_r}\frac{P(i,j\,\mid\,\theta)}{i^2}}{N_r(\theta)}$	（9-16）
短游程低灰度因子 （short run low gray-level emphasis，SRLGE）	$\dfrac{\sum_{i=1}^{N_g}\sum_{j=1}^{N_r}\frac{P(i,j\,\mid\,\theta)}{i^2 j^2}}{N_r(\theta)}$	（9-17）
短游程高灰度因子 （short run high gray-level emphasis，SRHGE）	$\dfrac{\sum_{i=1}^{N_g}\sum_{j=1}^{N_r}\frac{P(i,j\,\mid\,\theta)i^2}{j^2}}{N_r(\theta)}$	（9-18）
长游程低灰度因子 （long run low gray-level emphasis，LRLGE）	$\dfrac{\sum_{i=1}^{N_g}\sum_{j=1}^{N_r}\frac{P(i,j\,\mid\,\theta)j^2}{i^2}}{N_r(\theta)}$	（9-19）
长游程高灰度因子 （long run high gray-level emphasis，LRHGE）	$\dfrac{\sum_{i=1}^{N_g}\sum_{j=1}^{N_r}P(i,j\,\mid\,\theta)i^2 j^2}{N_r(\theta)}$	（9-20）
灰度不均匀度 （gray-level non-uniformity，GLNU）	$\dfrac{\sum_{i=1}^{N_g}(\sum_{j=1}^{N_r}P(i,j\,\mid\,\theta))^2}{N_r(\theta)}$	（9-21）
游程长度不均匀度 （run length non-uniformity，RLNU）	$\dfrac{\sum_{j=1}^{N_r}(\sum_{i=1}^{N_g}P(i,j\,\mid\,\theta))^2}{N_r(\theta)}$	（9-22）
游程百分比 （run percentage，RP）	$\dfrac{N_r(\theta)}{N_p}$	（9-23）

表中，N_g 为图像中的灰度级数；N_r 为图像中的游程长度数目；N_p 为图像中体素（像素）个数；$N_r(\theta)$ 为图像在 θ 角度上游程长数目；$N_r(\theta)=\sum_{i=1}^{N_g}\sum_{j=1}^{N_r}P(i,j\,|\,\theta)$ 并且 $1 \leqslant N_r(\theta) \leqslant N_p$；$P(i,j\,|\,\theta)$ 为给定任意 θ 方向的游程长矩阵；$p(i,j\,|\,\theta)$ 为归一化游程长矩阵，定义为 $p(i,j\,|\,\theta)=\dfrac{P(i,j\,|\,\theta)}{N_r(\theta)}$。

其中，短游程因子特征为短程长度分布的度量，值越大，行程越短，纹理越细密；长游程因子特征为长距离分布的度量，值越大，行程越长，纹理越粗糙；灰度不均匀度特征为灰度强度值相似性的度量，值越大表示灰度分布越均匀；游程长度不均匀度特征为整个图像中游程长度的相似性的度量，值越小，说明图像的游程长度较相似，图像纹理粗细均匀。

近年来，也有学者将量化体素灰度值与特定距离内邻域的平均灰度值之间差异的相邻灰度差矩阵（neighboring gray tone difference matrix，NGTDM）和量化体素值测量相邻体素之间的差异的灰度相关矩阵（gray level dependence matrix，GLDM）纳入影像组学研究。

最后一类基于频谱的影像组学特征，是将图像先进行小波、傅里叶等变换的方法转换图像到频谱域，进而进行特征计算，因此它能够在频域识别图像纹理属性。小波变换对图像中包含的噪声进行模糊处理并可以处理多尺度纹理特征。

由于提取的特征相比样本个数维度很高，所以有必要挑选出与疾病关联最大的特征子集，使得搭建的机器学习模型在实际的临床应用中具备更好的泛化性。在影像组学研究领域常用的特征选择方法大致可以分为过滤式、包裹式和嵌入式三种类型。

（1）过滤式方法在训练学习模型前进行特征选择，根据一定的评估标准对特征进行排序，这种方法能够快速有效地实现。常见的方法有 t 分数、卡方分数（Chi-square）、Fisher 分数、Relief、最小冗余最大相关（minimum redundancy maximum relevance，mRMR）、基尼系数（Gini index）、互信息（mutual information）等。

（2）包裹式方法根据要使用的学习算法来选择特征，考虑了特征之间的依赖性，与过滤式方法相比，其优势在于能够选出最"有用"的特征组合并能对学习算法的特征进行优化选择，其典型方法为递归特征剔除（recursive feature elimination，RFE）。但这种方法严重依赖机器学习模型，如果更换模型，则需要重新执行一次该方法，且该方法非常复杂，更容易在小的训练集上过度拟合。

（3）嵌入式特征选择的方法使用机器学习模型进行特征选择，特征选择和模型训练过程融为一体，在训练过程中选出对模型拟合最有利的特征。这种方法可以更好地利用可用数据，并提供更快的解决方案，计算的复杂度优于包裹式方法，其局限性在于它根据分类器做决策，特征选择受制于分类器的假设，泛化性差。常见的 LASSO（least absolute shrinkage and selection operator）、弹性网络、加权的朴素贝叶斯等均为嵌入式特征选择。

后两类方法由于效率较低、严重依赖于选用机器学习模型等问题，在影像组学研究领域并未广泛采用。过滤式特征挑选方法可选择的方法繁多，各具优势，由于篇幅限制，无法全面展开讨论，本文以最常用的 t 分数统计学方法为例，描述如何进行特征挑选。

1908 年由 Gosset 推出的 t-检验方法（亦称 student's t-test）是一种经典统计学方法，亦是常用的特征选择方法。当进行特征挑选时，并不需要假设检验，只需计算出 t 值也就是 t 分数，然后根据 t 值大小进行排序，绝对值越大的特征，组间差异越显著。t 分数的计算，可以根据条件使用下面的公式。

（1）两样本所属总体方差齐。当两个分布有相同的方差时，选用统计量

$$t = \frac{\overline{X}_1 - \overline{X}_2}{s_p \sqrt{\dfrac{1}{n_1} + \dfrac{1}{n_2}}}$$

$$s_p = \sqrt{\frac{(n_1 - 1)s_1^2 + (n_2 - 1)s_2^2}{n_1 + n_2 - 2}} \tag{9-24}$$

（2）两类样本所属方差不齐

$$t = \frac{\overline{X}_1 - \overline{X}_2}{s_{\overline{\Delta}}}$$

$$s_{\overline{\Delta}} = \sqrt{\frac{s_1^2}{n_1} + \frac{s_2^2}{n_2}} \tag{9-25}$$

其中，s_1 和 s_2 为两类的标准差；n_1 和 n_2 为两组样本数；$\overline{X}_1$ 和 $\overline{X}_2$ 为两组均数。

　　在影像组学研究中，常常将病人和正常人分成两组，通过 t 分数方法，逐个特征检验两个组的数据分布是否一致，如果 t 分数绝对值越大，越是存在明显不同的组间数据分布，即可认为此特征，可以有效区分两组，据此，可以选出有用的特征子集。

案例 9-3

　　图像分割和特征提取是影像组学医学图像分析方法的关键步骤。由于不同的研究课题对图像分析方法的需求不同，因此，在科学研究中，利用 Matlab、Python 等编程语言设计图像处理程序是影像组学研究的最佳方式。但是，计算机程序设计对于部分临床工作者具有一定的难度，无法快速实现诊断模型的构建。为解决这一问题，不少研究人员设计了免费的软件工具，如 LIFEx 软件、3D Slicer 软件等，方便研究人员使用。以开源软件 LIFEx 为例，在下载和安装适合自己电脑操作系统的软件版本后，就可以按照影像组学方法的步骤，运用软件进行病灶分割和特征计算。图 9-2 列出了运用 LIFEx 软件提取 CT 影像中肺肿瘤的影像组学特征的示意图。该软件提供了使用说明文档和操作视频，大家可以尝试运用 LIFEx 软件进行研究数据的影像组学特征提取，并将提取的影像特征导出。

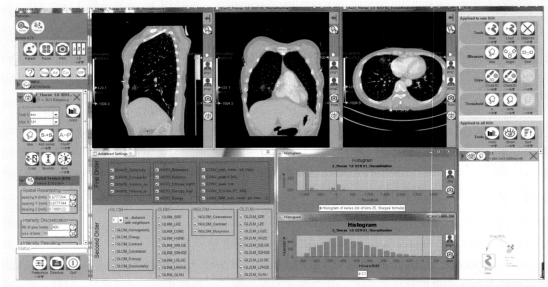

图 9-2　运用 LIFEx 软件提取肺肿瘤的 CT 影像特征示例

（三）诊断模型构建与评价分析

　　近二十年来，各类机器学习算法层出不穷，取得了极大成功，已顺利应用于社会的各个领域，带领智能科技迅猛发展。从数据中学得模型的过程称为学习或者训练，用于学习模型的数据称为训练数据，一个具体数据实体称为样本。利用训练好的模型对未参与训练的数据进行判断，称为测试，这些数据称为测试数据。如测试结果是离散值，此类学习任务称为"分类"（classification），如测试的是连续值，称为"回归"（regression）。模型学习的过程中，如果训练数据有标记（知道其真实类别或者真实值），任务为监督学习，最常用的是分类和回归模型；如果没有标记，任务为无监督学习，最常用的是聚类模型；仅部分数据有标记称为半监督学习。分类任务中，预测的类别只有两类即正例和反例，称为"二分类"任务，涉及多个类别时，则称为"多分类"任务。机器学习的目标是使学得的模型能很好地适用于未知数据，也就是包括测试数据在内的未见数据，判断训练好的模型适用于新样本的能力，称为"泛化"（generalization）能力，适用于训练数据的能力为模型拟合性，理论上，我们希望模型的拟合和泛化能力都达到最优，但由于数据样本数量较少、数据存在噪声等问题，这两个目标很难同时达到。如果模型在训练时把训练样本学习得很好，这样很可能把训练数据自身的特点当成所有潜在样本都具有的一般性质，这样反而导致对测试样本表现的下降，也就是泛化性的降低，这种现象在机器学习中称为"过拟合"（overfitting），如果对训练样本学习不够，就是与过拟合相对应的"欠拟合"（underfitting）现象。

模型训练后我们需要对模型效果开展评估，常采用留出法、交叉验证等方法进行。留出法（hold-out）将数据集划分为两个互斥的集合，一个为训练集，另一个作为测试集，在训练集合上训练好模型后，在测试集合上评估模型效果，作为对泛化误差的估计。交叉验证法（cross validation）将数据集划分为 k 个大小相似的互斥子集，每次采用 $k–1$ 个子集的并集数据作为训练集，余下的那个子集作为测试集，依次循环 k 次，评估效果以 k 个测试结果的平均值作为对泛化误差的估计。k 值可以任意指定，一般可以选择 5、7、10 等，如为 10 时，则是常用的十折交叉验证方法；如 k 为所有样本数，则为留一法交叉验证法（leave-one-out，LOO）。常用准确率（accuracy）、敏感度（sensitivity）和特异性（specificity）三个指标量化模型在测试数据上的表现。准确率描述预测和标签一致的样本在所有样本中所占的比例，敏感度描述识别出的所有正例占所有正例的比例，特异性描述识别出的负例占所有负例的比例。在模型训练时，希望到的模型具有良好的泛化性，需要注意以下几点：第一，模型尽量简单，为模型加入正则项为行之有效的方法之一；第二，尽可能增加训练样本，这样样本和总体的差距得以尽量缩小；第三，减少样本的特征维数，特征挑选将有助于缓解样本数小于特征数的问题；第四，利用交叉验证方法观察模型的泛化性能力。

常用的机器学习模型包括决策树（decision tree）、随机森林（random forest）、支持向量机（support vector machine，SVM）、朴素贝叶斯（naive Bayes），Logistic 回归、广义线性模型（generalized linear model）、K 近邻（K-nearest neighbors，KNN）、最近邻（nearest neighbors，NN）、神经网络（neural network）等。各个模型各有其优缺点，理想状态应是融入研究领域的先验知识到机器学习模型中，搭建适合问题本身的学习模型，寻求其在计算机中的高速求解方法，并在理论上证明其有效性，在尽可能多的样本上训练模型，并进行测试。

在影像组学研究领域，通过前述方法获得图像的特征子集后，采用或搭建机器学习模型（如支持向量机等），在拆分出的训练样本集合中训练模型，在测试样本集合中评价模型效果，经过严格验证后的模型，即可用于临床诊断。

支持向量机是当前机器学习中效果最好的算法之一，其思想由 Vapnik 在 1995 年提出的，它巧妙地解决了高维样本快速计算的问题和模型过拟合问题，后者的解决主要依据最优超平面理论的推广和优化。

每一个超平面都是由方向（参数 ω）和在空间的具体位置（参数 b）来决定的。如果训练样本集每一类数据中到超平面距离最近的向量与超平面之间的距离最大，则这个平面为最优超平面，支持向量就是那些定义最优分割超平面的训练样本。训练模型的目的是寻找一个最优超平面，使得离超平面较近的样本点与超平面的间距取得最大值。其实质是不考虑所有的点都必须远离超平面，仅关心求得的最优超平面能够让所有训练样本点中离它最近的样本与该超平面间的距离达到最大，效果如图 9-3 所示。

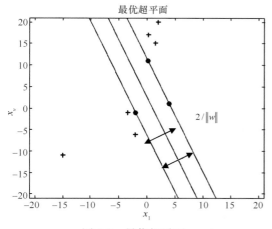

图 9-3　最优超平面 $wx+b$

求取最优超平面等价于计算

$$\min J(w, b) = \frac{1}{2}\|w\|^2 \; s \cdot t \cdot y_i(w^{\mathrm{T}} x_i + b) \geq 1, \quad i = 1, 2, \cdots, N \qquad (9\text{-}26)$$

其中，样本集定义为 $\left\{\left(\boldsymbol{X}_n,\ y_n\right)\right\}_{n=1}^{N}$，$\boldsymbol{X}_n \in \boldsymbol{R}^M$、$y_n \in \{1,\ -1\}$；$y_n=1$ 表示 $\boldsymbol{X}_n$ 属于 C_1 类；$y_n=-1$ 表示

X_n属于C_2类。

SVM 有很多软件包可以直接使用，其中流传最广的是 LIBSVM 软件包，它是台湾大学的林智仁博士等开发设计的一套便于开发和集成的 SVM 模式识别与回归软件包，可以解决分类（包括 C-SVC，nu-SVC）、回归（包括 epsilon-SVR，nu-SVR）以及分布估计（one-class SVM）等问题，软件可以通过 https：//www.csie.ntu.edu.tw/～cjlin/libsvm/网站免费获得。

LIBSVM 中用 svm-train 命令来实现在训练数据集上对模型进行训练，得到训练好的 SVM 模型，其参数存放在 model_file 指定文件中。

用法：svm-train [options] training_set_file [model_file]

其中，options 为可选择的操作参数，可用的选项如下所示。

-s svm_type：使用 SVM 的类别（默认值为 0）。

0 —— C-SVC

1 —— nu-SVC

2 —— one-class SVM

3 —— epsilon-SVR

4 —— nu-SVR

-t kernel_type：设定核函数（默认值为 2）。

0 —— 线性函数（Linear）：$u'*v$

1 —— 多项式函数（Polynominal）：$(\gamma*u'*v+coef0)^{degree}$

2 —— 径向基（RBF- radial basis function）核函数：$e^{-\gamma*|u-v|^2}$

3 —— Sigmoid 核函数：$(\tanh(\gamma*u'*v+coef0))$

-d degree：核函数中的 degree 设置，默认值为 3。

-g gamma：设置核函数中的 γ，默认值为特征数量的倒数。

-r coef0：设置核函数中的 coef。默认值为 0。

-c cost：设置 C-SVC、epsilon-SVR 和 nu-SVR 中的惩罚系数 C，默认值为 1。

-n nu：设置 nu-SVC、one-class SVM 和 nu-SVR 中的参数 nu，默认值 0.5。

-p epsilon：设置 epsilon-SVR 损失函数中的 epsilon，默认值为 0.1。

-m cachesize：设置 cache 内存大小，以 MB 为单位，默认值为 100。

-e epsilon：设置终止准则中的可容忍偏差，默认值 0.001。

-h shrinking：是否使用启发式，可选值为 0 或 1，默认值为 1。

-b probability_estimates：是否训练一个 SVC 或 SVR 模型来进行概率估计，可选值 0 或 1，默认 0。

-wi weight：第二类的惩罚系数 C，默认值为 1。

其中-g 选项中的 k 是指输入数据中的属性数，也就是特征数。

此外，svm-test 命令用获得的 SVM 模型对测试样本做分类识别。

训练好的机器学习模型可以用于临床诊断。

二、基于深度学习的医学图像处理

深度学习是机器学习中重要的一部分。在 20 世纪 80 年代初期，已有学者开始关注和研究，然而受限于计算机硬件和训练方法等问题，当时并没有获得广泛的关注。直至 21 世纪初，随着图像图形计算显卡的性能不断提升、逐层贪婪预训练方法的提出以及大数据技术的发展，深度学习才逐渐获得青睐。自此以后，深度学习开始代表很多非医学和医学领域中最先进的技术。深度学习技术中运用了很多不同的算法和模型，它们有以下两个共同点：①基于多层非线性处理单元的特征提取技术；②构建从低级到高级的分层特征。在特征层次上进行数据表达，对于分类及其他应用来说具有很多优势。我们以面部图像为例来说明特征分层，最底层的特征由原始像素点的灰度值构成，即图像的最基本特征。多个像素点可以组合形成面部图像的整体特征，例如，利用边缘和拐角等局部特征，形成鼻子、眼睛、耳朵等不同类型的脸部特征，最终结合不同的面部特征形成不同的面部图像。了解特征分层，有助于通过获取特征层面之间的复杂关系，对一个大型的特征空间进行参数化。例如，利用 3 种形状构成的特征层，分别表示由嘴、眼睛、鼻子和耳朵等不同的面部图像特征，那么我们仅使用 3+3+3+3=12 种特征就可以表示 $3×3×3×3=81$ 种不同的面部形态。如果没有数据的分层表达，模型则需要 81 种典型的特征遍及同一面部流形。

在医学图像处理中使用到的深度学习的模型框架主要有：无监督学习方案和有监督学习方案两种。其中，无监督学习方案常用的模型有栈式自编码（stacked auto-encoders，SAEs）、深度置信网络（deep belief network，DBN）、深度玻尔兹曼机（deep Boltzmann machine，DBM）等；有监督学习方案常用的模型有卷积神经网络（convolutional neural network，CNN）、循环神经网络（recurrent neural network，RNN）、全卷积神经网络（fully convolutional neural network，FCNN）、基于区域的卷积神经网络（faster region-proposal based convolutional neural network，FRCNN）等。在众多模型中，有监督学习方案最为常用，它不需要对图像进行区域分割、特征提取等步骤，通过网络训练可以直接完成图像分类、病灶检测等任务。在医学图像处理领域中，图像分割和图像分类识别是应用最多的两个方向，接下来我们将简要介绍卷积神经网络在医学图像分割和图像识别中的应用。

（一）卷积神经网络简介

自 1986 年 DE Rumelhart 等提出人工神经网络的反向传播算法开始，在机器学习研究领域中掀起了对人工神经网络研究的热潮。由于传统的浅层学习模型通常是在人工手动设计样本特性的基础上对实验样本进行识别和预测，因此，所设计样本特征的有效性在很大程度上决定了模型的性能。相对于 Logistic 回归、SVM、Boosting 等基于统计学习理论的方法（浅层模型），人工神经网络模型具有较好的特征学习能力，在提升模型性能方面具有较大的优势，但是它也存在参数量大、训练时间长、易产生过拟合等缺点。

计算机硬件技术的飞速发展，特别是高性能 GPU 的出现，使得训练大规模的人工神经网络成为可能。2006 年，Hinton 等在研究多层人工神经网络的基础上提出了深度神经网络，即深度学习模型。它的基本思想是通过构建多层神经网络，对目标进行多层特征抽取和表示，通过组合低层特征形成更加抽象的高层表示属性类别或特征，以发现数据的分布式特征表示。该模型具有很强的特征学习能力，获得的深层特征更能反映数据的本质特征，而其在逐层训练上的困难，则可以通过逐层无监督训练方法有效克服。

CNN 则是一种在传统人工神经网络中加入卷积结构的深度神经网络。其中，卷积结构主要由卷积层、池化层等组成，具有三个关键性操作：①局部感受野，②权值共享，③池化层（pooling layer）。作为一种特殊的深层神经网络模型，CNN 的特殊性主要体现在两个方面：①它的神经元的连接是非全连接的，②同一层中某些神经元之间连接的权重是共享的（即相同的）。该结构不仅有效减少了网络层中的参数个数，使深层网络占用的内存量大大减少，同时也缓解了模型的过拟合问题。卷积神经网络的网络结构主要包括：卷积层，池化层，全连接层等，隐含层中的卷积层和池采样层是实现卷积神经网络特征提取功能的核心模块。图 9-4 中展示了一个用于医学图像分析的 CNN 模型，卷积神经网络中，输入的是一幅幅的医学图像，一般是卷积层和最大池化层（或下样层）交替分布，最后一层输出层是一个分类器，可以采用逻辑回归、Softmax 回归或是 SVM 对输入图像进行分类，一般至少 5 个隐含层。

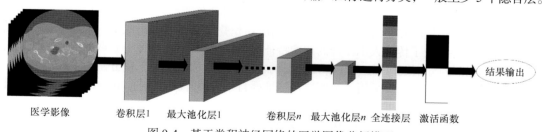

医学影像   卷积层1   最大池化层1   卷积层n   最大池化层n   全连接层   激活函数   结果输出

图 9-4   基于卷积神经网络的医学图像分析模型

在 CNN 模型中，每个隐含单元连接的输入区域大小叫神经元的感受野（receptive field）。卷积层中每个卷积滤波器重复作用于整个感受野，对输入图像进行卷积，卷积结果构成了输入图像的特征图，提取出图像的局部特征。卷积层的参数包含一系列滤波器，每个滤波器训练一个深度，有几个过滤器输出单元就具有多少个深度。同时，每一个卷积滤波器共享相同的参数，包括相同的权重矩阵和偏置项，这样在对图像进行特征提取时不用考虑局部特征的位置，使 CNN 模型的参数数量大大降低。

池化层是采用一种非线性降维采样方法，对卷积获取的图像特征，通过池采样方法进行降维。即将卷积特征划分为 $n \times n$ 的不相交区域，用这些区域的最大（或平均）特征来表示降维后的卷积特征。池化层主要包括两种类型：最大池化层和平均池化层。主要根据对卷积特征区域的操作方式不同进行区分，通常在隐含层中常采用最大池化层操作。最大池采样的价值主要体现在两个方面：①降低了来自上一层隐含层的计算复杂度；②池化单元具有平移不变性，即使图像有较小的位移，提取到的特征依然会保持不变。对图像进行采样，可以在减少数据处理量的同时保留有用信息。降采样将特征的具体位置混淆，当找出某个图像特征之后，它的具体位置已经不太重要了，我们只需保留这个特征和其他特征的相对位置，就可以应对形变和扭曲带来的同类物体的变化。最大池采样方法增强了对图像位移的鲁棒性，是一个高效的数据降维采样方法。

全连接层（fully connected layer）在整个 CNN 模型中起到"分类器"的作用，即通过卷积、池化等深度网络后，再经过全连接层对高度抽象化的特征进行整合和归一化，对各种分类情况都输出一个概率，运用分类器进行识别分类。它的每一个结点都与前一层的所有结点相连，把前边提取到的特征综合起来。由于其各个结点全相连的特性，因此，通常全连接层的参数也是最多的。全连接层的输入是由卷积层和池化层提取得到的特征图像，输出层则是一个分类器，如逻辑回归、Softmax 回归或 SVM 等，对输入图像进行分类。

CNN 模型是一种深度有监督学习的机器学习模型，具有很强的适应性，善于挖掘图像数据的局部特征，提取全局训练特征和分类。它的权值共享结构使之更接近于生物神经网络，在医学图像检测、分割、识别和辅助诊断领域都取得了很好的成果。

（二）基于卷积神经网络的医学图像分割

图像分割是医学图像处理领域的一个重要研究方向，传统的医学图像分割方法通常根据图像中灰度信息和边界信息，找出待分割区域的相似特征进行分割，如阈值分割、区域生长、主动轮廓模型、边缘检测等。传统的分割方法需要对图像信息有较为深刻的理解，能够巧妙地设计算法提取出包含共同信息的区域，因此在分割医学图像时需要积累大量的先验知识，熟悉图像的像素分布规律。那么我们是否可以直接用大量的分割图像训练卷积神经网络构建分割模型，从而实现对医学图像的分割呢？如果假设最有效的特征可以直接从训练数据中获得，则医学图像分割则也可以通过卷积神经网络的模型实现。基于此，近来许多研究人员针对不同疾病设计了基于深度卷积神经网络的医学图像分割方法，下面我们列举了一些在脑部医学图像中应用的实例。

1. 海马体分割　　海马体体积的测量对于研究许多神经系统疾病具有重要意义（如阿尔茨海默病），海马体的精确分割是其中的关键。然而，由于海马体体积小，周围组织结构复杂，分割精度往往不太理想。目前，针对脑部磁共振图像的海马体自动分割已开展了大量研究。例如，Kim 等提出了和 Wu 等类似的方法，将一个无监督的两层卷积叠加 ISA 网络集成到一个基于多图谱配准分割的框架中，并比较了传统人工设计的图像特征和从 7.0 T 磁共振图像中获取的层次特征。实验结果表明，在相同的分割框架下，基于深度学习的特征表示方法相比之下使分割精度在重叠率上提高了 3%～4%。又如，Guo 等采用一个两层稀疏堆叠自编码器（stacked auto-encoder，SAE）进行特征提取，这些特征用于婴儿大脑磁共振 T1 加权像和 T2 加权像的海马体分割。并用基于深度学习提取的特征来度量多图谱配准分割框架下稀疏区域块的相似度，实验结果表明，基于强度、Haar 小波、方向梯度直方图和局部梯度特征的 Dice 相似度提高了 4%～8%。

2. 婴儿大脑图像分割 在评估婴幼儿时期健康和疾病状态下大脑发育情况的研究中，由于婴儿的脑灰质和脑白质在磁共振 T1 加权像和 T2 加权像中表现为相似的灰度，所以婴儿大脑图像的分割是一项比成人大脑图像分割更具挑战性的任务。Zhang 等提出利用深层卷积神经网络对磁共振 T1 加权像、T2 加权像和各向异性分数图像进行脑组织分割。他们从 10 张大脑图像的所有体素中提取了大约 1 万个局部区域，并以此来训练一个三层卷积神经网络，并运用度量预测标签和真值标签之间差异的交叉熵损失函数和一个三分类 softmax 层生成了三个类标签的后验分布。通过构建深度卷积神经网络模型，较为准确地实现了婴儿脑部磁共振图像的分割。

3. 脑肿瘤区域分割 由于在大脑中肿瘤的生长是随机的，其形状、大小和对比度各异，所以脑肿瘤的自动分割是一项具有挑战性的课题。Havaei 等提出一种基于深层卷积神经网络的全自动脑肿瘤分割方法，旨在检测磁共振图像中的低级别和高级别胶质母细胞瘤。与最后一层通常是全连接层的传统卷积神经网络不同，所提出的深层卷积神经网络是全卷积网络，并且可以提取到不同尺度的上下文特征，因此需要更大的计算量。在脑肿瘤分割中，因为正常组织的体素在全脑体素中占据很大的比例，所以训练样本的不平衡程度高。为了解决这一问题，Havaei 等引入了序贯式训练方法：首先，利用从不平衡的训练数据中随机抽样的体素来训练模型；然后，用含有相同数量肿瘤组织体素和正常组织体素的平衡样本对模型顶层进行训练；最终，构建深度卷积神经网络模型，较好地实现了脑肿瘤的分割。

■ （三）基于深度学习的医学图像识别

在传统基于医学影像的疾病诊断研究中，我们通常利用提出的手工设计特征（如体素灰度集合或特定感兴趣区域的大小等）和特征选择算法来建立分类模型，实现疾病的分类（如肿瘤良恶性鉴别），而特征提取与筛选等工作都需要研究人员对疾病有全面的了解。近年来，深度学习算法引起了研究者的广泛关注，它具备自动学习特征的能力，可将其运用于计算机辅助疾病诊断和预后。最近的一些研究表明，深度学习方法通过数据驱动的方式，可以学习到重要的图像特征进而挖掘疾病的深层次信息，从而提高分类准确率。下面我们以神经影像疾病诊断为例，简要介绍深度学习方法在图像识别中的应用。

1. 精神分裂症的诊断 Plis 等将受限玻尔兹曼机应用于精神分裂症诊断中，实验数据为 198 名精神分裂症患者和 191 名匹配对照组的结构磁共振脑图像。首先，将磁共振图像与脑模板对齐，并进行灰质的分割后，每张图像中有 60 465 个体素；然后，将矢量化的灰质体素用于训练三层深度信念网络（DBN），该网络的前两层每层有 50 个隐含单元，第三层有 100 个隐含单元，他们通过无监督 RBM 预先训练每一层，并运用反向传播算法在模型顶层添加一个 softmax 层，以实现网络的微调；紧接着，激活经 10 次交叉验证的微调模型中处于最顶层的隐含层后，开始训练并测试监督分类器[如基于径向基函数核函数的支持向量机（support vector machine，SVM）、逻辑回归、K 近邻分类器等]。Plis 等也研究了模型深度对分类精度的影响，实验结果表明，采用深度 1 和深度 2 的 DBN 模型分类的准确率基本保持不变（采用 SVM 分类器，分类准确率分别为 66% 和 62%），但是深度 3 的 DBN 模型的分类准确率有显著的提高（采用 SVM 分类器，分类准确率为 90%）。尽管模型的准确率在第一层和第二层网络中并没有发生较大改变，但是模型仍然能从训练数据中学习到有用信息。研究表明，无监督预训练可能会在更高层次的数据表示中得到更加有区分度的特征。

2. 阿尔茨海默病的早期诊断 若能在早期预测阿尔茨海默病（Alzheimer's disease，AD）的严重程度并掌握其进展风险，那么这将有助于早期的治疗，因此，对阿尔茨海默病早期诊断的研究尤为重要。Suk 等提出了一个三层 SAE 模型，用于区分阿尔茨海默病和处于阿尔茨海默病前驱阶段的轻度认知障碍（mild cognitive impairment，MCI）。首先，将磁共振图像中的灰质体积、PET 平均信号强度和脑脊液（cerebral spinal fluid，CSF）样本的生物测定作为特征来训练特定模式的深度学习网络。然后，运用分组最小角回归算法对学习到的特征集进行降维，该算法使用 L1 和 L2 范数正则化线性回归模型。最后，利用学习到的 MRI、PET、CSF 特征和标签，对用于从多模态数据中提取补充信息的多核支持向量机进行训练，从而完成以下分类任务：①AD 和健康的正常对照组（normal control，NC），②MCI 和 NC，③AD 和 MCI，④转化型 MCI（MCI converter，MCI-C）和非转化型 MCI（MCI non-converter，MCI-NC）。所提出的方法在来自阿尔茨海默病神经影像学计划（Alzheimer's disease neuroimaging initiative，ADNI）数据库的 51 例 AD 患者、99 例 MCI 患者（43 例 MCI-C 患者和 56 例 MCI-NC 患者）和 52 例 NC 中进行 AD/NC，MCI/NC，AD/MCI 和 MCI-C/MCI-NC 分类实验，准确率分别为 98.8%、90.7%、83.7%和 83.3%。本研究的局限性在于，由于 AD 的结构及功能性改变可发生在多个大脑区域，这些区域不一定是用户所定义的感兴趣区域，所以从这些用户定义的感兴趣区域中提取的特征可能无法反映微小但重要的潜在病理变化。

（四）常用的深度学习开发工具

编程是医学图像分析与处理算法实现的重要途径，利用编程工具研究者不仅可以快速、高效地实现算法的验证与测试，而且还能设计和开发医学图像分析软件，辅助开展临床应用研究。在医学图像处理领域中，常用的编程工具有 Matlab、Python、C++等。目前，有许多开源的框架支持常用的编程工具，如 TensorFlow、Caffe、Theano、Keras、PyTorch、MXNet 等，可以让我们快速地实现深度学习模型的构建，进行医学图像的处理与分析。同时，这些深度学习框架已经在计算机视觉、语音识别、自然语言处理与生物信息学等领域得到了应用，并获取了极好的效果。接下来我们简单介绍几种最常见的深度学习框架。

1. TensorFlow 框架简介　TensorFlow 是由 Google 推出的机器学习开源工具，它将深度学习复杂的计算过程抽象成了数据流图（data flow graph），并提供简洁灵活的高级抽象接口，主要用于机器学习和深度神经网络的研究。它使用数据流图进行数值计算，张量（tensor）代表着多维数组，流（flow）则代表着数据流图中的数学运算，TensorFlow 表示张量从图像的一端流动到另一端的计算过程。TensorFlow 是当前最流行的深度学习框架，支持 Linux 平台、Windows 平台和 Mac 平台，它的编程接口同时支持 Python 和 C++。TensorFlow 框架提供了丰富的深度学习相关的应用程序接口（application programming interface，API），包括基本的向量矩阵计算、各种优化算法、各种神经网络相关基本单元和可视化的辅助工具等。同时，在其官网还提供了详细的帮助文档，包括基本的理论知识和基础应用简介等，可以帮助初学者快速入门。

2. Caffe 框架简介　Caffe 的全称是 convolutional architecture for fast feature embedding，是一个清晰而高效的深度学习框架。它的作者是毕业于加州大学伯克利分校的贾扬清博士，Caffe 框架目前由伯克利人工智能研究所（BAIR）以及开源社区成员进行开发和维护，官方网站为 http://caffe.berkeleyvision.org/。Caffe 框架专精于图像处理，可以快速、高效地搭建并应用卷积神经网络处理和分析图像。它是纯粹的 C++/CUDA 架构，支持命令行、Python 和 Matlab 接口，既可以在 CPU 上运行，也可以在 GPU 上运行。Caffe 凭借其易用性、简洁明了的源码、出众的性能和快速的原型设计获取了众多用户，在研究界和工业界都受到了极大的关注，曾占据深度学习领域的半壁江山。同时，它还有十分成熟的社区，方便用户相互学习和交流。但是随着深度学习在各个领域的推广和应用，Caffe 已经表现出明显的力不从心，诸多问题逐渐显现，包括灵活性缺失、扩展难、依赖众多环境难以配置、应用局限等。因此，贾扬清博士和他在 Facebook 的团队正在开发新一代框架 Caffe2，目前还在不断完善中，期待它能够带来更多惊喜。

3. Theano 框架简介　Theano 框架是由蒙特利尔大学（Université de Montréal）LISA 实验室于 2008 年开发的 Python 深度学习库。Theano 本质上是一个 Python 的数值计算库，它率先使用了计算图，如今在深度学习和机器学习的研究界仍然很受欢迎。Theano 在解决包含大量数据的问题方面，具有比手写 C 语言更快的速度。而通过 GPU 加速，它则可以比基于 CPU 计算的 C 语言快上好几个数量级。Theano 诞生于研究机构，其设计具有较浓厚的学术气息。虽然它在科学研究中发挥着很大的作用，但由于其在工程设计上的缺陷，一直存在着调试困难、构建图慢等缺点。2017 年 9 月 28

日，深度学习领域三巨头之一的 YoshuaBengio 宣布 Theano 即将停止开发。尽管 Theano 即将退出历史的舞台，但它作为第一个 Python 深度学习框架，为研究人员的早期研究提供了极大的帮助，也为深度学习框架的开发和发展提供了基本的设计方向——以计算图为框架的核心，采用 GPU 加速计算。

4. Keras 框架简介　Keras 是一个用 Python 编写的高级神经网络 API，它可以使用 TensorFlow、Theano 及 CNTK 作为后端。从严格意义上讲，Keras 并不能称为一个深度学习框架，它更像一个深度学习框架的接口，因为它是建立于第三方框架之上。Keras 提供了简洁、一致的 API，能够让使用者快速把想法转换为结果，是深度学习框架中最容易上手的一个。它最初作为 Theano 的高级 API，后来又增加了 TensorFlow 和 CNTK 作为后端。为了屏蔽后端的差异性，为用户提供一致接口，Keras 对各个框架做了层层封装，致使用户在获取底层的数据信息或进行函数开发和设计时较为困难。过度封装导致 Keras 存在很明显的缺点：灵活性差、程序运行过于缓慢等。Keras 的学习和应用十分容易，可以让初学者很快上手，但是由于它缺少灵活性，因此用户在使用 Keras 过程中主要是在调用接口，很难真正学习到深度学习的底层内容，导致在学习和应用中会产生瓶颈。

5. PyTorch 框架简介　PyTorch 框架的前身是 Torch，是由 Facebook 人工智能研究院（Facebook artificial intelligence research，FAIR）团队，于 2017 年 1 月在 GitHub 上发布的开源深度学习框架。2002 年纽约大学就发布了 Torch，但它使用了一种不是很大众的语言 Lua 作为接口。为了使用户更容易接受和使用 Torch，PyTorch 不是简单地封装 Lua，它不仅提供了 Python 接口，而且对 Tensor 之上的所有模块进行了重构，并新增了最先进的自动求导系统。PyTorch 不同于 TensorFlow 等静态图计算框架，它采用了动态图框架，可以随时打印 Tensor 的值，在执行程序时动态调整计算图。PyTorch 的代码简洁、易于理解，它的源码只有 TensorFlow 的十分之一左右。同时 PyTorch 具有很强的灵活性，计算速度甚至比 TensorFlow 和 Keras 等框架更快。优雅的面向对象程序设计使得 PyTorch 很容易使用，它的设计贴近人们的思维方式，让用户专注于实现自己的想法，不需要考虑太多关于框架本身的束缚。

6. MXNet 框架简介　MXNet 框架是由分布式机器学习社区（distributed/deep machine learning community，DMLC）打造，也是第一个由中国人主导开发的流行框架，目前已成为亚马逊官方推荐的深度学习框架。它不仅支持命令和符号编程，也支持 Python、C++、R、Scala、Julia、Matlab 和 JavaScript 等语言，能够在 CPU、GPU、集群、服务器、台式机或者移动设备上运行。MXNet 使用一个优化的 C++ 后端引擎并行 I/O 和计算，无论使用哪种语言都能达到最佳性能。同时，它具有一个图形优化层，使得符号执行速度快，内存使用高效。相同的模型，MXNet 往往占用更小的内存和显存，且它能够在分布式环境下，展现出明显优于其他框架的扩展性能。

第三节　人工智能技术在医学图像处理中的典型应用

人工智能技术在医学图像处理和分析领域已取得极大成功，研究领域几乎遍及所有常见临床疾病，但是这些研究成果在临床上实际应用还需要继续努力开拓和验证。最为瞩目的应用包括在 CT 影像肺结节检测与鉴别中的诊断、糖尿病视网膜病变诊断、基于 MRI 图像的脑部疾病诊断等。

一、CT 影像肺结节检测与鉴别诊断

区别于传统分类器模型，深度学习模型能够更好地模拟人类大脑的神经网络模型。自 2000 年开始，随着计算机技术和多层神经网络中关键技术的发展，深度神经网络模型逐渐在各个研究领域得到应用。近年来，随着算法不断成熟，计算机硬件快速发展，特别是支持深度学习网络计算的专用 GPU 显卡的飞速发展，深度学习算法在医学图像处理领域中也得到了快速的应用。而深度学习算法在基于 CT 影像肺结节检测中应用相对较晚，从 2015 年开始逐渐有学者将不同结构的深度学

习网络应用于肺结节检测。由于在医学图像领域研究中，深度学习网络输入变量主要为二维或三维医学图像，而 SAEs、DBN、DBM 等结构的输入参数为向量结构，其输入信息为一维数据，因此在 CT 影像肺结节检测和分类研究中应用最多的是卷积神经网络模型。

目前，基于卷积神经网络模型的肺结节检测方法主要运用于识别假阳性结节，降低检测的假阳性率，即首先利用传统肺结节检测模型进行粗筛选后，然后进一步利用训练好的卷积神经网络模型排除假阳性结节。由于传统肺结节检测系统的假阳性率较高，在训练卷积神经网络时会因正负样本不平衡导致网络模型欠拟合，所以，研究学者一般会采用一些图像扩增的方法增加样本数量使正负样本达到平衡，如图像旋转、图像加噪等。也有部分研究采用 FRCNN 网络直接对 3D 图像进行肺结节检测和定位，总体效果优于传统肺结节检测方法。2017 年由 Kaggle 举办的全球肺癌预测大赛将 CT 影像肺结节检测研究推向高潮，该研究领域受到全球各个研究机构的关注，国内外医疗软件开发公司也逐步推出各自的肺结节检测产品，部分已在医院投入临床试验。

同时，深度学习网络对训练集数据量有一定的要求，一般情况下训练样本需要几千甚至几万幅图像，但由于现有肺结节检测公共数据库中没有如此大规模的 CT 影像数据集，因此研究学者采用迁移学习（transfer learning）技术实现对病灶区域的检测和分类，即用现有的其他领域的图片（如汽车、动物图片等），训练原始网络，获得网络各层的训练特征参数，然后修改网络最后几层的网络结构，利用现有医学影像重新对最后几层网络参数实现微调。

虽然卷积神经网络模型在肺结节检测和分类中得到了一定的应用，但是大部分文献中提出的算法和网络模型都是在现有 CNN 网络结构上进行修改和微调，因此总体效果还不够理想。要想真正实现卷积神经网络模型在 CT 影像肺结节检测研究中的应用，需要开发和设计专门用于肺结节识别和定位的 CNN 网络结构，同时增加训练集和测试集中 CT 影像和不同类型肺结节样本的数量。此外，由于深度学习方法需要专用 GPU 显卡实现快速计算，因此相对于传统方法对计算机的硬件配置也有更高的要求。

二、糖尿病视网膜病变诊断

糖尿病视网膜病变是糖尿病的并发症之一，发病率高，与糖尿病总是如影随形。糖尿病视网膜病变的病变早期，并不会导致患病者强烈的不适，而是像温水煮青蛙一样逐步侵蚀患者视力。当患者反应过来视力大幅下降时，可能为时已晚，导致丧失的视力无法恢复。因此糖尿病视网膜病变是导致失明的首要疾病之一，及时诊断和治疗能够挽回患者视力损失。通过技术创新对有风险的患者进行有效筛查并及时治疗，以防止患者失明，显得尤为重要。包括 Google 在内的国际巨头都在探索将人工智能应用到糖尿病视网膜病变的筛查中，在国内也有北京上工医信科技有限公司、北京肽积木科技有限公司等创业公司从事这方面的研究。

2016 年，Google 公司在《美国医学会杂志》上发表了一篇利用深度学习算法实现糖尿病视网膜病变诊断的学术论文，将人工智能方法运用于糖尿病视网膜病变的诊断。首先，Google 通过与印度和美国的医生密切合作，搜集并创建了一个包含 12.8 万张眼底扫描图片的数据集；随后，由 54 名在美国执业的眼科医生对数据集中每幅测试图片的糖尿病视网膜病变情况，进行标记审核；然后，用数据集中的眼底扫描图像构建了一个 26 层的深度卷积神经网络，用于检测糖尿病视网膜病变；最后，利用来自美国的 EyePACS 和印度的三家眼科医院的 9963 幅图像进行测试，通过把神经网络的诊断结果与眼科专家检查结果进行对比，验证该算法诊断的灵敏度。医生专家组则由 7～8 名通过职业资格考核的美国眼科专家组成，他们通过多数投票通过的方式对验证集中眼底图片进行判决。实验结果表明，该算法的效果与眼科专家组的诊断准确率不相上下，该算法的 F 分数（F-score）值（结合灵敏度和特异性的度量，最大值为 1）为 0.95 分，略高于眼科医生的 F 分数中位数 0.91 分。

高精度的糖尿病视网膜病变自动化检测和诊断方法具有很大潜力，能够帮助医生提高诊断效率，使患者尽早得到治疗。当前 Google 等公司正在与医生和研究人员共同合作，希望能够将研究成果整合到临床诊断和治疗中，为糖尿病视网膜病变患者提供更高效、准确的诊断方案。

三、MRI 图像脑部疾病诊断

基于磁共振的脑部疾病诊断，除了利用前文所述的影像组学方法开展研究，常用的方法包括形态测量学（voxel based morphometry，VBM）方法、基于形变的形态学方法（deformation-based morphometry，DBM）等，其中一般常用前者进行分析。VBM 把大脑配准到同一坐标系后，利用个体不同而造成的组织体积不同信息，逐个体素分析不同组群的体积值，判断其是否具有统计学意义的差异，或对实验对象的相关解剖组织进行分析，例如，依据 AAL 图谱可以得知属于海马组织的所有体素范围，然后对每个样本此范围内的所有体素值进行求和，得到本样本的海马体积值，进而分析对象组和对照组在海马体积上是否存在统计学意义的组间差异。VBM 方法可以针对全脑进行全自动分析，减少研究人员主观因素影响。

VBM 图像处理方法，包括手动对齐图像、分割图像、创建模板、配准到 MNI 空间，经过后处理最终得到具有形态学特征的体积调制图像。下文以基于指数李代数的微分同胚解剖配准（diffeomorphic anatomical registration through exponentiated Lie algebra，DARTEL）方法为例，说明VBM 方法预处理的过程，软件配准环境为 64 位 Matlab 2017 b 和 SPM 12，SPM 软件可以通过 https：//www.fil.ion.ucl.ac.uk/spm/ 网站免费获得，图像样本由公开数据库 ADNI 中获得（http：//adni.loni.usc.edu/）。

在 SPM 12 中，用 SPM 软件中 display 命令首先调整所有待分析图像为轴状图，使所有图像左右侧与蒙特利尔模板一致，手动调整图像使其坐标轴原点对齐前联合 AC，调整方法如图 9-5 所示，首先点击 SPM 软件中的 "Display" 按钮，选择图像文件后如图 9-5 右图所示，可以通过单击图中最右侧红线框所示下拉列表调整图像的显示尺度为合适设置，单击鼠标至图像前联合（anterior commissure，AC）点，如图所示位置，单击 "Set Origin"，SPM 将取得当前鼠标所在坐标轴，单击 "Reorient" 按钮，调整图像原点为 AC 点。在用 DARTEL 方法配准图像前，需要逐一手动调整对象图像，以保证每个图像与模板坐标轴原点对齐在 5cm 距离及 20° 倾斜角度内。

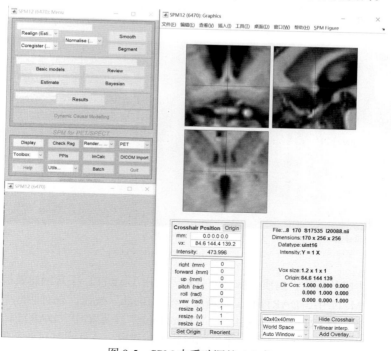

图 9-5　SPM 中手动调整 AC 点

调整后的图像与 SPM 模板图像对比如图 9-6 所示，图（a）为数据库 ADNI 中任意下载的任一 T1 磁共振图像，编号为 suject_0001，此图像已手动调整 AC 至坐标轴原点。图（b）为 SPM T1 模板 152 人平均图像（avg152T1.nii）。可以看出，（a）、（b）图坐标轴原点位置基本一致。

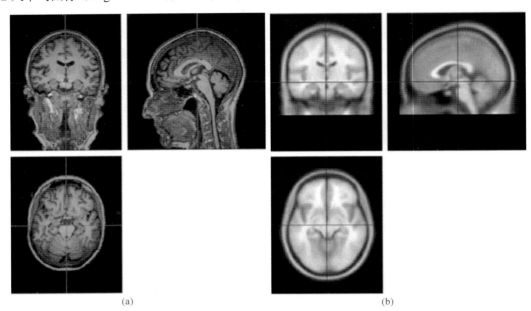

(a)   (b)

图 9-6　个体图像和模板图像

第一步利用 SPM 中的 Segment 方法将全脑图像分割为白质、灰质和脑脊液概率图。SPM 12 中采用由贝叶斯概率公式、结合概率映射图变形组织高斯混合模型的分割方法和图像偏差矫正组成的生成模型进行分割的。生成的图像为组织概率映射图，如图 9-7 所示，分别显示灰质、白质和脑脊液示意图。以体素为 1mm^3 大小的图像为例，对于三幅图中的同一体素也可以认为是此体素体积中各包含了多少体积的灰质、白质和脑脊液组织。

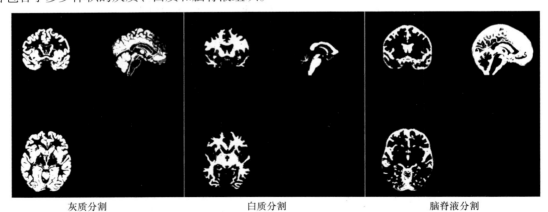

灰质分割   白质分割   脑脊液分割

图 9-7　脑组织分割图

第二步根据生成的灰质、白质、脑脊液分割图采用 DARTEL 工具创建模板且配准的方法进行图像配准。在 SPM 12 中，DARTEL 工具需要点击"Batch"按钮，在对话框中选择"SPM"菜单下"Tools"子菜单，DARTEL 工具集成在"DartelTools"子菜单中。DARTEL 方法同时使用上百万参数（每个体素三个参数）为不同对象的脑形状进行建模，并且同时对齐灰质、白质、脑脊液对应图像以提高配准精度，可以用"Run Dartel（create Templates）"命令由用户数据生成新模板，也可以从 http://www.brain-development.org 下载 MNI 空间由 IXI 数据库中 555 名健康对照样本生成的 6 个 DARTEL 的模板,如图 9-8 所示,DARTEL 模板包括灰质(左侧)、白质(右侧)两个模板。经过配准后,Dartel 方法将生成图像的形变场,结果如图 9-9 所示。

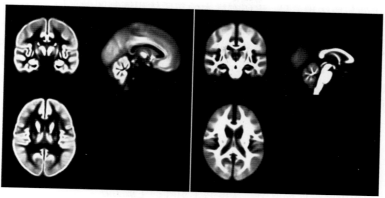

图 9-8 DARTEL 模板

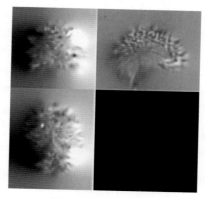

图 9-9 图像形变场

第三步配准所有图像到 MNI 空间。利用"Dartel Tools"中"Normalise to MNI Space"命令可以将图像配准到 MNI 空间中。SPM 首先将模板配准到 MNI 空间得到配准参数,然后根据上一步得到的变形场和配准参数逐一将每个分割图像配准到 MNI 空间中,并且乘上雅可比行列式保存体积信息,最后进行核半径为 8mm 的高斯平滑,得到每一对象的体积调制图像,结果如图 9-10 所示。每一对象的体积调制图像中的每一体素值记录了对象配准到统一模板时相对模板组织的缩放信息,也就是保留了对象的原始形态学特征。

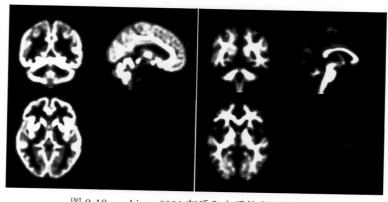

图 9-10 subject_0001 灰质和白质体积调制图像

最后对体积调制图像进行后处理，以消除头部大小个体差异并进行初步降维。首先进行颅内体积（total intracranial volume，TIV）标准化：将各对象的灰质、白质总体积相加，得到颅内实质体积，将对象的灰质体积调制图像每一体素均除以 TIV，得到此灰质体素所占 TIV 的比重，消除个体头颅大小造成的灰质体积差异。将所有样本的灰质体积调制图做平均，挑选出平均图像中大于某个阈值（如 0.001）的体素作为灰质掩模图像，置灰质掩模图像之外图像值为 0。得到的不为零的体素，每个体素记录对象相应位置体积信息，可以视为一维特征。开展全脑分析时，不为 0 的体素组成特征集合，一般都呈现超高维特点，所以特征选择也就是后续必要的分析步骤。

在此图像预处理的基础上，进行统计学分析，或者拟合训练机器学习模型，都可以有效指导临床开展疾病的分析和诊断工作。

（龚　敬　胡玲静　聂生东）

思 考 题

1. 请描述影像组学特征提取中，灰度共生矩阵的生成方法。
2. 请用 VBM 方法处理 MRI 图像，得到图像的形态学特征，并用统计学方法进行分析。
3. 请列举人工智能算法在医学影像处理中的典型应用（不少于四个）。
4. 请对比和分析影像组学和深度学习方法在医学图像处理应用中的异同。

参 考 文 献

Géron A. 2017. Hands-on Machine Learning with Scikit-Learn and TensorFlow: Concepts，Tools，and Techniques to Build Intelligent Systems[M]. Sebastopol: O'Reilly Media.

Goodfellow I, Bengio Y, Courville A, et al. 2016. Deep Learning[M]. Cambridge: MIT Press.

Gulshan V, Peng L, Coram M, et al. 2016. Development and validation of a deep learning algorithm for detection of diabetic retinopathy in retinal fundus photographs[J]. Jama, 316（22）: 2402-2410.

Lambin P, Leijenaar R T, Deist T M, et al. 2017. Radiomics: the bridge between medical imaging and personalized medicine[J]. Nature Reviews Clinical Oncology，14（12）: 749-762.

Parmar C, Grossmann P, Bussink J, et al. 2015. Machine learning methods for quantitative radiomic biomarkers[J]. Scientific Reports, 5（1）: 13087.

Penny W D, Friston K J, Ashburner J T, et al. 2011. Statistical Parametric Mapping: The Analysis of Functional Brain Images[M]. Amsterdam: Elsevier.

Wu G, Shen D, Sabuncu M. 2016. Machine Learning and Medical Imaging[M]. Pittsburgh: Academic Press.

Zhou S K, Greenspan H, Shen D. 2017. Deep Learning for Medical Image Analysis [M]. Pittsburgh: Academic Press.